中风防治300问

[第二版]

✳ 吕　哲　宋颖民／主编 ✳

U0334479

中国中医药出版社
·北　京·

图书在版编目（CIP）数据

中风防治300问/吕哲，宋颖民主编.—2版.—北京：
中国中医药出版社，2019.1
ISBN 978-7-5132-5384-0

Ⅰ.①中… Ⅱ.①吕… ②宋… Ⅲ.①中风—防治—问题
解答 Ⅳ.① R743.3-44

中国版本图书馆 CIP 数据核字（2018）第 273091 号

中国中医药出版社出版

北京市朝阳区北三环东路 28 号易亨大厦 16 层
邮政编码 100013
传真 010-64405750
山东润声印务有限公司印刷
各地新华书店经销

开本 880×1230 1/32 印张 11 字数 289 千字
2019 年 1 月第 2 版 2019 年 1 月第 1 次印刷
书号 ISBN 978-7-5132-5384-0

定价 38.00 元
网址 www.cptcm.com

社 长 热 线 010-64405720
购 书 热 线 010-89535836
维 权 打 假 010-64405753

微信服务号 zgzyycbs
微商城网址 https://kdt.im/LIdUGr
官 方 微 博 http://e.weibo.com/cptcm
天猫旗舰店网址 https://zgzyycbs.tmall.com

如有印装质量问题请与本社出版部联系（010-64405510）
版权专有 侵权必究

《中风防治 300 问》
编委会

主　编 吕　哲　宋颖民

副主编 韦　超　魏　霞　秦合伟　赵雪勤

编　委（按姓氏笔画排序）

王　媛　冯学中　齐玉霞　李可法

张永晨　赵平丽　胡长春　胡会省

高　冰　梁　艳

内容提要

　　本书参考国内外各种最新研究资料，结合临床经验，深入浅出、通俗易懂地介绍了中风病发生发展的具体情况，对中风的发病危险因素、发病机制、诊断、治疗及预防、预后和护理评估进行了汇总。书中内容密切联系实际，紧贴临床，针对中风病的常识及疑问一一解答，加深了人们对中风病救治措施的理解和认识，提高了中风患者及其家属对此病的防范意识，具有很好的科普性和教育意义。本书简洁实用，内容翔实，着重突出科学性、先进性、通俗性，具有较高的理论价值和实用价值。通过阅读此书，可以对中风病有一个全面系统的了解，增强全民对此病的预防保健能力，为人民卫生健康事业添砖加瓦。

再版前言

《中风防治 300 问》第一版出版迄今二十年，随着医学的不断发展进步，知识的不断更新，人们对疾病深入探索及认识水平的提高，原书的内容已经不能满足广大学习者的需求。此次再版，紧跟医学发展的步伐，结合中风诊疗的新指南、新治疗方法、新近研究成果，在原书的基础上修改编写而成。

本书深入浅出、通俗易懂地介绍了中风病发生发展的来龙去脉，为广大中风患者及其家属提供中风病的防治常识，并对其可能遇到的实际问题解疑答惑，有助于加深患者及其家属对此病的认识，有利于医患沟通，提高病人的诊疗效果，预防不良反应，从而在一定程度上改善预后，促进患者的康复进程，减少后遗症，减轻家庭和社会负担，具有深远的社会意义。由于本书是在第一版的基础上修改而成，因此这本书还包含着初版书稿编写者的劳动成果。

书籍是传播知识的重要工具。由于我们同时承担临床工作和科研任务，时间、精力有限，书中难免存在不足之处，敬请各位读者提出宝贵意见，以便进一步完善，使之成为具有广泛意义的科普教育用书，更好地满足社会需求。

吕 哲

2018 年 8 月

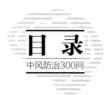

目　录
中风防治300问

一、中风病因、诱因、特点及危险因素

二、中风的诊断

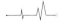

三、中风的治疗

四、中风的预后和护理

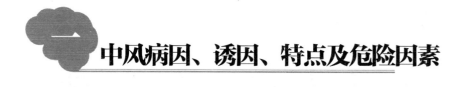

中风病因、诱因、特点及危险因素

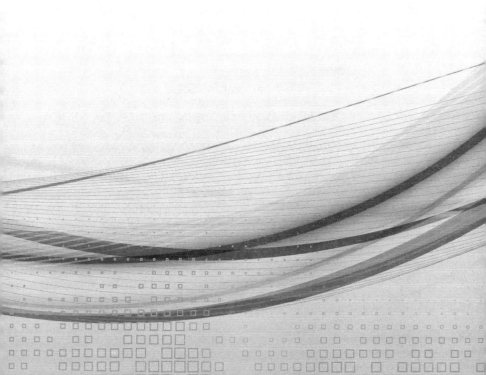

1. 何谓中风

中风（stroke），又名脑卒中，亦称急性脑血管病或脑血管意外。系脑部血管病损，主要是动、静脉系统的破裂或闭塞，导致的脑出血、蛛网膜下腔出血或脑梗死，造成急骤发展的脑部血液循环和功能障碍。短暂而反复发作的脑局部血液循环障碍，称为短暂性脑缺血发作（TIA），通常又称为小中风。中风具有较高的发病率、死亡率和致残率。

中医学认为，中风是指由于忧思恼怒、饮食不节、恣酒纵欲等，以致心肝火炽，内风旋动，气逆血菀于上或痰浊蒙蔽清窍等致阴阳失调、气血错乱。临床上表现为猝然昏仆、不省人事、口眼㖞斜、半身不遂、言语謇涩或失语，或未见昏仆，仅见口僻不遂者。因本病起病急剧，变化迅速，与自然界善行而数变之风邪特征相似，故古人以此类比，命名为中风。此外，本病尚有"巅疾""击仆""偏枯""薄厥""大厥""喑痱""卒中""非风"等名称。

2. 中风病是如何分类的

根据 2015 年中华医学会神经病学分会的分类标准，将中国脑血管病分类如下：

（1）缺血性脑血管病

1）短暂性脑缺血发作：①颈动脉系统（包括一过性黑矇）；②椎 – 基底动脉系统。

2）脑梗死（急性缺血性脑卒中），脑动脉和入脑前动脉闭塞或狭窄引起的脑梗死：①大动脉粥样硬化性脑梗死：颈内动脉闭塞综合征、大脑前动脉闭塞综合征、大脑中动脉闭塞综合征、大脑后动脉闭塞综合征、基底动脉闭塞综合征、小脑后下动脉闭塞综合征、其他；②脑栓塞：心源性栓塞、动脉源性栓塞、其他（反常栓塞、脂肪栓塞、空气栓塞）；③小动脉闭塞性脑梗死；④脑分水岭梗死；⑤出血性脑梗死；⑥其他原因（真性红细胞增多症、高凝状态、烟雾病、动脉夹层等）；⑦原因未明。

3）脑动脉盗血综合征：①锁骨下动脉盗血综合征；②颈动脉盗血综合征；③椎 - 基底动脉盗血综合征。

4）慢性脑缺血。

（2）出血性脑血管病（不包括外伤性颅内出血）

1）蛛网膜下腔出血：①动脉瘤破裂：先天性动脉瘤、动脉硬化性动脉瘤、感染性动脉瘤、其他；②脑血管畸形；③中脑周围非动脉瘤性蛛网膜下腔出血；④其他原因（烟雾病、夹层动脉瘤、颅内静脉系统血栓形成、血液病、抗栓治疗并发症等）；⑤原因未明。

2）脑出血：①高血压脑出血：壳核出血、丘脑出血、尾状核出血、脑叶出血、脑干出血、小脑出血、脑室出血、多发性脑出血、其他；②脑血管畸形或动脉瘤脑出血；③淀粉样脑血管病脑出血；④药物性脑出血（溶栓、抗栓治疗及应用可卡因等）；⑤瘤卒中；⑥脑动脉炎脑出血；⑦其他原因脑出血（烟雾病、夹层动脉瘤、颅内静脉系统血栓形成、血液病等）；⑧原因未明脑出血。

3）其他颅内出血：①硬膜下出血；②硬膜外出血。

（3）头颈部动脉粥样硬化、狭窄或闭塞（未导致脑梗死）

①头颈部动脉粥样硬化。

②颈总动脉狭窄或闭塞。

③颈内动脉狭窄或闭塞。

④大脑前动脉狭窄或闭塞。

⑤大脑中动脉狭窄或闭塞。

⑥大脑后动脉狭窄或闭塞。

⑦椎动脉狭窄或闭塞。

⑧基底动脉狭窄或闭塞。

⑨多发性脑动脉狭窄或闭塞。

⑩其他头颈部动脉狭窄或闭塞。

（4）高血压脑病：略。

（5）颅内动脉瘤

①先天性动脉瘤。

②动脉粥样硬化性动脉瘤。

③感染性动脉瘤。

④假性动脉瘤。

⑤其他（夹层动脉瘤等）。

（6）颅内静脉系统血栓形成

①海绵窦血栓形成。

②上矢状窦血栓形成。

③直窦血栓形成。

④横窦、乙状窦血栓形成。

⑤其他。

3. 中医对中风病怎样进行分级和分期

（1）可按临床表现的轻重程度不同分级如下。

1）轻度：中络、中经证。

中络：偏身或一侧手足麻木，或兼有一侧肢体力弱，或兼有口舌㖞斜者。

中经：以半身不遂、口舌㖞斜、舌强言謇或不语、偏身麻木为主，而无神识昏蒙者。

2）中度：中腑证。以半身不遂、口舌㖞斜、舌强言謇或不语、偏身麻木、神志恍惚或迷蒙为主症者。

3）重度：中脏证。以神昏或昏愦、半身不遂、口舌㖞斜、舌强言謇或不语为主症者。

（2）亦可按有无神识昏蒙而分为中经络与中脏腑两级。

（3）按发病时间，可分为三期。

1）急性期：一般指中风病发病 2 周以内。中脏腑最长可至 1 个月。

2）恢复期：发病 2 周或 1 个月至半年以内。

3）后遗症期：发病半年以上。

4. 中风病流行病学情况如何

脑血管病是常见病、多发病，具有发病率高、死亡率高和致残率高的特点。据统计，它与心脏病、恶性肿瘤是目前人类疾病的三大死因，其中脑血管病发病率居首位。

（1）发病率：近年来，随着老龄化进展，中风发病率有明显上升趋势，其中以男性较为显著。

（2）死亡率：脑血管病是世界范围内严重威胁人类生命的主要原因之一。随着经济条件的改善，生活水平的提高，我国老龄化社会的到来，脑血管病死亡率有增高趋势。

（3）致残率：脑血管病幸存者当中约 3 / 4 会有不同程度丧失劳动能力，重度致残致使生活不能自理，需要照顾。在我国人群中，众多的脑血管病人肢体活动受限，生活不能完全自理，给病人、社会及家庭带来沉重的社会负担和经济负担。

（4）脑血管病造成的经济损失：据统计，我国是脑血管病高发地区，脑血管病给社会造成沉重的经济损失，给患者及家庭带来沉重的精神负担。

5. 脑血管病发病的常见原因有哪些

（1）血管壁病变：是大多数脑血管病发生的基础，主要原因有动脉粥样硬化和高血压性细小动脉硬化，导致管壁增厚变硬，失去弹性和管腔变小，甚至完全闭塞，或易于破裂。

（2）动脉栓塞：来自心脏、大动脉或其他器官的不溶于血液中的栓子，随血流进入颅内动脉造成脑血管阻塞。

（3）动脉炎：包括感染性如风湿、结核、梅毒、寄生虫等动脉炎，非感染性的结缔组织病性脉管炎、感染性动脉炎。

（4）发育异常：如先天性颅内动脉瘤、脑动静脉畸形。

（5）血管损伤：颅脑损伤，手术直接损伤。

（6）心脏病：除瓣膜病变易发生心源性栓塞外，心律失常、心肌梗死等也可影响脑血液循环，导致脑卒中。

（7）血液病和血流变学异常：如白血病、严重贫血、红细胞增多症、血黏度异常、凝血机制异常等。

（8）代谢病：糖尿病、高脂血症可促进或造成动脉硬化等血管损伤。

（9）药物反应：过敏、中毒，伴发血管改变。

6. 中风病的危险因素有哪些

脑血管病的危险因素分为可干预危险因素和不可干预危险因素两大类，如能对一些确定的可改变的危险因素进行有效干预，则可降低脑卒中的发病率和死亡率。因此可干预危险因素是急性脑血管病预防的主要针对目标。

（1）不可干预危险因素

1）年龄：脑血管病的发病率、患病率和死亡率均随年龄的增长而增高，因此高龄人群是脑卒中的防治重点。

2）性别：流行病学资料显示，男性脑卒中的发病率高于女性。

3）遗传因素：近代遗传学研究多数认为脑血管病属多基因遗传，其遗传度受环境等各种因素的影响很大。家庭中有直系亲属为本病患者或死于该病者，发生脑血管病的概率和危险性显著高于无家族史者。

（2）可干预的危险因素

1）高血压：是脑出血和脑梗死最重要的、独立的危险因素。脑卒中的发病率与收缩压和舒张压的升高都呈正相关，研究表明老年性单纯收缩期高血压（收缩压≥160mmHg，舒张压＜90mmHg）亦是脑卒中的重要危险因素。

2）房颤：是一种常见的心律失常，是导致脑卒中的重要危险因素，有资料显示，房颤可使脑卒中风险增加 3～4 倍。

3）其他心脏病：心脏病增加脑卒中的危险性，如冠心病、瓣膜性心脏病（如二尖瓣脱垂、人工瓣膜）、扩张型心肌病、先心病（如卵圆孔未闭、房间隔缺损）、心脏黏液瘤等均会增加栓塞性卒中的发生率。据统计，缺血性卒中约有 20% 是心源性栓塞，高达 40% 的隐源性卒中与潜在的心脏栓子来源有关。

4）糖尿病：是缺血性脑卒中的独立危险因素，2 型糖尿病使缺血性卒中的患病风险增加 4 倍。脑血管病的病情轻重和预后与糖尿病患者的血糖水平以及病情控制程度有关，应重视对糖尿病的预防和控制。美国短暂性脑缺血发作的防治指南建议：空腹血糖应小于 7mmol/L，必要时通过控制饮食、口服降糖药或使用胰岛素来控制血糖。

5）高脂血症：甘油三酯、血清胆固醇、低密度脂蛋白升高、高密度脂蛋白降低与心脑血管病有密切关系。研究表明，应用他汀类降脂药可降低脑卒中的发病率和死亡率。国际上公认的异常血脂治疗标准强调：应根据患者有无心脑血管病危险因素而制订相应分级诊断及治疗标准；降低 LDL 为治疗的首要目标，LDL–C＜2.58mmol/L 为二级预防治疗的目标值。

6）吸烟：经常吸烟是公认的缺血性脑血管病的独立危险因素，吸烟加速血管硬化、升高血浆纤维蛋白原水平、促使血小板聚集、降低高密度脂蛋白水平等。长期被动吸烟也是脑血管病的发病因素。吸烟使缺血性卒中风险增加约 2 倍，出血性卒中发生风险增加 2～4 倍。

7）颈动脉狭窄：颈动脉狭窄是缺血性脑血管病的重要危险因素，狭窄程度超 70% 的患者，脑卒中的发病率明显升高。

8）肥胖：男性腹部肥胖和女性 BMI 增高是缺血性脑血管病的独立危险因素。这与肥胖患者易患高血压、糖尿病及高脂血症有关，研究表明肥胖者缺血性脑卒中发病的危险度增高。成年人体质指数 BMI（kg/m²）≥ 28 为肥胖。

9）饮酒：研究显示酒精摄入量与出血性卒中有相关性，对于缺血性脑血管病的相关性目前仍有争议。酒精可能通过多种机制导致卒中增加，包括血压升高、导致高凝状态、心律失常、降低脑血流量等。

（3）潜在可干预的危险因素

1）高同型半胱氨酸血症：同型半胱氨酸（HCY）是脑血管疾病的一个独立危险因素。空腹血浆同型半胱氨酸水平为 5 ~ 15μmol/L，≥ 16μmol/L 可定为高同型半胱氨酸血症。

2）代谢综合征：代谢综合征的特征为高血压、高血糖、腹型肥胖、胰岛素抵抗（伴或不伴糖耐量异常）及血脂异常。胰岛素抵抗是其主要的病理基础。代谢综合征的诊断标准：腹型肥胖（腰围）男性 > 102cm，女性 > 88cm；甘油三酯 ≥ 1.70mmol/L（150mg/dL）；高密度脂蛋白男性 < 40mg/dl，女性 < 50mg/L；血压 ≥ 130/85mmHg；空腹血糖 ≥ 6.0mmol/L（110mg/dL）。具有以上三个危险因素者，即可诊断代谢综合征。

3）缺乏体育锻炼：有规律的体力或体育活动可降低心脑血管病风险。适当的体育活动可改善心脏功能，增加脑血流量，改善微循环。

4）饮食营养素摄入不合理：脂肪和胆固醇摄入过多可加速动脉粥样硬化的形成，易发生脑卒中和冠心病。食物的种类单调也是造成营养素摄入不合理的主要原因。

5）睡眠呼吸暂停：研究认为，睡眠呼吸暂停可增加高血压、冠心病、缺血性脑血管病和充血性心力衰竭的风险。

6）口服避孕药：对 35 岁以上，有高血压、吸烟、偏头痛或以前有血栓事件的的女性，口服避孕药可能会增加脑血管病的危险，不推荐长期使用口服避孕药。

7）促凝危险因素：目前认为与脑卒中密切相关的主要促凝危险因素包括凝血因子Ⅶ、纤维蛋白原升高及血小板聚集功能亢进等。

7. 缺血性脑卒中的病理机制如何

脑部血液循环障碍是中风病发生的病理基础。在正常的血糖含量、血氧分压、血红蛋白水平时,脑组织对缺血的耐受性强,即使脑组织的血流量降低到正常的50%,脑组织也能够得到足够的能量供应。只有在脑组织的血流量降低到正常的1/3以下时,脑神经细胞的生理活动、能量代谢才会受到影响。由于脑组织中几乎无葡萄糖及氧的储备,所以对缺氧的耐受能力差。一般认为脑缺氧6秒钟就会使脑神经细胞代谢受损,缺氧2分钟脑神经细胞的正常生理活动就会停止,缺氧6分钟脑神经细胞就会发生不可逆的损害。

目前公认的关于缺血性脑血管疾病的发病机制的学说除能量耗竭、兴奋性氨基酸(EAA)毒性作用、梗死灶周边缺血半暗带去极化外,还包括炎性细胞因子、一氧化氮(NO)和自由基损伤及细胞凋亡等。同时,机体也存在内在的自我保护机制,如血红素氧合酶(HO)作用产物及脑红蛋白(Ngb)的脑保护作用。

脑细胞能量耗竭可能是首发环节。脑缺血最先影响的是缺血脑组织的供血、供氧,如持续缺氧,脑血管自主调节功能破坏,造成动脉边缘带的缺血性损害等。另外,脑缺氧可使线粒体结构异常,线粒体呼吸受到影响,线粒体的能量代谢由有氧代谢转为无氧代谢,产生大量乳酸,导致脑组织酸中毒。

脑缺血引起的急性炎症反应在脑损伤中具有重要作用,受损的脑细胞产生大量血小板活化因子(PAF)、肿瘤坏死因子–α(TNF–α)及白介素–1β(IL–1β)等炎症介质,然后诱导细胞间黏附分子–1(ICAM–1)的表达,导致白细胞浸润到局部缺血脑组织。

脑缺血发生后,在致死区和正常区之间存在半暗带,这个区域可保持一定量的血流以维持新陈代谢,神经保护的根本目的即挽救半暗带。如不及时治疗,某些继发性损害过程(如快速去极化、细胞凋亡和炎症反应等）会使该区域迅速发展成梗死灶。

细胞凋亡也参与缺血性细胞损害，作为脑缺血后迟发性神经元死亡的重要形式，与神经细胞坏死同时并存，在缺血缺氧性脑损伤中具有重要的病理生理意义。

8. 中风并发多器官功能衰竭的诱发因素及机制是什么

中风并发多器官功能衰竭是导致中风死亡的重要原因之一，其诱因及机制如下：

（1）严重感染：严重感染导致全身炎症反应综合征是造成多器官功能衰竭最常见的原因之一。中风病多发于老年人，而老年人的免疫力相对低下，机体抗御疾病的能力减弱，特别是伴发多系统疾病又发生中风者。长期卧床易发生肺部感染和泌尿系感染；伴有假性球麻痹者因吞咽困难、咳嗽无力，口腔及气管内分泌物无法及时排出引起肺部感染。一般情况下，在严重感染作用下，常伴有循环血量不足，心输出量降低，使全身重要组织器官的血流灌注受到不同程度的影响。为了维持重要脏器心、脑的灌注，机体代偿性调节使得血液重新分布，供应肾和胃肠道的血管发生强烈收缩，血流量减少；如果血容量降低得不到及时纠正，心、脑、肺的血液供应也会受到影响；肾的低灌注会使肾小管发生变性坏死，导致急性肾衰竭；肺的低灌注可引起肺内毛细血管通透性增加，肺间质水肿，肺表面活性物质分泌减少，肺顺应性降低，促使肺不张和肺泡气体交换障碍，从而可致急性呼吸窘迫综合征（ARDS）的发生；心肌细胞低灌注可引起心肌梗死和心力衰竭；脑的低灌注，患者可出现位置性晕厥，严重时引起脑水肿和意识障碍；胃肠道低灌注则可导致胃肠道黏膜缺血，引起急性胃黏膜糜烂或应激性溃疡，临床表现为胃肠道功能紊乱和出血，同时低灌注也可使包括 Kupffer 细胞在内的网状内皮系统受损及免疫球蛋白合成和分泌减少，导致机体防御功能削弱。

当某个器官衰竭后，可以引起远隔器官的衰竭，即所谓的序贯性发病，这可能是中风后出现多器官功能衰竭的发病机制之一，如脑功能衰竭时可发生脑心综合征，可合并肺水肿及急性胃黏膜病变；肝功能衰竭时可发生肝肾、肝脑、肝胃、肝肺综合征；急性呼吸衰竭伴高肺血管阻力可造成左心过度负荷，或左心衰竭，肝和肾的静脉压增高，左心排出量减少，使组织血液灌注减少，为更多的脏器衰竭埋下隐患。

严重感染诱发多器官功能衰竭的机制：细菌在机体免疫反应作用下裂解死亡并释放内毒素，内毒素可直接损害多个器官，并诱发各种免疫反应及免疫损伤。由于内毒素具有抗原性，可形成免疫复合物，这种免疫复合物除了激活补体，产生一系列血管活性物质，引起强烈的血管痉挛，静脉瘀血，血液回流障碍，低血压和儿茶酚胺的释放外，还可沉积在肝、肾、心、肺等器官的内皮细胞上，释放多种毒素，导致细胞膜破坏，细胞内微环境改变，导致线粒体水肿，影响氧化代谢和ATP的生成、细胞溶酶体破裂，释放出多种溶酶体酶，使自身组织细胞溶解，从而出现多脏器衰竭。

此外，内毒素可引起血流动力学变化，尤其是在脓毒性休克时，毛细血管前后括约肌异常收缩及血液瘀滞，血管阻塞，局部血管阻力改变，毛细血管渗漏及心肌功能障碍，从而导致多脏器处于低灌注状态，组织缺血、缺氧，无菌性坏死。另一方面，内毒素可引起微血栓形成，这种微血栓在肺内可形成微小栓塞，导致肺微循环障碍和肺动脉高压，这种微血栓最终可能导致弥散性血管内凝血（DIC）。再者微血栓的裂解可释放出血管活性物质，导致间质性肺水肿，影响肺功能。

（2）下丘脑功能障碍：多发性脑梗死、脑出血破入脑室、原发性脑出血、蛛网膜下腔出血等急性脑血管病，尤其是脑疝时，往往引起脑水肿，颅内压明显升高和中线结构移位，使得丘脑下部自主神经中枢受到损害，影响到神经体液调节，出现一系列应激反应，诱发和加重多器官的功能衰竭。而一旦出现一个或几个器官功能发生障碍，就会引起连锁反应，导致多个器官的功能衰竭。

（3）电解质紊乱及一些不适当药物的使用：由于中风患者常不能自行进食，同时又需要使用大量脱水剂，极易导致电解质紊乱和酸碱失衡；而静脉应用大量扩容剂或高渗脱水剂，若输液过快可诱发和加重心力衰竭和肺水肿；甘露醇或肾毒性较大抗生素的使用亦可诱发肾功能衰竭，以上原因均可引起 1 个或多个脏器衰竭，从而连锁反应，致多器官功能衰竭。

9. 中医认为中风病因有哪些

中医认为中风是由多种原因造成的人体阴阳失调，气血逆乱所致，根据历代文献的记载和临床验证，可将其发病原因归为内因和外因两大类：

（1）内因：内因在中风发病过程中起着重要作用。中医认为"正气存内，邪不可干"，如果患者由于机体气血亏虚，或劳累过度，或脾失健运，痰浊内生，或忧思恼怒，情志所伤等因素造成气血逆乱，心、肝、肾三脏阴阳失调，则会产生风、痰、瘀等病理产物而发为中风。

1）正气虚衰：本病多发生于中老年人。"年四十而阴气自半，而起居衰矣"，由于人过中年以后，机体日趋虚衰，若精血不足，阴不制阳，阳亢风动，挟痰浊、瘀血上扰清窍，发为本病，正如《临证指南医案·中风》所说："肝血肾液内枯，阳扰风旋乘窍。"若正气不足，则运血无力，血流不畅，而致脑脉不通，或脾肾阳虚，湿浊内生，乘袭清窍而为病。

2）劳倦内伤："阳气者，烦劳则张。""劳则气耗。"长期劳累过度可耗伤正气，积劳成损，则气少力衰，神疲乏力；思虑过度劳神则耗伤心血，损伤脾气，可致脾失健运，聚湿生痰，心神失养；房劳过度则耗伤肾精，阴阳失济，使肾水亏于下，肝火旺于上，肝阳暴亢，火极生风，迫血上涌，致成中风危证。清·叶天士在《临证指南医案·中风》中指出："肝为风脏，因精血衰耗，水不涵木，木少滋荣，故肝阳偏亢，内风时起。"明·张景岳则明确提出"内伤积损"的论点,《景岳全书·非风》云:"凡病此者,多以素不能慎,或七情内伤,或酒色过度,先伤五脏之真阴……阴亏于前而阳损于后,阴隐于下而阳乏于上,以致阴阳相失,精气不交,所以忽尔昏愦,卒然仆倒。"

3）脾失健运,痰浊内生:嗜食肥甘厚味,辛香炙煿之物,或饮酒过度,均可使脾胃受伤,使其健运失常。运化失职则致水湿停聚,痰浊内生,阻滞经脉,蒙蔽清窍;或郁久化热,痰火上攻,横窜经络,扰乱神明;或素体肝旺,气机郁结,克伐脾土,痰浊内生;或肝郁化火,炼津成痰,气滞血瘀,痰瘀互结,挟风阳之邪,窜扰经脉,如《丹溪心法·中风》所谓:"湿土生痰,痰生热,热生风也"。现代临证也验证,肥胖之人多痰湿,而痰湿一则因阳虚影响气血运行,二则因痰湿停留而致气血运行不畅,又多致中风,正如清·沈金鳌在《杂病源流犀烛》中所指出:"肥人多中风也。"

4）五志所伤,情志过极:《素问玄机原病式·火类》云:"多因喜怒思悲恐之五志有所过极而卒中者。由五志过极,皆为热甚故也",指出了情志失调在中风致病因素中的重要作用。喜、怒、忧、思、悲、恐、惊七情中,尤以怒、忧、思为甚。暴怒伤肝,肝阳暴动,引动心火,风火相煽,气血并走于上,上冲犯脑,发为昏仆。《素问·生气通天论》云:"大怒则形气绝,而血菀于上,使人薄厥。"皆忧伤、思虑过度,劳伤心脾,气血不足,脾失健运,痰浊内生,阻于经络,血滞不行,瘀于脑脉而发病。

（2）外因

1）气候骤变:当人体自身的阴阳平衡失调时,风、火、瘀、痰、虚等致病因素伏藏于内,成为中风易发体质,一旦气候骤变,机体不能及时调整,就可成为中风病的诱因。一年四季中尤以冬春两季发病为多。因为冬季或早春天气寒冷,寒凝血滞,脉道受阻或早春阳气升发,内应于肝,若素体肝血不足,难以涵木,则肝之阳气升而无制,皆可发为本病。

2）情志相激:精神紧张或异常激动或悲恐惊吓,均可使气血逆乱，加之本身瘀、虚、痰等病理因素，从而诱发中风，或者加重中风的病情。现代研究表明情绪的变化，可引起一系列机能变化，使血压升高、心跳加快、肌肉紧张震颤等，这些因素不仅导致血液流变学的改变，而且使循环障碍，微动脉瘤形成，破裂而诱发本病。此外，用力不当、过量饮酒等皆可成为中风的诱因。

10. 供应脑的动脉、静脉系统有哪些

脑的动脉血液主要来自颈内动脉和椎 – 基底动脉两个系统，颈内动脉系统供应大脑半球前 3 / 5 的血流，椎 – 基底动脉系统主要供应大脑半球后 2 / 5 脑干和小脑的血液。此外，脑部血管有着广泛的侧支循环。临床上常见一侧大血管（如颈内动脉）缓慢狭窄闭塞过程中，由于周围血管侧支循环的建立，并不出现脑缺血症状。

脑组织的静脉血液回流主要通过浅静脉，接受大脑皮层或皮层下白质的血流和深静脉接受脑深部基底节及中央各结构的血流，经各静脉窦，汇集到颈内静脉而经锁骨下静脉、头臂静脉、上腔静脉，最后入右心房。

11. 颈内动脉系统如何分布？发生中风时有何症状与体征

（1）颈内动脉：颈内动脉是颈总动脉的分支，由颈动脉窦在颈部向后外侧上行达颅底，因其路径与咽壁外侧、扁桃腺隐窝十分接近，当急性咽炎、扁桃腺炎时可侵及此段颈内动脉引起动脉炎，这是儿童脑血管病的常见病因之一。到颅底后，颈内动脉进入颞骨岩部的颈动脉管，在管内向上、向内方向行进，抵岩骨尖，通过破裂孔，沿蝶骨进入颅内，在蝶窝后外方上升，穿过硬脑膜进入海绵窦，在窦内动脉呈水平弯向前，在前床突附近，颈内动脉重新出海绵窦，穿出硬脑膜而进入蛛网膜下腔，然后向后急转，形成虹吸，并发出眼动脉、后交通动脉、脉络膜前动脉、大脑前及大脑中动脉。在虹吸部的颈内动脉与海绵窦外侧壁内的动眼神

经、滑车神经、外展神经和三叉神经第1、2支十分接近，如发生动脉瘤，常可压迫上述各脑神经，出现上述神经部分或全部功能缺失的症状。

（2）大脑前动脉：大脑前动脉在额叶眶面向内前方走行，近正中时，有一小分支把两侧大脑前动脉互相吻合在一起，即前交通动脉；同时还有较多细小的穿动脉发生，其中轻大者，称纹状内侧动脉或回返动脉。这些血管从穿支进入脑组织深部，分布于下丘脑、尾状核、苍白球前部以及内囊的前肢。大脑前动脉在前交通动脉以后折向前上方，在额叶内侧面，沿胼胝体嘴部、膝部再向后在胼胝体的上面走行，供应胼胝体、扣带回及顶叶内侧面，其终末支与大脑后动脉分支吻合。此外，大脑前动脉还有眶动脉、额极动脉、胼胝缘回动脉的分支。

大脑前动脉主干近端于前交通动脉的近侧端发生阻塞，在正常情况下，可以不出现症状，但若前交通动脉有先天变异或因病损而不通畅时，则整个大脑前动脉供血范围，包括额叶眶面、内侧面、顶叶内侧面、额顶叶外侧面的上部以及内囊前肢、部分基底节皆可受到缺血影响，可出现对侧偏瘫（包括面、舌及上下肢），对侧下肢皮层性感觉减退，排尿控制困难等，严重者可有精神异常、意识障碍、原始动作的再现。纹状体内侧动脉血供中断时，缺血主要发生在内囊前和部分尾状核及苍白球，表现为对侧面、舌肌麻痹及以上肢近端为主的对侧偏瘫。瘫痪肢体肌张力较高，呈强直状，而感觉障碍不明显。当纹状内侧动脉分出的大脑前动脉阻塞时，受缺血影响的主要是其所供应的皮层，表现为对侧下肢的瘫痪，上肢及面部影响不大，同时可伴皮层性感觉减退、排尿不受控制等。

（3）大脑中动脉：大脑中动脉由颈内动脉分出后即水平折向外侧，进入外侧裂，刚进入外侧裂就有较多细小穿动脉分出，垂直向上至大脑半球深部，其中豆纹动脉供应壳核、苍白球外侧、尾状核头部以及内囊上部。因豆纹动脉的侧支循环极少，阻塞后易发生上述各区的缺血梗死，同时由于该动脉较细，又直接自大脑中动脉主干分出，受血流冲击较强，是高血压性脑出血的好发部位。分出穿动脉后，大脑中动脉向上后方沿岛叶外侧走行，先后分成各浅动脉，从外侧裂走出，分布于半球外侧面的大部分。这些浅动脉有额眶动脉、额顶升动脉、顶叶后动脉、角回动脉、颞后动脉等。大脑中动脉各终末支与大脑前、后动脉有着较广泛的吻合。

当大脑中动脉主干发生病变时，由于深浅动脉都受影响，其临床症状常出现对侧偏瘫（包括面、舌肌及上下肢）、对侧偏身感觉减退，也可出现同向偏盲。如病变发生在优势半球，还可同时失语。若梗死范围很大，脑水肿致颅压增高严重者可昏迷。因皮层浅动脉的侧支循环较丰富，即使大脑中动脉主干完全阻塞，也仅仅表现为豆纹动脉症状。豆纹动脉病变时表现为对侧偏瘫，而感觉及视野障碍较少或不明显。皮层动脉病变最常见者有额顶升动脉综合征，表现为对侧面、舌肌及上肢的偏瘫，同时可伴有皮层性感觉障碍，如病变在优势半球，还可出现表达性失语。顶后、颞回或颞后等动脉阻塞，特别病变发生在优势半球时，可出现感觉性失语、失读或失认等症状。

12. 椎 - 基底动脉系统如何分布？发生中风时有何症状与体征

椎 - 基底动脉是指脑的重要供血动脉。椎动脉左右各有一支，它穿行于颈椎两侧的横突孔，向上行进入头颅内，两支血管在脑内合为一支叫基底动脉。从椎动脉和基底动脉又发出很多粗细不等的小血管，供应大脑的枕叶、小脑、脑干、丘脑及内耳等部位。椎动脉和基底动脉以及它们的分支统称为椎 - 基底动脉系统。

两侧椎动脉皆起始于相应的锁骨下动脉。椎 - 基底动脉对脑组织的供血方式为深动脉集中在脑干的腹侧面正中两旁及外侧，而长旋动脉则往往从脑干外侧绕至背面，供应脑干背外侧的血液循环。同时在椎动脉上行和脊髓前动脉下行的途中，不断有小的深动脉发出，以供应延髓腹侧面。较为重要的有椎动脉、基底动脉和大脑后动脉。

（1）椎动脉：椎动脉是锁骨下动脉最大的分支，从第六颈椎横突孔开始通过各颈椎横突孔上行。经枕骨大孔进入颅腔，行于延髓的腹侧面，达脑桥基底动脉沟处。左、右椎动脉合并为基底动脉。此动脉行至脑桥前缘时分为左、右两支大脑后动脉而终。椎动脉供血区域为：颅后凹的脑干、小脑、枕叶和颞叶底部。

椎动脉病变时可出现以下的症状和体征：延髓内侧综合征是椎动脉的穿支供应区缺血的表现，可见到同侧舌下神经麻痹、对侧上下肢瘫痪及半身（包括面部）感觉减退（内侧丘系受损）；延髓外侧综合征多数是小脑后下动脉闭塞，或椎动脉主干或其他分支病变而致，出现眩晕、呕吐，继而吞咽困难、声音嘶哑等。体征则主要为同侧面部感觉障碍（三叉神经脊束核受损），软腭及声带麻痹，咽反射迟钝或消失（孤束核受损），霍纳综合征（交感纤维受损），以及同侧上下肢共济失调（小脑下脚、橄榄脊髓束或小脑半球受损）等。

（2）基底动脉：两侧椎动脉在脑桥下端联合成基底动脉，后沿脑桥腹侧面的正中沟上行，最后在脑桥与中脑交界处分成两大脑后动脉。在其路径两侧有很多细小的横行的旁正中动脉，供应脑桥腹侧两旁。该动脉因其与基底动脉主干垂直，受血流压力的冲击较大，很易出血，是脑桥出血的好发部位。小脑前下动脉、内听动脉、小脑上动脉，分别供应脑桥背外侧及小脑底部、内耳血液循环、小脑蚓部前方及小脑半球的背部。

旁正中动脉综合征是由不同水平的基底动脉旁正中支缺血所致，可表现为同侧外展神经麻痹，同时可能伴有两侧眼球向病变侧同向凝视麻痹，也可出现眼球震颤及病变侧肢体有小脑性共济失调，病变对侧则往往包括面部在内偏瘫和偏身感觉减退。小脑前下动脉病变时可出现眩晕、恶心呕吐、眼球震颤等前庭神经受损表现，同时伴有耳鸣耳聋，病变侧面神经麻痹，向病变侧同向凝视麻痹等，还可出现同侧面部感觉减退，小脑性共济失调，而病变对侧则表现为偏身痛、温觉减弱。小脑上动脉发生阻塞后，可出现眩晕、恶心、呕吐及眼球震颤与同侧共济失调证等。

（3）大脑后动脉：大脑后动脉绕过大脑脚，与小脑上动脉平行。此二动脉间有动眼神经与滑车神经。其分支供应颞叶和枕叶的内侧面和底面，特别重要的是供应距状裂皮质（视区）的分支，因大脑中动脉和大脑后动脉在枕部重叠分布，若其一支受损，黄斑视觉常得到保存。

大脑后动脉病变除动脉粥样硬化性血栓形成外，因其与小脑幕切迹关系密切，颅内压增高发生颞叶沟回疝时，很易压迫大脑后动脉。当一侧大脑后动脉阻塞时，引起病变者不多，如有发生，则可出现对侧同向偏盲，以中心视力仍存在为其特征，即所谓黄斑回避。若优势半球发生病变时可出现失读症。深穿支缺血可出现对侧偏身感觉减退，同时可伴有感觉障碍、肢体疼痛等不适感。

13. 为什么有时脑血管阻塞时不出现症状？脑动脉的侧支循环有哪些

有时脑血管如颈内动脉发生缓慢阻塞时，如脑血栓形成，影像结果显示较明显的血管堵塞，但是并不出现脑缺血症状，其原因是脑部血管有着广泛而丰富的侧支循环。较为重要的有以下几支：

（1）颅底动脉环：典型的颅底动脉环，在前面有一前交通动脉与两侧大脑前动脉相吻合，从而把两侧颈内动脉的血液循环连接起来。后面则又通过两侧后交通动脉把颈内动脉与大脑后动脉相吻合，把颈内动脉系统和椎－基底动脉系统的血液循环连接在一起，形成一个六角形的闭合环；加上基底动脉又把两侧椎动脉合而为一，使两侧颈内动脉与两侧椎动脉以及颈内与椎动脉成为一个整体，确保脑部血供的稳定。但颅底动脉环有很多正常变异。在正常情况下，动脉内血流各有其循行的方向，互不混杂，只是在某大动脉近端受阻或严重狭窄时，才会建立侧支循环。

（2）皮层动脉间的吻合：进入大脑皮层的动脉相互间存在着

广泛的吻合支。大脑前动脉与大脑中动脉间、大脑中动脉与大脑后动脉间，以及大脑前动脉与大脑后动脉间血管互相吻合成网状，供应小脑的动脉也如此。

（3）深部动脉间的吻合：脑深部的穿动脉之间也存在着吻合支，但这些吻合支承担的侧支循环量有限。当某一深部动脉阻塞时，尤其在急性期，此侧支往往不足以使脑组织避免缺血、梗死。

（4）颈内动脉与颈外动脉间的吻合：颈内动脉与颈外动脉间的吻合以眼动脉、海绵窦部脑膜支与脑膜中动脉相应分支的吻合、鼓室支与鼓室前支的吻合为主。

（5）椎－基底动脉与颈外动脉间的吻合：基底动脉的内听支与颈外动脉的茎突舌骨肌支之间，椎动脉分支与枕动脉、颈深动脉与颈升动脉的分支间都存在有吻合支。

14. 脑静脉系统由哪些部分组成？发生中风时临床有何征象

脑组织的静脉血液回流主要通过浅静脉接受大脑皮层或皮层下白质的血流和深静脉接受脑深部基底节入中央各结构的血流，经各静脉窦，汇集到颈内静脉而经锁骨下静脉、头臂干静脉、上腔静脉，最后汇入右心房。同时脑部静脉和静脉窦也常通过板障静脉与头皮静脉相吻合，从而组成与颈外静脉的侧支循环。颅内压增高，特别在颈内静脉瘀血严重时，可看到头皮静脉怒张。

（1）大脑浅静脉：分布在大脑半球的表面，数量较多，相互吻合，组成丰富的侧支循环网，但与深静脉间很少吻合。各静脉的正常变异较多。脑部浅静脉回流分为大脑上静脉、中静脉和下静脉。大脑上静脉发生感染或阻塞后，常使相应部位脑组织瘀血水肿，可表现为对侧肢体抽搐或瘫痪，颅内压增高现象。大脑中静脉病变可导致对侧肢体局灶性抽搐，伴以面部为明显的对侧偏瘫，如病变在优势半球可出现失语。

（2）大脑深静脉：主要引流脑室旁白质、基底节和其他中央各结构的血液。由大脑静脉和两侧大脑基底静脉所组成，最后汇入直窦。

（3）静脉窦：静脉窦是由硬脑膜的骨膜层与脑膜层间的空隙以及四周的内皮细胞组成，脑部、脑膜入颅骨板障静脉的血液都汇集在各静脉窦。静脉窦内血液主要流入颈内静脉，但也有通过头皮静脉和其他静脉相通。主要有上矢状窦、下矢状窦、直窦、横窦、海绵窦、岩上窦及岩下窦。上矢状窦有阻塞时，表现为颅内压力升高的症状，若病变延及大脑浅静脉，出现一侧甚至两侧皮层功能障碍症状，常见的有肢体抽搐、瘫痪、皮层精神感觉障碍或排尿不易控制等。横窦和乙状窦的病变若侵及颈内静脉，则可引起颈静脉孔综合征，即可出现同侧舌咽、迷走及副神经的麻痹。海绵窦病变时除有感染所致的菌血症表现外，可见一侧或两侧眼球突出、结膜水肿、视神经乳头高度水肿伴视网膜出血。同时还可出现动眼神经、滑车神经、三叉神经眼支和上颌支及外展神经麻痹。

15. 脑脊液是如何循环的？脑脊液检查有何意义

脑脊液是脉络丛、室管膜和脑组织本身产生。正常脑室系统的脑脊液总量为 120～200mL，脑脊液的更新很快，每日分泌总量在 500mL 以上，24 小时内可以更新数次。正常脑脊液按如下次序进行循环和吸收：侧脑室—室间孔—第三脑室—中脑导水管—第四脑室侧孔和中间孔—小脑延髓池—基底池，上行至大脑半球的蛛网膜下腔—上矢状窦的蛛网膜颗粒吸收；或下行至脊蛛网膜下腔—脊髓静脉的蛛网膜绒毛吸收，大部分脑脊液仍返流至基底池再到大脑半球的蛛网膜下腔和蛛网膜颗粒吸收。约有 4/5 的脑脊液由蛛网膜颗粒吸收，1/5 由脊髓蛛网膜绒毛所吸收，其余部分由室管膜、脑和脊髓的软脑膜及沿脑和脊神经进入的淋巴管及血管周围所吸收。

在脑血管病脑脊液检查中，通过观察外观是血性、黄变或水样透明及检测脑脊液压力、蛋白、糖、氯化物含量等内容，对脑血管病与脑肿瘤或脑膜炎的鉴别及脑出血、蛛网膜下腔出血和脑梗死的鉴别均有较大的意义。

16. 中风后脑血流量有何变化

　　脑血流量（CBF）是单位时间（1分钟）内流经整个脑组织的血流量。正常成年人的平均脑血流量约为50±5mL/100g脑组织·分钟，但在不同的生理状态下，脑血流量亦不完全相同。

　　（1）体力活动：由于脑有保持其脑血流量稳定的自动调节机制和灵敏的调节脑血流量的代谢机制，在剧烈体力活动时，全身血压有很大提高，心率及血流增速，心搏出量增加，但脑血流量与脑耗氧率仍能保持稳定，并无明显的改变。

　　（2）脑功能活动：功能活动时相应脑组织的血流量增加，主要是与代谢率和耗氧量增高有关。耗氧量增加后，组织二氧化碳增加，酸碱度下降，血管扩张，脑血流量增加。根据区域性脑血流量测定，在感觉刺激时，丘脑和感觉皮层（即中央后回）的区域性脑血流量就增加；进行默算时，则大脑外侧裂上部皮层的区域性脑血流量有明显的增加。

　　（3）睡眠：自然睡眠时，人脑血流量有轻微增高，但总的脑耗氧率却并无差异。区域性脑血流量测定表明，全脑血流量在睡眠的快速动眼相明显增高。

　　（4）年龄：老年人的脑血流量也并非逐渐减少，若减少则为病理现象。

　　中风时检查脑血流量有一定意义：脑梗死时病灶侧血流量，血流速度显著下降；尤其是最小流速（vmin）更为显著。正常人vmin维持在一定的水平，而脑梗死患者vmin却显著下降，特别是vmin＜5cm/s时更有意义。一般脑梗死患者的脑动脉硬化程度较正常人严重，同时，脑血管外周阻力和动脉阻力也急剧增大，说明脑血流自身调节功能差；脑梗死时临界压力上升，舒张压与临界压之差将降低。脑出血时，脑血流量的变化与脑梗死相同。多发性脑出血和蛛网膜下腔出血者，有时双侧脑血流量异常。其他脑血管病如烟雾病患者单侧或双侧血流量下降；严重动脉畸形者患侧血流量增加。

17. 影响脑血流的因素有哪些

由于颅腔容积是固定的，腔内有脑组织、脑脊液和血液三种成分，三种成分中任何一种成分的增多或减少均可引起三者的比例失调，导致颅内压力和脑血流量的变化。然而，脑脊液和脑组织并不直接与颅外相通，三者中仅脑的血液循环由颈动静脉与颅外相通，因此，此三者成分的改变，均能引起脑血流量的改变，最主要的因素是脑有效灌注压和脑血管阻力的比例平衡对脑血流量的调节以及颅内压力对脑血流的调节。

正常人的颅内压力为 10 ～ 15mmHg。在正常情况下，颅内压力与脑血流量之间存在着生理性自我调节。当颅内压力增高时，反射性地引起动脉压力的增高，心博减速，从而保证有效的脑灌流压，机体的这一调节过程称为柯兴反射。随着颅内压的增高，动脉血压亦随之增高。急性颅脑损伤和急性颅内压增高病人在颅内压接近或等于舒张压力时，血压突然下降，脉搏增快，呼吸不规则，甚至呼吸停止而死亡。一般认为，脑血流的细微变化能在颅内压中迅速反映出来，但颅内压的变化在颅内压增高晚期才从脑血流量上反映出来。

18. 老年人神经系统组织结构的变化有哪些

中风多发于中老年人，现代医学研究表明，神经系统组织结构的变化是老年人发生神经病变的基础。其具体的变化可表现为脑的重量减轻，神经细胞减少，老年斑、脂褐素沉着、颗粒空泡变性的出现以及脑血管壁的变化等。

（1）脑重量的减轻：研究表明，从成年早期到老年，人脑的重量逐渐减轻，男性平均脑的重量从1375g下降到1232g，这可能是神经细胞不可逆变性，胶原纤维替代的结果。

（2）神经细胞的丧失：以腰骶段的前角细胞，后根神经节的感觉细胞，小脑的浦肯野细胞和脑干的蓝斑核的细胞最明显。脊髓的神经细胞、髓鞘纤维随着年龄增加而呈进行性消失。老年人60～80岁以上，大脑皮层的神经细胞逐渐减少，第二、第四层的神经细胞尤其明显。实验研究表明，老龄大鼠大脑皮质锥体细胞的胞体皱缩，树突扭曲、变细、分支减少，树突棘密度降低。神经元的细胞核不规则，膜褶增多，核质致密化，核仁变小。胞质内细胞器数量减少。线粒体肿胀呈空泡状，嵴溶解消失，外膜向外膨突，部分外膜脱落。线粒体固化，体积缩小。突触有异常形态。突触间隙变得没有规则，致密物沉积。间隙变窄，由150Å减少到120Å。在单位面积内轴–棘突触、小棘及棘器的数量减少。

（3）老年斑：多分布在大脑皮层，特别是额叶和颞叶，也可发生在深部灰质的杏仁核、纹状体和丘脑，老年斑的中央是嗜银性核心及无形的细胞外物质，由对有害因素的原发性胶质反应而产生。随着年龄的增长，大脑皮层和基底节的老年斑增多。

（4）神经原纤维缠结：即神经原纤维变性和神经细胞浆内胶原纤维的增粗。

（5）脂褐素：神经细胞浆内脂褐素的增加可反映神经系统衰老的组织学特征。脂褐素是神经细胞胞浆内的黄色颗粒，是脂质氧化与蛋白质和不饱和的肽类聚合的结果。

（6）颗粒空泡变性：60岁以上老年人常出现颗粒空泡变性的改变，常见于海马的锥体细胞，年龄越大则改变越显著。

（7）血管壁的改变：随着年龄增加，老年血管及脑血流量有不同程度的变化，以小血管壁的改变为显著，主要是小血管壁增厚和透明样变，毛细血管外周纤维化。老年斑中类淀粉物质沉积与类淀粉血管病有关，病变血管的类淀粉物外渗成为老年斑的核心部分。

以上这些大脑皮质、血管壁的改变已被证实，如痴呆程度严重者类淀粉变性的血管增多，老年斑数量亦多。阿尔茨海默病以老年斑、神经原纤维缠结及神经细胞的颗粒空泡变性的出现为本病典型的组织学特征。

19. 老年人中风的症状与体征有什么特殊性

老年人中风的症状和体征与年轻病人有所不同：①老年人患心肌梗死、低血糖、非酮症高渗性昏迷、高钙血症、低钠血症均可引起类似脑血管意外的症状与体征。偏瘫、失语、癫痫发作、意识障碍多数支持脑梗死的诊断，但上述病人也可出现这些表现。②癫痫发作与意识障碍的发生率高，癫痫可发生于中风后 2 周内，或发生于中风后期。早期的癫痫发作常呈连续状态，常规抗癫痫药物难以控制，静脉注射安定往往有效，对中风晚期的癫痫发作选用苯妥英钠或使用丙戊酸钠有效。应当注意的是平素健康的老年人可突发癫痫伴继发的瘫痪，易误诊为短暂性脑缺血发作，可行 CT、MRI、DSA 等检查以明确诊断。③老年中风患者偏瘫侧的深反射常常并不亢进，跟腱反射往往减弱或消失，肥胖或糖尿病合并周围神经炎者尤其多见这种现象。再者偏瘫患者长期卧床，不仅患侧下肢发生屈曲性挛缩，健侧下肢也可出现。早期康复运动可防止关节挛缩。老年中风还常引起肩手综合征，必须及早注意防治。患侧上下肢易发生骨质疏松，并常发生骨折须注意防护。

需指出的是，中风后痴呆往往是多次脑出血或多发脑梗死所致，临床上表现为老年人多发腔隙性梗死伴健忘综合征。

20. 儿童中风有什么特点

虽然中风多见于中年以后的成年人，但也可见于儿童。儿童中风有以下 4 个不同特点：

（1）发病率较成人低：相对于成年人而言，幼儿中风发病率较低。

（2）儿童卒中的病因与成人不同：成人尤其是老年人主要原因是高血压、脑动脉粥样硬化、糖尿病、冠心病等。儿童主要病因则为：①脑动脉炎，是儿童偏瘫最常见的原因，可为病原菌直接侵犯血管或由感染后变态反应所致。常见病原菌有钩端螺旋体、结核菌、化脓性细菌、病毒等。②先天性脑动静脉畸形、颅内动脉瘤和血液疾病则是脑出血、蛛网膜下腔出血的主要原因。在偏瘫的原因中，烟雾病亦较为常见。

（3）儿童卒中的病变部位与成年人不同：儿童卒中常见于颈内动脉的颅内段及其分支阻塞，而成人卒中则多见于颈内动脉颅外段阻塞。儿童脑动脉瘤常发生于脑动脉周围分支处，而成人脑动脉瘤则多发生于 Willis 环附近。

（4）临床表现与成年人不同：儿童具有以下特点：①合并癫痫发作者多，可为首发症状，或与偏瘫同时发生，若先有癫痫后发生偏瘫，则称半身惊厥－偏瘫综合征。②左右交替反复瘫，多见于烟雾病或多发闭塞性脑血管病。③偏瘫的患儿通常都可以恢复到能正常运动或行走的程度。一般认为 2 岁以前，卒中后并发失语者极少见；4 岁以前发病急性期可有失语，但多在数日后很快恢复；4 岁以下的幼儿发生卒中后均可恢复语言能力，不会发生永久性的失语。④遗留癫痫及智能障碍者多见。

21. 中风病"四高一多加一低"的特点是指什么

中风病"四高一多加一低"指的是中风病具有发病率高、死亡率高、致残率高、复发率高及并发症多，治愈率低的特点。

（1）发病率高：流行病学调查表明，我国每年新增加的脑血管病人约达 400 万人。

（2）死亡率高：我国脑血管病死亡率据首位。我国每年死于脑血管病者约有 100 万以上，脑血管病病死率约为 45%，脑血管病的死亡率随年增长而增加，年龄每增加 5 岁，脑血管病死亡率约增加 1 倍。另外，脑血管病存活者中几乎有一半的患者在 3 ~ 10 年内死亡。如果复发，其死亡率要比第 1 次更高。

（3）致残率高：脑血管病经抢救存活者中，50% ~ 80% 留下不同程度后遗症，如半身不遂、讲话不清、智力减退、关节僵硬、挛缩等，甚至出现痴呆。其中约有 3 / 4 患者丧失劳动能力，有 16% 长期卧床或住院，2 / 3 需人帮助料理生活，只有 10% ~ 20% 的患者可达到基本痊愈。患脑血管病后遗症不仅给患者本人带来痛苦，也给家庭和社会带来压力和负担。

（4）复发率高：据统计，脑血管病经抢救治疗存活者中，在 5 年内有 20% ~ 47% 的复发率，而在 1 年内复发的最多。如果忽视了高血压的控制，心脏病的治疗，脑动脉硬化的治疗及其他诱发因素等，则脑血管病复发的可能性更大，这是值得特别注意的。

（5）并发症多：因脑血管病后遗症患者抵抗力低下，易于发生各种并发症，如肺炎、尿路感染、褥疮等。由于死亡率高，并发症又很多，中风病的治愈率很低。

（6）治愈率低：略。

22. 中风病致残特点有哪些

中风病致残特点主要表现为意识障碍、瘫痪、麻木、失语、失认、失用、失读、失写、吞咽困难、共济失调、痴呆等多种功能障碍。其主要特点如下：

（1）意识障碍：意识障碍程度一般可分为以下几种：①嗜睡：是意识障碍的早期表现，主要是意识清晰度水平的降低，精神萎靡，动作减少。患者持续处于睡眠状态，能被唤醒，醒后能基本正确的交谈，尚能配合检查。刺激停止后又入睡。②昏睡：患者意识清晰度水平较前者降低，较重的痛觉或较响的言语刺激方可唤醒，能作简短、模糊且不完全的答语，自发性言语少。当外界刺激停止后立即进入熟睡。③浅昏迷：意识丧失，对强烈刺激可有痛苦表情及躲避反应，无语言应对，不能执行简单的命令。角膜反射、瞳孔对光反射、咳嗽反射、吞咽反射、腱反射及生命体征无明显改变。④深昏迷：自发性动作完全消失，对外界任何刺激均无反应，角膜反射、瞳孔对光反射及腱反射等均消失，巴宾斯基征阳性或跖反射消失，生命体征也常有改变。

（2）肢体瘫痪：脑血管病引起的肢体瘫痪在急性期表现为弛缓性偏瘫，这是因为急性期病变时出现锥体束休克，一侧上下肢体随意运动障碍伴有明显肌张力低下和腱反射消失。随意肌瘫痪明显而不随意肌则不出现麻痹，如胃肠运动、膀胱肌等均不发生麻痹。急性期过后锥体束休克恢复，瘫痪肢体则进入痉挛性偏瘫状态，呈现明显肌张力增高和腱反射亢进。上下肢各肌群的肌张力增高程度不同，如下肢以伸肌张力增高为主，以致髋关节内收，膝关节伸直。上肢屈肌张力增多为主，以致上肢内收，肘关节屈曲、手前旋、手指屈曲。

（3）肢体麻木：脑血管病的感觉障碍多呈偏侧麻木，其感觉障碍以脑性偏瘫感觉障碍为多见，当大脑皮质感觉中枢或皮质下广泛病变，半卵圆中心或内囊上部的病变时，病灶对侧半身出现各种类型的感觉障碍。具体分布于病灶对称躯干、上下肢、颜面、颊黏膜与舌部。脑性偏瘫感觉障碍有三个突出，即浅感觉障碍突出，位置觉障碍突出和肢体远端感觉障碍突出。当丘脑受累时，亦可呈现丘脑型偏侧感觉障碍，可出现病变对称麻木，深感觉障碍明显，有时尚可有痛温觉刺激过度反应，甚至出现丘脑痛（对侧半身自发性剧痛，是一种痛苦难忍异常不适的、定位不确切的、性质难以形容的强烈灼热感或疼痛，检查时可伴有感觉过度）。顶叶病变时，可出现大脑皮质性偏身感觉障碍，以位置觉和复合感觉障碍为明显。脑干受累时，则可出现交叉性偏身感觉障碍。

（4）言语障碍：脑血管病人言语障碍主要有三方面：①自发性言语障碍有运动性失语、命名障碍、错语、少语等。②听觉理解障碍有感觉性失语、言语辨认障碍、言语认知障碍等。③读写言语障碍有失读症和失写症。

（5）吞咽困难：脑血管病引起的吞咽困难，多呈真性球麻痹或假性球麻痹，真性球麻痹起病极为迅速，病变范围广泛，除了有延髓、脑桥部的运动性脑神经核的损害外，还伴有其他结构的受累，如网状结构和通过延髓的上下行传导束（锥体束、感觉传导束、小脑传导束等）。故真性球麻痹的症状复杂，主要为吞咽困难，常发生误咽，在吞咽时发生呛咳，流体向鼻腔返流。椎–基底动脉病变是真性球麻痹的原因之一，可由脑桥或延髓的单发或多发梗死或出血灶，椎–基底动脉某个分支的闭塞，如一侧小脑后下动脉血栓形成，可有交叉性瘫痪或麻木，同时伴吞咽困难。假性球麻痹多见于老年脑血管病人，系由双侧上运动神经元病损所致，临床表现为舌、软腭、咽喉、面和咀嚼肌的中枢性麻痹，其症状与真性球麻痹有相似又有区别，假性麻痹除进食困难，言语困难和发声困难外，还常伴有情感障碍，多为淡漠，表情呆板，亦有强哭、强笑等。

（6）共济失调：脑血管病引起的共济失调可有小脑性共济失调，如小脑出血及血栓形成等，可有病灶同侧肢体共济失调，表现为静止性姿势平衡障碍。此外，在缺血性或出血性脑血管病后，可出现大脑性共济失调，如影响额叶可有额叶性共济失调，主要在站立或步行时出现，系额桥小脑束受累；当影响顶叶时，可有顶叶共济失调，系有关肢体感觉障碍引起。

（7）痴呆：反复多次发作的脑卒中或者是多发性脑梗死病人可出现血管性痴呆，表现为记忆、思维、判断、人格、情感等障碍。

23. 中风后常见的步态有哪些

行走时维持固定姿态对神经系统和肌肉功能要求很高，也牵涉很多的脊髓反射（例如步行时左右上下肢的协同作用）和大小脑的调节（例如共济运动）。因此，步态观察可提供许多神经系统疾病的诊断线索。中风后常见的步态如下：

（1）痉挛步态：偏侧下肢有痉挛性瘫痪时，患肢因伸肌收缩而显得较长，并呈现屈曲困难。病人时常在行走时将患侧骨盆部提得较高，或将该下肢向外做半圆形划圈动作。偏瘫侧上肢的协同摆动动作缺失。

（2）共济失调步态：小脑中线病变或弥散性病变造成步行不稳，病人常将两腿较大的分开，称为"阔底步态"。严重时步行不规则，方向不固定，上下身动作亦不协调，犹如醉酒。小脑半球或前庭病变使行走向患侧偏斜，在直线行走或绕椅行走时最为显著。有深感觉障碍的病人也呈阔底步态，并常以目视地，闭眼时呈现明显的不规则步态。

（3）基底节病变步态：震颤麻痹综合征病人呈现起步和停步困难，前冲后蹶，走路常见碎步、前冲，称为"慌张步态"，上肢协同动作缺失。脑动脉硬化累及基底节者跨步短小，称"小步步态"。

检查步态可请病人普通行走，根据具体情况也可请其循着直线行走，后退行走，横向行走，绕着椅子行走，跑步，以及闭目行走。检查者需要观察起步和停止的情况，伸足和落下的姿势，步伐的大小，进行的节律和方向有无偏斜，整个身体的动态，包括骨盆部、上肢和头部同时的动作，病人的神情，例如是否紧张地用眼睛盯住脚步。

24. 卒中后肢体痉挛的机制是什么

大量的研究表明，肢体的活动及各种姿势的维持是以正常肌张力为基础的，牵张反射产生并维持正常的肌张力。生理情况下，当肌肉收到外力被拉长时兴奋肌梭，其冲动经 I_β 类和 II 类神经纤维进入脊髓，激动脊髓前角 α 神经元使梭外肌收缩，以对抗牵张。肌张力的初级中枢主要在脊髓，但又受上位中枢的调节，支配梭外肌的仅运动神经元及支配梭内肌的运动神经元，两者相互作用从而协调肌肉的收缩与放松。而大脑皮质及皮质下核团等高位中枢可通过相应的传导束对牵张反射进行调节。

普遍接受的看法是：高位中枢通过易化或抑制作用影响脊髓的反射活动，脑卒中后由于中枢性运动抑制系统受损，其对脊髓前角运动神经元的抑制作用减弱或消失，梭内肌兴奋性增强导致牵张反射增强。在神经的急性损伤如脑卒中后要经过一段时间病人才出现肢体的痉挛，说明除了高位中枢的抑制减弱外，在脑和脊髓内还发生了一些变化，包括激活后抑制（PAD）的减少、神经递质、肽类分泌调节失衡、轴突侧芽生长口、神经超敏等。这些可能导致牵张反射增强、肌张力的增高。网状脊髓束发挥对牵张反射的抑制作用是通过激活脊髓内抑制性环路实现的，即突触前抑制和突触后抑制。脑卒中急性期病人的肢体处于相对静止状态，这可能导致激活后抑制的逐渐减少，有研究证实激活后抑制机制的损害可通过加强 I_α 运动神经元突触的放电效率，可引起骨骼肌痉挛；中枢神经系统损伤病人，研究发现其脑脊液中抑制性氨基酸水平含量降低，兴奋性氨基酸谷氨酸、天冬氨酸水平明显升高，其变化可导致 I_β 传入纤维突触前抑制的作用减弱、突触后受体兴奋性增加和上调，使脊髓牵张反射增强。在中枢神经系统中强啡肽、β-内啡肽等阿片样物质与抑制性神经递质的形成相关，增加动物脑脊液中的强啡肽 A 含量可以降低动物的肌张力；上运动神经元损伤后会促进局部生长因子的释放，局部的中间神经元产生了传入性侧芽，并占据了因上运动神经元损伤而损害的下行神经纤维的空间。经动物实验证明，传入性侧芽生长的现象，会产生异常反射通路，导致其对刺激的敏感性增加、牵张反射增强；上运动神经元损伤后部分病人出现失神经超敏现象，即脊神经元对神经递质的敏感性增强，导致牵张反射亢进，失神经超敏的原因可能是突触后受体增多或者感受器的增殖。上述现象初步揭示了脑卒中后可能导致牵张反射增强的几种机制，包括高级中枢的抑制作用减弱、激活后抑制的减少、传入性侧芽的生长、神经递质的失衡、失神经超敏等，都可使牵张反射的兴奋性增加，导致肌张力的增高。除牵张反射亢进导致的痉挛外还有一种非反射性引起的软组织本身的挛缩。长时间的关节固定，肌肉被固定在较短的位置，早期即可出现结缔组织及脂肪组织取代肌节，并能增加牵拉肌肉时肌梭的静息放电和敏感性，导致被动活动时阻力增加。

25. 动脉粥样硬化与中风的关系是什么？发病机理是什么

　　动脉粥样硬化是导致中风的主要原因之一。脑动脉硬化是脑血管疾病中最主要且常见的病理形态，由于管壁变化而导致管腔狭窄、阻塞、破裂，使脑血液循环障碍，产生脑组织的缺血缺氧；广泛的管壁增厚和管腔狭窄可产生弥散性脑萎缩；动脉粥样硬化极易导致血栓形成，其结果为受供应脑区组织的缺氧或脑软化；粥样硬化组织脱落即为栓子，形成栓塞而阻塞血管产生脑梗死。脑底部动脉的粥样硬化可因管壁扩张、弯曲和增厚而压迫脑神经，尤以第三对脑神经及视交叉外侧最易受累。管壁粥样硬化性溃疡和粥样硬化导致的管壁薄弱所形成的动脉瘤，破裂时可引起脑出血。动脉粥样硬化累及不同口径的动脉，使内膜及中层内膜下部分受损，即造成血管壁的损伤。同时，在粥样硬化斑的溃疡面上形成的血栓，使动脉管腔狭窄以至闭塞。附壁的血栓脱落成为栓子而阻塞远处的血管成栓塞，远心端血管内血流停滞造成停滞性血栓，可继续向近端扩展，引起卒中的进行性加重。若动脉粥样硬化以累及小动脉和微动脉为主，对于脑血管则主要累及皮质、皮质下的大脑前、中动脉的末梢区（又称分水岭区）和大脑较深在的大脑中动脉的豆纹支分布区的内囊基底节部位，临床表现为腔隙性脑梗死。

　　形成梗死后，终末动脉或细小动脉的长期、反复供血不足，皮质中发生广泛的小动脉硬化，玻璃样变性，受损局部神经细胞逐渐消失，胶质增生，形成斑状凹陷导致脑萎缩。病程后期，脑萎缩更加明显，脑室进一步扩大，脑的重量和体积普遍减少，终致血管性痴呆。同时，由于脑实质内动脉粥样硬化的血管壁破裂，多发性微动脉瘤破裂，小动脉痉挛缺血坏死等可导致脑出血。

26. 青年人发生缺血性卒中的病因和机制有哪些

青年缺血性脑卒中（IS）是指发病时患者年龄在 45 岁以下的成年人群发生的缺血性脑卒中，该病可导致青年人劳动能力丧失，生活水平下降，让家庭及社会背负巨大的经济负担。

青年缺血性脑卒中的病因及发病机制复杂多样。根据患者的临床症状、实验室及影像学检查，可分为五型：大动脉粥样硬化型，心源性栓塞型，小动脉闭塞型，其他明确原因型，其他不明原因型。大动脉粥样硬化型指由于动脉粥样硬化导致颅内外大血管闭塞或狭窄程度 ≥ 50%。早发性动脉粥样硬化很可能是导致 IS 的一个重要病因。心源性栓塞型指由心脏疾病产生心源性栓子所引起的脑栓塞。最常见的心脏疾病有风湿性心脏病、卵圆孔未闭、心脏瓣膜病变、心律失常等。卵圆孔未闭与 IS 的关系受到越来越多的关注，有报道显示，20% ~ 25% 的成年人存在卵圆孔未闭的情况，静脉系统中的血栓可以随血流通过未闭合的卵圆孔到达体循环，导致脑栓塞。小动脉闭塞型又称腔隙性梗死，除临床症状外，影像学检查相关的梗死灶直径 < 15mm。其他明确原因型包括高凝状态、免疫性或非免疫性血管病、血液病、动脉炎、脑血管畸形、滥用药物、偏头痛、吸毒等。

不可控性危险因素包括性别、遗传因素、妊娠及产褥期；可控性危险因素有吸烟、饮酒、高血压、糖尿病、高同型半胱氨酸、滥用药物及口服避孕药、睡眠障碍偏头痛。

长期大量饮酒，酒精在人体内可代谢生成乙醛，乙醛具有毒性，引起血管内皮细胞膜损伤；另外，长期大量饮酒可升高血压，增加血液黏稠度，血小板更易形成血栓，同时降低脑血管自身调节能力，降低脑血流量，导致缺血性脑卒中。目前认为，睡眠障碍是青年缺血性脑卒中的一个危险因素，机制可能是睡眠障碍可以引起交感神经兴奋性增加，导致脑血管的自身调节能力降低。

青年缺血性脑卒中的危险因素复杂多样，如能及早发现已存在的危险因素，加以干预，则能减少缺血性卒中的发生。

27. 根据缺血性脑卒中的机制，其治疗方法有哪些

脑卒中主要分为 2 大类，即缺血性脑卒中和出血性脑卒中。临床实践表明约 80% 的患者为缺血性脑卒中，而其首要治疗方案是尽快恢复缺血组织的脑血流，减轻因缺血带来的损伤。

缺血性脑卒中的损伤机制极其复杂。脑缺血后，局部脑组织氧化磷酸化障碍，导致脑内的能量中间体 ATP 生成急剧减少。首先 ATP 依赖性的 Na-K 泵激活引起细胞内的 Na^+ 外流，细胞外 Ca^{2+} 内流；渗透压作用使水大量流入细胞，最终导致细胞毒性脑组织水肿。随着时间的延长，脑内神经元因缺乏能量供应而大量死亡并伴有大量自由基、兴奋性氨基酸（主要是谷氨酸）生成，继而引发固有免疫反应。N- 甲基 -D- 天冬氨酸（NMDA）受体和 α- 氨基 -3- 羟基 -5- 甲基 -4- 异恶唑丙酸（AMPA）受体结合大量谷氨酸后促进钙内流，诱导线粒体上的钙依赖蛋白酶、磷脂酶和 NOS 等激活，线粒体膜的通透性发生改变；大量氧自由基生成会引发一系列自由基连锁反应，包括膜脂质过氧化，最终导致细胞死亡或凋亡。活化后的小胶质细胞转化成巨噬细胞，不仅能够吞噬大量坏死细胞，还会产生多种炎症因子使细胞损伤加重。再灌注后脑血流恢复挽救部分濒临死亡的神经元细胞，同时因为血脑屏障受损，血液中的大量炎性细胞因子、H^+、Ca^{2+} 透过屏障损害脑内稳态，进一步加剧脑损伤，加重神经元死亡。造成神经元损伤的主要原因是氧化应激、细胞凋亡。

缺血性脑卒中是一个多因素、多细胞介导的病理损伤过程，目前缺血性脑卒中公认的治疗方案是尽早恢复或重建血液再灌注，即恢复缺血组织血液流通，保证氧和能量供应并及时将代谢产物清除。恢复缺血脑组织的血液供应一方面可挽救大批濒死脑细胞，促进神经元功能恢复；另一方面缺血再灌注后使神经细胞产生快

速的级联反应损伤，缺血组织的病理损害进一步加重，最终诱发神经细胞凋亡或坏死，这种恢复血流灌注后引起脑组织损伤加重的现象被称为脑缺血再灌注损伤

28. 脑出血的病因及机理是什么

引起脑出血的可能因素有以下几种：

（1）粟粒状囊状动脉瘤破裂。

（2）夹层动脉瘤破裂。

（3）动脉粥样硬化性溃疡的穿透。

（4）血管周围组织的软化与缺乏支持而破裂。

（5）过度神经活动和血管壁的麻痹致破裂。

（6）血管痉挛或动脉硬化再转为血管壁的坏死。

（7）较大动脉的痉挛和部分闭塞的血管所供应区域的缺失。

（8）血管的动脉硬化性狭窄产生血管壁和周围神经组织的坏死和变性的血管壁破裂。

由于脑动脉管壁较薄，中膜肌纤维较少，无弹性纤维层，外膜薄弱，加之高血压时，动脉管壁不能支持高压的血流而破裂出血。首先在 Virchow-Robin 间隙形成粟粒状动脉瘤，继而向脑实质溢血；也可在管壁内形成夹层动脉瘤。小动脉硬化可由管壁破坏而出血，此外，血管痉挛可产生管壁软弱和坏死，在痉挛松弛时，高压的血液注入已受损血管而出血。血管周围组织软化时，血管因缺少正常的支持，在血压增高的情况下导致破裂出血。血压增高时，在管壁软弱处发生破裂而出血；当血压降低至不能驱使血液流过狭窄的病变血管时，即可发生其管壁及其所供应区脑实质的缺血。

临床上常根据出血量的多少将脑出血分为三型：

（1）小出血：直径在 2mm 以下，以管壁内、血管周围或邻近基底节、皮层、灰质与白质交界处，脑干和小脑为多见。血凝块呈圆形或卵圆形，其周缘无点状出血。

（2）裂隙状或条状出血：常在高血压病例中出现，在大脑半球白质的表层部分，血凝块不是以圆形充满于裂隙状空隙中，而是与皮层呈平行方向分布，其大小与新陈不一。相似的局部出血，可发生在豆状核区。

（3）大出血：高血压性脑内大出血常见部位为内囊和豆状核区、脑叶、小脑半球、脑桥和中脑。小脑和脑干的大出血多导致病人立即死亡。

29. 脑血管病常见的病理生理现象有哪些

（1）盗血现象：在生理状况下，颅内动脉压低于主动脉弓或其分支，这一正常的压力梯度的维持得以使动脉血经颈动脉与椎动脉上行供应颅内结构。当某一大动脉大部分或全部闭塞后，其远端灌注压力明显下降，产生虹吸作用，通过侧支向阻塞动脉的远端盗取血液，以致出现供血不足的症状，临床上称为"盗血现象"。脑血管闭塞发生在不同部位可产生不同的盗血现象，以下几种临床上较为多见：

1）锁骨下动脉盗血综合征：指在锁骨下动脉或无名动脉上，椎动脉起始处的近心段，有部分或完全的闭塞性损害，由于虹吸作用，引起患侧椎动脉中的血流逆行，进入患侧锁骨下动脉的远心端，导致椎－基底动脉缺血性发作和患侧上肢缺血性的症状。临床可表现为椎－基底动脉供血不足的症状，如头晕、肢体轻瘫、感觉异常、视力障碍、共济失调、复视等；上肢缺血症状，如依次有间歇性运动不灵，上肢乏力等；少数可有颈动脉供血不足的症状。

2）颈动脉盗血综合征：一侧颈内动脉闭塞，可引起对侧颈内或椎－基底动脉供血不足或两者兼而有之。若两侧颈内动脉闭塞，血液供应主要靠侧支循环盗取颈外动脉和椎－基底动脉的血液，表现为除大脑半球症状外还可引起椎－基底动脉供血不足的症状。

3）椎－基底动脉盗血综合征：当椎－基底动脉部分或完全闭

塞时，除了椎－基底动脉供血不足的症状外，由于通过侧支盗取来自颈内动脉系的血液，可引起如偏瘫、失语等颈内动脉系统缺血症状。

4）颈外动脉盗血综合征：一般颈外动脉闭塞时不产生症状，但偶有颈外动脉闭塞后，椎动脉的血液被盗取以供应面部和颅骨的表层组织从而产生脑干缺血症状。

5）脑血管盗血综合征：指动静脉畸形和某些颅内肿瘤时，由于本身血流增快，可盗取邻近正常脑组织的血液，致使该区产生缺血症状。若大脑前、中、后动脉被盗血，可相应地出现该动脉支持区的功能障碍。

（2）缺氧和缺血

1）脑缺氧：是指血液中 PaO_2 过低所引起的脑组织缺氧状态。脑缺氧后，除脑神经细胞功能抑制，电活动减慢，神经细胞水肿，脑血流阻力降低，脑血流量增高之外，还能引起脑组织的一系列生化代谢和神经功能的改变。在脑缺氧的初始阶段，葡萄糖无氧酵解，但产生的能量仅为有氧氧化产生能量的 1/20，同时有氧氧化产物丙酮酸不能及时氧化而在辅酶的作用下还原成乳酸，使血液中乳酸的成分增高。当脑缺氧时，脑组织能量合成小于能量消耗，而动用有限的能量贮存，但通过磷酸肌酸和腺苷酸激酶两个有效的平衡缓冲系统，使脑组织在低氧血症条件下免受缺氧的损害。

2）脑缺血：脑缺血系由脑的一条或数条血管的供血不足或停止引起的。脑缺血时，不仅 PaO_2 降低，而且供应脑组织代谢所必需的糖、酶及其他神经体液等营养物质也全部缺乏，并出现神经功能障碍。

3）脑水肿：脑水肿是因液体含量增多而引起脑组织容积的增加。包括血管源性的，对于细胞中毒源性的，多在大脑灰质或白质，两者均有液体积聚，但常在细胞内，无蛋白从血管内外漏；因颅内压力增高而使脑脊液强制地进入脑室周围组织，则为间质性脑水肿。脑水肿若得不到及时纠正，可表现出进行性意识障碍或神经体征加重甚至出现脑疝等，则可危及生命。

4）脑血管痉挛：产生脑血管痉挛的原因可以是受到外伤或机械刺激等机械因素，也可以是儿茶酚胺类、5- 羟色胺、血管张力素，前列腺素、多肽等化学因素，也可以是神经因素。脑血管痉挛可以是弥漫的，也可为一条血管的某些节段。其表现可以没有症状，或仅有意识障碍，或神经系统局部体征。但有一些蛛网膜下腔出血的患者病情好转后，两周后症状又恶化，排除再次脑出血，则多为痉挛所致。

30. 脑缺血的病理过程可分为哪四期

根据缺血的程度和伴随的病理生理改变，可将脑缺血的病理过程分为 4 期。

Ⅰ期：脑血流量显著减少，脑代谢氧和糖的缺乏以及正常排泄的代谢产物在体内的蓄积，RNA 和细胞色素氧化酶及糖代谢轻度异常。此期的缺血常为可逆期。

Ⅱ期：继Ⅰ期之后出现 ATP 合成减少，乳酸、丙酮酸、CO_2 和其他有机酸在组织内的蓄积，引起细胞内酸中毒，线粒体遭到破坏。有人指出，缺血后线粒体中游离脂肪酸的释放是呈线性增高的，而且线粒体内产生 ATP 的泛酸化作用较其他器官更有价值。这些变化提示此期已有不可逆性。

Ⅲ期：细胞功能降低，神经递质合成减少，细胞成分如酶和细胞合成的减少以及分解过程的激活。

Ⅳ期：缺血持续存在，在Ⅲ期释放的递质作用下，使突触小泡减少和变性，常表示神经功能的不可逆性。

31. 中医认为脑的生理功能是什么

中医学认为脑为元神之府，中清之脏。主要具有以下几个方面的生理功能：

（1）脑主思维：思维是人体精神活动的一部分，包括认识并分析事物，做出判断，对不同的外界因素有喜怒忧思悲恐惊的反应，并能通过机体本身进行调节，这些功能都由脑主宰。虽然五志在心表现为思，如《灵枢·本神》所言："所以任物者谓之心，心有所忆谓之志……"但《素问·调经论》云："志意通，内连骨髓，而成身形五脏。"也就是说，肾藏志，志连骨髓，进而入脑，根据中医学所谓脑之真气下降，激发于肾才能志意通，就说明了志由脑所主。《灵枢·本藏》又说："志意者，所以御精神，收魂魄，适寒温，和喜怒者也。""御、收、适、和"都是思维的结果，即凡人的精神，能动能作，知痛痒，适外界寒温变化都由意志所统，也就是说人体对客观世界认识、记忆、觉察、分析、判断等都由志意所统，即是由脑所统。

（2）脑主感觉认知：对客观事物的感觉认知，属于人类认识客观世界的初级阶段，即感性认识阶段。认识过程中的感知活动，包括感觉与知觉两部分。感觉是认识的开端，而知觉则是感觉的深化，即对事物整体关系的认识。人体最敏感的感知器官是耳、目、口、鼻等，《灵枢·邪气脏腑病形》云："十二经脉，三百六十五络，其血气皆上于面而走空窍，其精阳气上走于目而为睛，其别气走于耳而为听，其宗气上出于鼻而为臭，其浊气出于胃走唇舌而为味。"脑与口、目、耳、鼻等诸窍具有十分重要的关系。而"上于面而走空窍"，空窍通于脑，每一窍都依赖于脑神的作用，另一方面各窍所得信息亦反应于脑，说明人在清醒状态下，以视听嗅等感官接受客观条件刺激，反应于脑，并产生相应的感觉和运动，这就类似现代生物学所说的信息—大脑—反应的反射机理。

（3）脑主记忆：《春秋纬元命苞》云："脑之为合在也，人精在脑。"《尔雅·释诂》云："在，存也，察也。"精，明也，神也。人之精明在脑，因而存记忆功能。《本草备要》云："吾乡金正希先生尝语余曰：人之记忆，皆在脑中。小儿善忘者，脑未满也；老人健忘者，脑渐空也。凡人外见一物，必有一形影留于脑中"。《医林改错》亦有"灵机记性在脑"之说。

（4）脑主运动：运动是生命存在的形式，举凡目视、足步、掌握、指摄以及肢体各种运动，都与肝有关，亦与脑有关，且是由脑所统帅的。这是因为：其一，感知的过程是由脑所主，已如前述；其二，"罢极之本"，虽然与肝主筋及筋膜有关，但"罢极"之源必是脑元神作用的结果；其三，髓海有余、不足均对运动产生影响。如《灵枢·海论》云："髓海有余，则轻劲多力，自过其度。髓海不足……胫酸眩冒……懈怠安卧。"

（5）脑主五志：人类的情志活动是机体对外界精神刺激或既往刺激做出相应的反应和调节。"五志"是指喜、怒、忧、思、恐五种情志而言。五志为脑所主可为以下几点所说明：其一，《素问·天元纪大论》云："天有五行御五位，以生寒暑燥湿风；人有五脏化五气，以生喜怒思忧恐。"由于脑位头而象天，主五脏之神而统五志。只有脑主七情（五志）正常，五脏才能顺应安和而有正常生理气化。反之，太过或不及都可导致脑病和五脏六腑不和的病变。其二，五志不仅与精神活动有着密不可分的关系，而且又属于精神活动的一个重要组成部分。二者的关系是：情动于外而神舍于内，情志的变化依赖于神志的清醒。这里的神志是指元神而言的。神气有余、内舍职守，则言语洪亮，听视清晰，嗅觉灵敏，行动敏捷，哀愁因事而至，随事而消。在病理上也相互影响，五志伤常为因，元神伤则为果。

32. 中医学认为中风病的病机是什么？与脑有何关系

中医学认为中风病的病机可以六个字概括：虚、火、风、痰、气、血，其中以肝肾阴虚为根本。此六者在一定条件下，互相影响，互相作用，发为中风。

（1）风：《素问·骨空论》说："风者，百病之始也。"是指外风从皮毛侵入机体，留于肌肉腠理之间，游走于经络之中，致气血瘀阻，运行不畅，筋脉失于濡养，临床上则可以见到口眼㖞斜和肌肤麻木，仅有极少数人兼有轻度的半身不遂。正如《灵枢·刺节真邪论》所说："虚邪偏客于身半，其入深，内居荣卫，荣卫稍衰，则真气去，邪气独留，发为偏枯。"

内风则是中风发生的根本原因，如金元时期医家王履所说："中风者，非外来风邪，乃本气病也，凡人年逾四旬气衰之际，或因忧喜忿怒伤其气者，多有此疾，壮盛之岁无有也，若肥盛则间有之"。脏腑阴阳失调是产生内风的原因，常见于肝阳化风，火极生风和血虚液燥动风。

由于年老体衰，肾精不足，水不涵木，肝肾阴虚；或精神紧张，操劳过度，暗耗肝肾之阴，以致阴虚阳亢；或情志所伤，郁而不畅，暗耗肝阴，使阴亏于下，阳亢于上，浮阳不潜，久则致下虚上实，阴不制阳，肝之阳气升而无制，便亢而化风。轻者筋惕肉瞤，肢麻震颤，眩晕欲仆，或为口眼㖞斜，半身麻木不遂。严重者肝阳暴张，内风旋转，必气火俱浮，迫血上涌，致中风危候，如突然昏厥。

火极生风则多见于性情易怒之人，或素体阴虚火旺，或热性病的极期，由于邪热炽盛，煎灼津液，伤及营血，燔灼肝经，使其筋脉失于濡养，阳热亢盛则化而为风，出现痉厥、抽搐、鼻翼煽动、目睛上吊等临床表现。

血虚液燥动风多由于生血不足或失血过多，或久病耗伤营血、肝血不足，筋脉失养，或血不荣筋，或阴液枯竭，无以濡养筋脉、变成内风。临床可见肢体麻木不仁、筋挛肉瞤、手足蠕动或拘挛不伸等。

（2）火：刘完素在《素问玄机原病式·六气为病》中说："所以中风瘫痪者，非谓肝木之风实甚而卒中之也，亦非外中于风尔。由将息失宜而心火暴甚，肾水虚衰，不能制之，则阴虚阳实，而热气怫郁，心神昏冒，筋骨不用，而卒倒无所知也。多因喜怒思悲恐之五志，有所过极而卒中者，由五志过极，皆为热甚故也。"刘氏强调了五志过极化火在本病中的重要影响。长期精神刺激，或情绪波动过于剧烈，影响机体阴阳、气血和脏腑生理的平衡，造成气机郁结，气郁久则从阳化热，因之火热内生。如果情志内伤，抑郁不畅，则可致肝郁气滞，气郁化火，发为肝火。肝火上炎，加之肝风内动，风火相煽，肝阳暴涨，血随气逆，充于脑络，火热之邪迫血妄行，溢出脉外，而发生卒倒昏仆中风危证。

此外，由于精亏血少，阴液大伤，阴虚阳亢，肝阳独盛，阳极化火，也可致中风危候发生。

（3）痰：外感六淫，或饮食失常，或七情内伤等，可致肺、脾、肾及三焦等脏腑气化功能失调，水液代谢障碍，致水液停滞成痰，阻滞于经脉，可影响气血运行和经络的生理功能；阻滞了脏腑，则影响脏腑的功能和气机的升降。痰为病理产物，又多挟风、挟热、挟瘀加重病情。

风痰系内风旋动，触发伏痰，横窜经络，蒙塞清窍而发为卒中。由于风邪多走窜不定，故风痰也具有变化多端的病机特点。若风痰上扰，清阳不升，浊阴不泄，则清窍被蒙，可见神识昏蒙，喜笑无常等；若风痰流窜经络，痹阻脉络，经隧不通，气不能行，血不能濡养，则肢体麻木，半身不遂、废而不用；若风痰阻于舌本，机窍失灵，脉络不畅，则言语謇涩，甚至失语。

热痰为病，在中风病中更为常见，且多表现在中风急性期。多是由于肝阳素旺，横逆犯脾，脾运失司，痰浊内生，从阳化热；或肝火内炽，炼液成痰，痰热阻滞中焦，使气机逆乱，升降乖戾，影响气血运行，清者不升，浊者不降。痰浊在上则清阳被蒙而眩晕昏冒，甚或昏愦，在下则腑气不通而腹满便秘。所以，在中风急性期，除可见半身不遂，口眼㖞斜等症外，尚见便干便秘、舌苔黄腻等痰热中阻之象，故在此时治疗应及时给予化痰通腑泻热之法。

湿痰为病，临床上较为少见。多因素体肥胖，痰湿过盛；或恣食生冷，过食肥甘，内伤脾胃，致脾失健运，不能为胃行津液、则水液不化，聚而成湿，留而成痰。湿痰为阴邪，易伤阳气，致气机不畅，则湿痰上壅清空，可致清窍不利，昏不知人，若转变为脱证，则为临证危候之一。

（4）气：因气而发为中风，主要是由于气机失调，气机失调又可见于气虚、气郁、气逆三个方面。《东垣十书·溯洄集·中风辨》

云："中风者，非外来风邪，乃本气病也。凡人年逾四十，气衰之际，或因忧喜忿怒伤其气者，多有此疾。"即"正气自虚"在中风发病中有重要作用。气虚，则脾肾无力温煦、运化，致痰湿停着，且气虚则血行无力，致血行阻滞，痰浊、血瘀加之内风，致蒙蔽清窍，壅阻脉络，发为中风；气行则血行，气郁则多血瘀；且气郁又可化火，火盛阴伤则风动，内风挟血瘀，可致卒然昏仆，半身不遂。气逆则影响血行，血随气逆上壅清窍则使肝风内动，如《素问·调经论》云："血之与气，并走于上，则为大厥，厥则暴死，气复反则生，不反则死。"指出气逆可致中风危证。

（5）血：由于暴怒血菀于上，或因气滞血不畅行，或因气虚运血无力，或因感寒收引凝滞，或因热灼阴伤，液耗血滞，阻滞于脉络，既加重气机的阻滞，又影响血行，致"血不归经"，溢于脉外，成为出血。同时血行不畅，致供血不足，又可形成缺血性的病理。因此，瘀血是中风的主要病机之一，在治疗上，无论是缺血性，还是出血性中风，在辨证论治的基础上，加用活血化瘀的药物，往往都能收到更好的疗效。

综上所述，由于多种原因引起内风动越、五志化火、痰阻脉络、气机失调、血液瘀滞，五者相互影响，则导致脏腑气血阴阳失调，肝肾阴虚，肝阳上亢，内风旋动，挟痰挟瘀，蒙蔽清窍，壅阻经络，发为中风。

33. 中医学认为引起偏身麻木的机理有哪些

偏身麻木，麻痹不知痛痒，为中风较常见的症状。轻则表现为搔抓不知，重则即便是针刺，也没有任何感觉。古人对偏身麻木的认识不外是血虚而滞瘀经隧，临床上常见正虚邪实，虚实夹杂的复杂病理变化。其机理如下：

（1）气虚失运：由于饮食劳倦内伤，损伤中气；或房事不节，精亏气少均可致气虚；气虚则卫外失固易致邪侵，气虚则无力推动血的运行，经脉、肌肤得不到气血的温煦及濡养，而出现麻木不仁。

（2）血虚不荣：素体血虚，或产后、病中失血伤津，或久病慢性失血，致血虚津少。血虚则经脉空虚，皮毛肌肉失养而出现麻木感。

（3）风湿痹阻：由于六淫之邪中的风邪走窜易犯经络；湿邪重浊，易粘着难去。风湿寒邪，乘人体卫表空虚入侵，客于肌表经脉，气血运行受阻，而表现为疼痛、麻木、重着等症。

（4）痰瘀阻滞：痰、瘀既为病理产物，又是致病因素，痰瘀既成，往往胶结一处，留于经隧、关节，阻遏气血流通，而为久麻久木。痰邪为病，变化多端，可与外风相合，为风痰；久着不去为顽痰；蓄而化火为痰热，表现为不同的病理症状。

34. 中医学认为引起半身不遂的原因有哪些？如何鉴别

半身不遂，俗称偏瘫，是因脑血管病变侵犯了大脑的运动中枢及传出神经系统所致，属中风的主要症状，可表现为弛缓性和痉挛性。中医认为引起半身不遂的原因很多，主要有以下几种：

（1）风中经络：由于正气不足，脉络空虚，腠理疏松，风邪乃得以乘袭，风中经络，气血痹阻，肌肤筋脉失于濡养；或因素体痰盛，外风引动痰湿流窜经络，而引起半身不遂。

（2）肝阳化风：由于肝肾阴虚，肝阳偏亢，水不涵木，风阳内动，上扰清窍，挟痰走窜经络而致半身不遂。

二者的鉴别要点是：风中经络者，多兼见恶寒发热，肢体拘急，舌苔白腻，脉浮弦等。肝阳化风则是既素有肝肾阴虚、肝阳偏亢之本虚标实的病史，又有气血上逆的见症，如头痛目眩，面红目赤，心烦易怒，舌红脉弦数等。

（3）痰火内闭：多因饮食不节，劳倦内伤，脾失健运，聚湿生痰，痰瘀化热，阻滞于经络；或肝阳素旺，横逆犯脾，脾运失司，内生痰浊，郁而化火；或肝火内热，炼津成痰，以致风挟痰湿，横窜经络而致。

（4）痰湿内闭：由于素体脾虚，或因饮食失常，劳倦内伤；或木旺乘土，致脾失健运，不能运化水湿，水湿停聚为痰。痰随经络犯脑，或阻滞于气血，脑失所养，发为半身不遂。

二者鉴别要点是除共有痰涎壅盛、喉中痰鸣外，痰火内闭者见面红气粗，舌红苔黄腻，脉弦滑而致；而痰湿内闭者，则多见面白唇紫，四肢不温，苔白滑腻，脉沉滑等。

（5）气虚血瘀：由于气行则血行，若气虚则无力推动血液运行，使之瘀阻于经脉而发为半身不遂，或病后不能恢复。

（6）肝肾亏虚：由于烦劳过度，或病后体虚，或年老体衰，致气血不足，阴阳失调，肝肾俱亏，筋脉失养，而致肢体瘫痪。

二者均多见于中风后遗症期，气虚血瘀患者常表现为自汗神疲，形体倦怠，小便频数或遗尿不禁，舌淡边有瘀斑，苔白，脉细或涩；肝肾阴虚者则表现为心悸气短，腰膝酸软，五心烦热，舌红少苔，脉弦细。

35. 为什么冬季中风病发病率增高

脑血管病是机体自身因素（内环境）与环境外在条件互相作用的结果。根据近年调查研究表明，气象、地理、劳动条件、紧张度等都是导致脑血管疾病不可忽视的因素。大量的临床医学统计资料表明，70% 以上的中风病发生在秋季和冬季。

为什么在秋冬季易发中风呢？医疗气象学研究认为，秋末特别在霜降之后，天气由凉转寒，气温、气压骤变，而北方来的冷空气又不断向南侵袭，人体受到冷空气刺激后，常导致交感神经异常兴奋，全身毛细血管痉挛收缩，血液循环的外周阻力加大，左心室和脑部负荷加重，引起血压升高。此时，血小板易于聚集而形成血栓，内分泌系统失调，体内儿茶酚胺等化学介质分泌增加，血液黏稠度加大，血凝时间缩短，这些因素进一步促使血压的增高和血栓的形成。再加上中老年人生理机能减退，对外界环境变化的适应性、应激性和抵抗力降低，因此极易导致中风的发生，研究报告指出，反常气温下脑出血、脑血栓的发病率明显升高。所以有高血压病、脑动脉硬化的中老年人，在进入秋冬季节，尤其是遇气候突然变化时应警惕中风病的发生。

36. 为什么服降压药亦须防中风

"高血压"可引起"中风"，因此高血压患者为防"中风"而积极服用降压药物亦被普遍接受。但近年来，因降压药应用不当发生"中风"的患者亦越来越多。如临床中一病例：男性，61岁，有高血压病史10余年，常不规律服药，因出现头晕、血压升高而服用"降压药"，服药后出现右侧肢体瘫痪，后到医院经CT检查诊断为"脑血栓形成"，推测该病人为过量服用降压药致血压过低，脑组织灌注不足而发病。此即服"降压药"不当所致的"中风"。

一般说来，原发性高血压患者均有不同程度的脑动脉硬化。脑动脉硬化以后可致血流缓慢，相对脑供血不足，机体通过自身调节以升高血压来维持重要脏器（包括脑部）的供血，由于血压经常处于一个高水平，脑血管基本适应了这一状态，当血压突然过度降低时即可发生脑血管相对灌注不足，血流缓慢，导致血小板聚集而发生脑血栓，所以高血压病人服用降压药时应在医生的指导下服用，并注意监测血压，不可使血压降至甚至过至过低水平，亦不可时服时停药物使血压忽高忽低导致对血管壁的破坏，如果服药期间出现头晕、身困、乏力、舌硬、肢体沉重麻木等现象时应及时就诊，以防止发生中风。

37. 血管炎症性病变为什么能引起中风病发生

血管壁本身的改变是导致中风病的主要原因，除动脉粥样硬化外，血管炎症性病变也是重要因素之一。其病变可分为感染性脑动脉炎和非感染性动脉炎，分述如下：

（1）感染性脑动脉炎：感染性脑动脉炎包括细菌、结核菌、真菌等引起的脑动脉炎。这些感染菌尤其是结核菌引起感染常伴有血管系统的损害，表现为动脉周围炎或动脉炎，血管壁的通透性增高，弹力纤维坏死，导致梗死或出血。其他颅内感染如脑脓肿、海绵窦炎、扁桃体炎、咽后壁脓肿引起的邻近脑动脉炎、钩端螺旋体病、病毒性脑动肺炎、疟疾、梅毒等，均可致脑动脉发生炎性改变，且形成栓子，使管腔狭窄或阻塞，可形成脑梗死。

（2）非感染性动脉炎：包括颞动脉炎、放射性动脉炎、肉芽肿性脉管炎、血栓闭塞性脉管炎、溃疡性或局限性结肠炎、病毒性肝炎等引起的脑动脉炎，都可以使血管内膜增生和血管壁的通透性增高；血管周围则有炎性细胞浸润，水肿以及管壁纤维化、硬化或玻璃样变性、坏死。脑血管的正常状态改变，从而致梗死或出血发生。

38. 容易引起中风的先天性脑血管异常有哪几种

（1）脑动脉瘤：又称颅内动脉瘤，是颅内动脉壁由于局部血管异常而产生的动脉壁瘤样突起，是蛛网膜下腔出血的最常见原因，也是脑血管意外的常见原因之一。

（2）颅内动静脉畸形：是一种先天性局部脑血管发生的变异，病变的脑动静脉之间缺乏毛细血管，致使动静脉直接相通，形成动静脉短路，产生脑血流动力学紊乱。好发于大脑半球，突然出血形成脑内血肿或以抽搐、偏瘫等局灶性病变的形式出现，是引发蛛网膜下腔出血的另一种常见原因。

（3）脑底动脉环的变异：脑底动脉环可发生多种先天变异，表现为一侧后交通动脉缺如，或一侧颅内、椎动脉的显著狭窄等，这些先天变异可能使得侧支循环不能及时有效地发挥作用，使脑血管意外的发生率增加，据统计，该环完整者仅占 1/2。

（4）一侧颈内动脉或椎动脉的先天性狭窄：常常是一过性脑供血不足或血栓形成的条件。椎动脉的扭曲或异位，易造成颈部活动时供血量减少，而出现脑供血不足的症状。

39. 肿瘤为什么容易并发中风

中风是肿瘤常见的并发症之一，其发病原因较复杂，可由肿瘤直接作用或转移而致，也可因癌肿常易合并的并发症而引起，下面分述如下：

（1）肿瘤的直接作用与转移：肿瘤的直接作用主要是因肿瘤栓子与出血而致。肿瘤的碎块直接进入血液循环，临床上常见的是较小的肿瘤栓子进入血循环，形成微梗死和血管内凝血，而致假性脑血管病综合征。临床早期可表现为短暂性脑缺血发作或可逆性缺血性神经损害（RIND），并可在短时间内恢复，持续数日或数月，最后转移灶增大，占位明显，症状体征又重新出现，上述症状持续加重，形成转移性假性脑血管病综合征。若肿瘤栓子引起静脉闭塞，属于非炎症性的一种，多见于上矢状窦。当上矢状窦闭塞时，脑组织大部分血液回流发生障碍致体积增大，颅内压增高，脑浅静脉或上矢状窦交接处发生狭窄，相应区域的脑血流量减少，因而发生一系列大脑半球局灶性症状。由于通过吻合支使静脉血经游离静脉回流，病变区域又得到了足够的血供，脑局灶性症状呈可逆性；但若病变继续加重，又形成脑皮质静脉血栓，引起出血与梗死，发生局限性（下肢分布）或全身性癫痫、偏瘫、失语、黑矇等。

肿瘤栓子直接侵入动脉壁，是引起出血性中风的重要机制。当来自肺、乳腺等的原发性或转移性肿瘤栓子，直接侵入动脉壁后，先形成侵蚀血管壁的瘤栓，然后瘤栓部位的管腔再通时，受损的动脉壁膨胀扩大形成动脉瘤。当肿瘤性动脉瘤破裂出血时，常出现脑实质内出血和蛛网膜下腔出血。

肿瘤向周围浸润生长，侵蚀血管或脑实质，引起脑内出血和无菌性坏死。肿瘤的转移主要是向硬脑膜和蛛网膜的转移。向硬膜转移则引起硬膜下血肿，由于肿瘤闭塞硬膜的外层血管，引起内层血管的扩张和破裂，有些是由于肿瘤的渗出和自发性出血，或者是凝血障碍所致，见于胃癌、前列腺癌和少数淋巴瘤患者。若是静脉窦闭塞，则导致亚急性颅内压增高，见于白血病、乳腺癌等。

（2）凝血机制障碍：癌症患者中有60%～92%存在有凝血机制异常，这又是中风发生的因素之一。由于癌症患者血液循环中的癌细胞及其代谢产物均是凝血酶样物质，使病人处于高凝状态，容易形成血栓，表现为血小板计数增加和功能亢进，各种凝血因子如Ⅰ、Ⅱ、Ⅶ、Ⅸ、Ⅺ等增加。有研究发现癌肿患者中有26%伴有DIC，特别是急性前髓细胞白血病，颅内出血是DIC的一个常见的早期并发症，60%以上的患者死于脑出血。其他类型的白血病颅内出血通常是一种迟发性病变，其机制是多方面的，多见于细胞浸润、化疗副作用、感染和肝功衰竭等。癌症和淋巴瘤患者伴有DIC者颅内出血较少，反之由于这类患者高凝状态而多发生脑梗死。另外，癌症患者的高凝状态也可形成上矢状窦血栓，常见于乳腺癌和淋巴瘤。

恶性肿瘤患者的心脏瓣膜常有变性水肿及胶原纤维暴露等形态学变化，有利于血小板黏附及纤维蛋白沉积，加之肿瘤患者的高凝状态和血小板功能亢进，使心脏瓣膜上附壁血栓加速形成。这些附壁血栓极易脱落形成栓子，栓塞于身体各个部位，并以脑部多见。在恶性肿瘤引起的脑血管病中，非细菌性血栓性心内膜炎（NBTE）所致栓塞者占比例较高，可达16.5%～55%。

（3）合并感染：肿瘤患者一般抵抗力下降，容易合并感染，严重者可造成感染性血管炎和细菌性栓塞，导致中风样发作，也可引起渐进性弥漫性脑病。

（4）医源性因素：对肿瘤进行诊断、放化疗时的医源性操作也是致中风的因素之一。如淋巴管造影可引起脂肪栓塞，特别是有明显的纵隔肿块和上腔静脉综合征时，更易发生脂肪栓塞，导致弥漫性或局限性脑梗死。

在放疗时，可引起大动脉壁损伤，致类似动脉粥样硬化的病变，使颈内动脉和基底动脉闭塞，发生血栓形成。

化疗时，大剂量化疗药物对血管壁的损伤也可发生类似放疗的病变。大量化疗药物一般有引起骨髓抑制，发生血小板减少，或肝功能损害致使凝血因子产生减少的副作用，长期大量应用化疗药物致颅内出血风险增加。化疗副作用也可引起副癌综合征，除血小板减少外，白细胞浸润引起血管壁破裂、低氧性血管扩张和高黏血症等均可引起脑出血。

40. 药物能引起中风吗

药物使用不当可引起脑血管疾病，并且日益受到人们重视。

抗血小板、抗凝药使用不当，可引起凝血机制出现异常，出现脑血液循环障碍，导致出血倾向。

潘生丁、西地兰是治疗循环系统疾病的常用药物，研究发现潘生丁对正常的冠状动脉有扩张作用，而对已发生动脉硬化的冠状动脉则不起作用。因此，当使用不当时可发生心脏盗血现象，加重硬化的冠状动脉缺血，继发缺血性脑卒中。西地兰的有效剂量与中毒剂量差别很小，若用之不当反可加重心力衰竭而继发缺血性卒中。降压药、镇静剂、安定剂、抗抑郁药都可引起直立性低血压，从而诱发椎 – 基底动脉缺血。

酗酒和服用大量抗惊厥剂的患者，有出血倾向，可出现硬膜外或硬膜下出血及脑、脊髓的实质内出血。此外口服避孕药可诱发恶性高血压、脑动脉血栓、假性脑瘤等；应用溶栓、抗血凝疗法不当时，易引起脑其他部位的出血，这些都是发生中风的潜在因素。

41. 为什么口服避孕药多引起缺血性中风

口服避孕药诱发的中风以缺血性中风较为常见。口服避孕药主要是通过对凝血系统、纤溶系统和血小板的破坏促发缺血性脑血管病。口服避孕药引起出血性脑血管病相对少见，其发生多与避孕药使血压升高、促进动脉瘤的形成和破裂而出血有关。

口服避孕药引起脑血管疾病的发病机制与下列因素有关：①血凝增加和血流缓慢：避孕药中的雌激素可使凝血因子Ⅷ、Ⅸ、Ⅹ、凝血酶原、血小板数以及血小板聚集性增加，纤维蛋白原增加，抗凝血素减少，红细胞变形性降低，全血黏度增加，血流缓慢，这些因素可促使脑血栓和栓塞发生。②血管壁的变化：经脑血管造影和病理检查显示，口服避孕药患者的血管壁内膜增生明显，静脉外侧隐窝内皮增生。③代谢障碍：口服避孕药中所含的甾体激素可影响脂肪和糖代谢，引起高脂血症，HDL-C降低，促进脑血栓形成。④高血压、偏头痛、血管性疾病及吸烟者，再使用口服避孕药可促使脑血管疾病的发生。

脑血管病的发病与服药时间关系长短不一，一般认为颅内静脉与脑静脉血栓发病较早，平均为 6 个月，而脑动脉血栓发病较晚，平均 16 个月，发病多在服药期间或停药后的短时间内。此外，其发病与避孕药中所含雌激素与孕激素的剂量有关，雌激素剂量大（＞150μg）脑血栓发病率高；含量低（＜30μg）则发病率亦低。因此，应当慎重选择口服避孕药的种类及服药时间，以减少脑中风发病的可能。

42. 为什么酒精中毒能引起中风

酒精中毒不仅是青年脑血管病的危险因素，也是老年人脑血管病的一个重要危险因素。酗酒者男、女脑血管病的发病率是普通人群的 5 倍和 4 倍。长期饮酒，不仅可使血压水平提高，还可以改变血液中的成分及比例，如血小板、红细胞、纤维蛋白原以及Ⅷ因子的数量和功能。这些血液成分的改变，对促使脑血管病的发生和发展有一定的作用。饮酒可引起心律失常和心室壁运动异常，如引起心率增加、心律不齐、房颤、充血性心力衰竭等，增加脑栓塞的发生机会；能使血浆皮质醇、肾素、醛固酮、精氨酸升压素升高，使肾上腺素能神经活动增强，从而使血压升高；可刺激脑血管平滑肌，使血管收缩、痉挛，血流量降低。

43. 为什么说血液异常是引起中风的重要原因之一

血液异常主要是血液黏度、血凝状态的异常，此二者均可引起中风。

血黏度及血流速度等变化是造成缺血性脑血管病的重要因素。各种液体流动时有来自内部相邻层面的、不同的内摩擦力称黏稠度（或内阻力），因血液是一种混合液体，内含大量血细胞及血浆中的多种蛋白质、脂类、葡萄糖及电解质等，黏稠度大，内阻力大。血流量与压力梯度与血管半径的 4 次方成正比，而与血液黏度成反比。因此在正常心血管活动和血管半径恒定情况下，血液黏稠度越大，脑血流量越少，越易发生微循环障碍。

当发生红细胞压积增高，血红蛋白增高，血小板聚集性增加，血沉增快，白细胞增加以及血浆黏度增加时，均可导致全血黏度增加。影响血浆黏度增加的因素有：①纤维蛋白原增加；②各种球蛋白增多（如巨球蛋白血症）；③高脂血症；④高血糖症（糖尿病）等。

凝血功能异常多致出血性脑血管病，引起出血性脑血管病常见的疾病有血友病、血小板减少性紫癜、再生障碍性贫血、严重贫血、DIC、白血病等。

44. 颈椎病能引起中风吗

颈椎病可引起椎动脉缺血（椎动脉缺血综合征），尤其是病程较长的椎动脉型颈椎病患者。由于椎动脉穿行于颈椎的横突，颈椎病变对椎动脉的供血影响很大。椎动脉型颈椎病多发生于 45 岁以上的人群，以 50～60 岁多见，发生率随年龄增加呈上升趋势，症状也随年龄而加重。

发病原因有下列几种因素：①由于颈椎间盘退行变性，椎间隙变窄以及由于椎动脉长期反复受牵拉和动脉硬化，长度增加造成颈椎相对变短，致使椎动脉和颈椎的正常关系破坏，造成椎动脉扭曲延长，血流变慢。②由于颈椎骨质增生，以颈5、6最常见，横突孔骨折外伤、颈肋或第7颈椎横突肥大、颈周围软组织创伤、增生、瘢痕压迫亦可使椎动脉受压，血流缓慢减少。③颈椎本身的病变：如左右发育不对称、血管扭曲、动脉硬化及动脉受压。④颈交感神经受到刺激造成的继发性椎动脉痉挛。

椎动脉缺血综合征的症状表现很复杂，可分别见到内耳、脑干（中脑、脑桥、延髓），小脑、大脑枕叶，颞叶及脊髓等组织的功能障碍，出现各种典型、非典型的大脑定位性症状，或表现为急性、慢性或间歇性椎动脉供血不足的症状。

45. 充血性心力衰竭为什么能引起中风

充血性心力衰竭是指在静脉回流正常的情况下，由于原发的心脏损害引起心排血量减少，不能满足组织代谢需要的一种综合征，其能引起中风的发病机制主要是由于发生充血性心力衰竭时，其血流动力学的异常改变。随着心排血量的减少和动脉血液的充盈不足，激活各种神经内分泌的调节机制，特别是交感神经的激活，使外周循环阻力增加、外周血液重新分配，导致终末器官的异常。

对脑组织而言，心排血量减少，可直接造成脑部供血不足，使血流变慢，组织内缺氧，无氧代谢导致酸性代谢产物增多。另一方面，静脉回流受阻，造成脑部静脉瘀血，首先影响脑内的各静脉窦。两种原因致脑血循环障碍，形成动脉内血栓或静脉窦内血栓，从而导致中风。

46. 慢性阻塞性肺疾病为什么能引起中风

慢性阻塞性肺疾病患者如果合并血栓形成，可引起中风。肺循环血液动力学的障碍和血液的高凝状态是导致慢性阻塞性肺病形成血栓的主要原因。慢性肺病患者，由于长期低氧血症导致血液成分的改变；红细胞增多，血黏度增高等使得其血液处于高黏滞状态，易形成血栓。慢性阻塞性肺病患者的凝血和抗凝机制发生紊乱，由于缺氧而致血管内皮受损，血液的高凝状态。血管内皮受损，血小板的聚集，释放活性也强，如 β - 血小板球蛋白（β - TG）增高等，进一步促进凝血。这些均可促进血栓形成，加之长期反复发生的呼吸道感染，一方面提供炎性栓子，另一方面造成肺小动脉慢性炎症，管壁增厚和管腔狭窄，使血流变缓，进一步促使血栓形成。

47. 脑出血后再出血的主要原因是什么

脑出血的患者存在再出血风险，一般认为高血压脑出血的再次出血与血压及血管本身的状况有关。如合并糖尿病的中风患者，血管基础情况较差，再出血的风险明显增加；淀粉样脑血管病致脑出血频率高，多数病例较短时期内再发，且大多数的仍为脑叶出血。

高血压脑出血的再出血与蛛网膜下腔出血再出血不同，一般有以下特点：①再发性脑出血的部位，首次内科治疗的，多在首次出血的对侧。外科治疗的多在同侧；②再发性脑出血多不在对侧相应位置，即第二次出血部位与第一次部位不同；③两次脑出血相距时间，外科治疗者3~5天，内科治疗者多为2~4月；④老年人再发性脑出血的病因，除高血压病外，尚应注意血管基础情况的判断。

外科处理脑出血，包括开颅手术和CT引导下立体定向引流碎吸术，术中可能存在再出血的风险，钻颅抽吸术是一次性快速排除血肿，局部会形成强烈的负压，因此碎吸前应先做脑室引流（破入脑室者），进行脑室压监测，之后做血肿穿刺。因此，血肿抽吸不必要求100%抽吸，血肿越大越要保守，一般情况，以碎吸 60% ～ 70% 为好。另外也要考虑年龄因素，年龄大者，碎吸时更要保守。碎吸时出血可用凝血酶治疗，对动脉瘤出血有效，尿激酶引流比较缓慢，负压也不明显。抽吸时为防止再出血也可以补充生理盐水，如抽 60mL 血，注入 20 ～ 30mL 生理盐水，用引流管夹住，过一段时间后再缓慢引流。因血压 − 颅压 = 脑灌注压，脑灌注压即血管壁的侧压力，血压越高，颅压不变，则脑灌注压越高，血管越容易破裂。因此要积极进行降压，改善脑动脉硬化，治疗动脉壁病变。影响血压的因素很多，除服用降压药，将血压稳定在一定的水平外，还要注意避免精神紧张，保持大便通畅，临床上经常可见到情绪激动、大便干结过度用力导致再出血，甚至死亡的情况。降压药一般多选钙离子拮抗剂如硝苯地平、尼莫地平等，需要终生服药，根据血压情况，调整用药和剂量，使血压趋于稳定，避免血压波动幅度过大（详见降压药服用原则）。

48. 妊娠促使蛛网膜下腔出血的发病机理是什么

妊娠期蛛网膜下腔出血（SAH）是一种致死性并发症，先兆子痫的妇女发生率更高，其发病机理如下：①激素：血液成分的改变，血容量增高。孕妇血中的雌激素水平增高，可使血管壁结缔组织变性和病变血管扩张。分娩前孕妇血容量增加 45%，分娩宫缩时心脏输出量增加 15% ～ 20%，致使血液动力学改变。②纤维蛋白原血浆浓度增加，孕妇血中纤维蛋白原比平时增加 50%，分娩后短期内仍处于高水平，致凝血功能增强。③动脉壁外压力变化，在停止宫缩后，升高的颅内压迅速下降，而动脉压下降缓慢，造成两次宫缩间 SAH。④催产素的应用致血压升高。

49. 妊娠促使颅内静脉血栓形成的发病机理是什么

由妊娠、分娩及产后所致的颅内静脉血栓形成，其病因、发病机理、诊治及预后均与常见的高血压、动脉粥样硬化性脑血管病不同。其发病机理可能为：①纤维蛋白原血浆浓度增加，而溶解活性降低，致凝血功能增强。②凝血因子Ⅱ、Ⅶ、Ⅸ、Ⅺ、Ⅹ发生改变血小板数目与黏附性增加。③血脂增加，如甘油三酯、磷脂类、游离脂肪酸在颅内静脉中显著增高，使血小板的聚集性增强。④从解剖上分析，上矢状窦分成若干部分，大脑上静脉注入矢状窦的方向与窦中血流方向相反，使窦内的血流速度减慢，加之分娩后体质虚弱，活动量少，使血流更慢。⑤由于血液浓缩、血流动力学改变，心功能减退等因素加之盆腔内的静脉栓子因分娩用力，可通过无瓣膜的脊髓周围静脉逆流入颅静脉或静脉窦。

50. 吸烟能引起中风吗

吸烟不仅可以导致肺部疾患，而且还可以引起其他多种疾病，与中风的发生也有一定的关系。有人对河南地区的脑血管病发病率进行了统计，结果显示吸烟者较不吸烟者的脑血管病发病率高，吸烟量和吸烟持续时间与发病率成正比。近年研究表明，吸烟导致中风的机制可能有以下几点：吸烟可使肾上腺素的分泌增多，促进血小板聚集和动脉内皮细胞中的肌球蛋白异常收缩，使细胞间隙扩大；除乳糜微粒外的其他脂蛋白均可通过细胞间隙进入内皮下层，以致形成动脉粥样硬化病灶。吸烟还可以加重动脉粥样硬化，提高血球压积，促进血小板聚集，减慢脑血流，增加周围血管阻力，使血压升高，增加脑血管闭塞的机会。

51. 糖尿病患者为何更易患中风

糖尿病是脑血管病的危险因素之一，在糖尿病人群中，缺血性或出血性脑血管病明显高于非糖尿病人群，而脑血管疾病患者中有30%～40%有糖尿病。无论是1型糖尿病（IDDM）或2型糖尿病（NIDDM），伴发脑血管疾病机制如下：

（1）糖尿病可致大血管发生病变：与非糖尿病人群相比较，

糖尿病人群中动脉粥样硬化症的患病率较高，发病年龄较轻，病情进展也较快。糖尿病性大血管病变的发病机制及其与糖尿病代谢紊乱之间的关系尚未完全明了，已知动脉粥样硬化的某些易患因素如肥胖、高血压、脂质及脂蛋白代谢异常在糖尿病人群中的发生率均高于相应的非糖尿病人群，大血管病变的危险性与低密度脂蛋白（LDL）和极低密度脂蛋白（VLDL）水平呈正相关，与血清高密度脂蛋白、胆固醇水平呈负相关。此外，胰岛素、雌激素、高血糖、血管内皮功能紊乱等亦直接或间接参与动脉粥样硬化的发生发展。高胰岛素血症可通过脂质合成及刺激动脉内膜平滑肌细胞增殖，低胰岛素血症则可通过减少脂质清除及降低血管壁溶酶体脂肪酶系活性而加速动脉粥样硬化的发生。大、中动脉粥样硬化主要侵犯大脑动脉等，引起缺血性或出血性脑血管病。

（2）糖尿病引起微血管的改变：微血管是指微小动脉和微小静脉之间，管腔直径在100μm以下的毛细血管及微血管网。微循环障碍、微血管瘤形成和微血管基底膜增厚，是糖尿病微血管病变的典型改变。而微血管病变表现于神经系统与中风的发生发展有一定关系。糖尿病性神经病变主要由血管病变及山梨醇旁路代谢途径增强以致山梨醇增多所致，其病变部位以周围神经最为常见，通常为对称性，下肢较上肢严重，病情进展缓慢。

52. 糖尿病患者发生中风有什么特点

糖尿病患者发生中风的特点如下：

（1）脑梗死病例多于脑出血病例。

（2）糖尿病患者的动脉硬化主要侵犯细小动脉，脑实质的细小动脉增生多为此种患者动脉硬化的特征，其动脉硬化较常人进展快。

（3）脑梗死以中、小梗死病灶多见，常为多发。

（4）椎－基底动脉系比颈内动脉系多见，很少直接致死，多为长时间的智能低下和持续步态障碍。

（5）糖尿病合并脑卒中，在临床诊断和治疗上都十分复杂和棘手。在诊断时，脑卒中患者多合并应激性血糖升高，首先要考虑糖尿病有无相关的代谢障碍，出血性卒中急性期出现糖尿和糖耐量降低，可随病情好转而消失；而缺血性卒中，随病情好转，其尿糖和糖耐量并不变化。

（6）糖尿病合并脑卒中者，复发率高，很容易反复发作。

53. 脑动脉瘤与中风有什么关系

脑动脉瘤是中风常见原因之一。脑动脉瘤是指脑动脉管腔的局限性异常扩张。整个脑动脉壁扩张称假性脑动脉瘤，内膜通过正常动脉壁的肌层而突出者称为真性脑动脉瘤。脑动脉瘤是自发性蛛网膜下腔出血最常见的原因，脑动脉瘤破裂前，多数患者并无特殊症状，但破裂出血后则出现蛛网膜下腔出血的临床特征。

脑动脉瘤的诊断要点：

（1）有慢性头痛史，压迫颈总动脉后部分头痛减轻。

（2）有蛛网膜下腔出血病史。

（3）受压症状，常见 Ⅲ、Ⅳ、Ⅴ、Ⅵ脑神经局部受压致功能障碍，时轻时重。视神经受压时可有视野缺损、眼球突出等。

（4）动脉瘤破裂时，突发剧烈头痛伴有脑神经受压征，脑膜刺激征阳性或迅速昏迷。

（5）脑血管造影（DSA）可以确诊，MRA、CTA 检查可显示绝大多数的动脉瘤。

（6）经 TCD、MRA、CTA 血管检查有诊断价值。

54. 慢性肾功能不全为什么能并发中风

慢性肾功能不全如慢性肾小球疾病、肾病综合征等多伴有血小板功能的异常和抗凝血的功能障碍，临床上可并发脑血管疾病。

慢性肾功能不全的病人往往存在不同程度的血液高凝状态。

慢性肾功能不全患者，尤其是肾病综合征患者，血小板功能亢进，血小板释放活性亦明显亢进，同时，慢性肾功能不全患者血浆中ⅧR：Ag 的水平明显升高，血管内皮细胞受损，Ⅱ、Ⅶ、Ⅹ等凝血因子和纤维蛋白（原）的降解产物也升高，表明本类患者凝血功能亢进。

慢性肾功能不全并发中风，其发病年龄多为青壮年，脑血管病变缺乏明显的易发部位。并发脑血管病变除具有原发病的症状外，还表现出脑血管病变的症状与体征，如偏身感觉障碍、偏瘫和失语等。头颅 CT 和 MRI 为确诊提供可靠的依据。

55. 引起脑栓塞的栓子来源有哪几类

脑栓塞指因栓子经血液循环流入而致脑动脉阻塞，引起相应供血区的神经功能障碍，是急性脑血管疾病的一种，其栓子可以是来自血液的固体、气体或液体，按来源可分为心源性、非心源性和原因不明性三大类。

（1）心源性：是最常见的栓子来源，占 80% ~ 96.6%。

1）风湿性心脏病：尤其是二尖瓣狭窄合并心房颤动时，左心房附壁血栓脱落是最常见的原因，约占半数以上，风湿性心内膜炎约占 10%。

2）细菌性心内膜炎：瓣膜上的炎性赘生物脱落可随血流进入脑血管引起脑循环障碍。

3）心肌梗死：急性心肌梗死时，脑栓塞的发生率增高，据尸检资料证实达 15% ~ 25%，有临床症状者仅 5% ~ 15%。患心肌病时亦可有附壁血栓脱落。

4）先天性心脏病：房室间隔缺损者，来自静脉系统的栓子亦可引起反常栓塞，如来自盆腔和下肢的栓子入脑。

5）心脏手术：关闭性二尖瓣切开术的脑栓塞发生率为 4% ~ 10%，开放性心脏手术的脑栓塞发生率为 30%，心脏手术时不仅可以发生凝血块的栓塞，也有多发的脂肪栓子或气体在体外循环中形成空气栓子的可能。

6）其他：心室动脉瘤，心脏黏液瘤、房颤与病窦综合征等，尤其房颤时引起脑栓塞最为常见。

（2）非心源性

1）主动脉弓及其发出的大血管的动脉粥样硬化斑块和附着物脱落，引起的血栓栓塞，是引起短暂性脑缺血发作和脑梗死较为常见的原因。

2）败血症：尤以肺部感染脓栓为多。

3）脂肪栓子：以股骨或胫骨骨折引起的占大多数，乃是由于长骨骨折时脂肪组织挫伤产生游离脂肪球进入血管而致。

4）气体栓子：空气或其他气体经肺循环或通过先天性心脏病室间隔缺损进入左心室而造成脑栓塞。常见于胸腔手术、人工气胸、气腹或减压病时。

5）癌性栓子：为来自肺、乳腺、胃、肾、甲状腺、恶性黑色素瘤等处的癌栓子，在血液中漂流到脑动脉中，阻塞一个动脉或生长在一个动脉壁中引起症状。

6）寄生虫虫卵栓子：可作为栓子致脑栓塞的有旋毛虫、阿米巴原虫、血吸虫等。

7）异物栓子。

（3）原因不明性：指有些病例虽经仔细检查仍未能发现栓子来源者。栓塞性脑梗死约1/3为出血性红色梗死，也可为缺血性白色梗死或混合性梗死。栓子经颈总动脉进入颅内动脉比颅外动脉机会多3倍，进入颈内动脉者大多是进入大脑中动脉（因颈内动脉和大脑中动脉呈直线关系），进人大脑前动脉者几乎没有，大脑后动脉仅占少数。椎动脉系仅占10%～20%，左半球略多于右半球。

二 中风的诊断

56. 对中风病人怎样进行临床诊断

对于中风病人应从以下几个方面进行诊断。

（1）详细准确地了解病史：病史可直接从病人或目睹发病的护送者采取。详细了解病史可初步判断病人是否发生了脑卒中和卒中的类型、病程、病期以及原有的、并发的或伴发的其他有关疾病。

（2）全面正确突出重点的体格检查：重点检查在于发现有无心血管疾病的证据。神经系统检查则有助于脑部病损的定位。眼底检查可直接观察到眼底视网膜的小血管。视网膜中央动脉是颈内动脉的直接分支，其直径约为 $200\mu m$。仔细检查眼底可能见到高血压动脉改变、视乳头水肿、微栓子、缺血或出血性视网膜病变。

（3）特殊检查

1）实验室检查：应检查血常规、尿常规、血沉、凝血功能，血液生化检查包括血糖、血脂、肝功、肾功、电解质、血液流变学检查。脑脊液常规和生化，在疑有脑出血时需慎重操作。

2）脑部影像学检查：CT、CTA、MRI、MRA、DSA 等脑血管成像检查是脑血管病和中风病人最有效、安全而精确的检查方法。它们对颅内的出血，梗死病灶能直接精确地显示其部位、范围、数量，并能评估颅内外脑血管病变。

3）心血管系统检查：对脑血管病人和中风者，只要病情允许，都需进行标准的心电图和 X 线胸片检查。必要时还应选做心脏和颈部大血管的超声检查、心电图监测等特殊检查。

4）电生理学检查：常规脑电图、肌电图检查对脑中风的诊断，并非必需。但对中风前特别是有可疑短暂性脑缺血发作与癫痫、多发性硬化等相鉴别时，脑电图、听觉和体感诱发电位等电生理学常规性和系列性检查可提供重要的鉴别诊断信息。

57. 中风的神经系统检查要点是什么

对中风病进行神经学检查时应该遵循的次序是：意识状态，定向力，记忆力，计算力，一般知识，情感，语言，有无失写、失读、失用、失认，脑神经，运动系统，感觉系统，反射系统，共济运动，颈部强直，血管杂音等。

（1）意识状态：包括昏迷（浅、中、深）、昏睡、嗜睡和清醒。可呼喊其姓名，按压眶上神经，针刺皮肤，试查吞咽和角膜反射等。

（2）定向力：包括时间、人物、地点。如询问患者日期、熟悉的人名等。

（3）记忆力：包括远记忆力、近记忆力和即刻回忆。如询问"出生在什么地方？""何时入院？"或4位数字的复述等。

（4）情感：如兴奋、易怒、强哭、强笑等。

（5）语言：有无构音障碍（说话不清楚），如让患者发相似的唇音、舌音、齿音等，有无失语症。

（6）失写、失读、失用、失认：可让患者写出名字或嘱病人读出报上的文章。或要求病人做某些动作或模仿检查者的动作，或询问其能否判断左、右，区分色彩，有无一侧肢体忽略症。

（7）脑神经：脑神经包括嗅神经、视神经、动眼神经、滑车神经、三叉神经、外展神经、面神经、听神经、舌咽神经、迷走神经、副神经、舌下神经。可检查嗅觉、视力、视野、眼球位置、眼球运动、瞳孔、面部感觉或角膜反射、下颌反射、咬肌肌力、闭眼力、皱额、口角下垂、鼻唇沟深浅、听力、悬雍垂偏位、软腭上提、咽反射、胸锁乳突肌肌力、斜方肌肌力、舌偏位。

（8）运动系统：可检查肢体位置、肌力、肌容积、下坠试验、肌张力等。

（9）感觉系统：分别检查浅感觉和深感觉，包括触觉、痛觉、温度觉、深感觉、复合感觉等。如接触手指、足趾，询问该指、趾的名字，上下屈曲手指与足趾，让患者说出运动的方向等判断位置觉。

（10）反射系统：包括上下肢的腱反射、浅反射等正常反射和Hoffmann 反射（手）、Babinski、Chaddock、Rossolimo 反射（足）等病理反射。

（11）共济运动：可检查指鼻试验、轮替运动、跟 – 膝 – 胫试验。

（12）脑膜刺激征：颈强直、Kernig 征、Brudzinski 征。

（13）血管杂音：将听诊器置于眼眶、乳突后方、颞部、颈部颈动脉搏动处，杂音在暂停呼吸时容易听到。

58. 怎样进行肌张力检查

在肌肉松弛时被动运动中所遇到的阻力称为肌张力。在进行肌张力检查时通常嘱病人肌肉放松，用手触摸肌肉硬度，并测定其被动运动时的阻力是否正常、增高或降低，关节运动幅度。

肌张力检查必须在温暖的环境和舒适的体位中进行，嘱病人放松，避免紧张。检查者握住病人的肢体，以不同的速度和幅度，活动其各个关节，注意感受到的阻力，并对两侧进行比较，前臂的内旋、外旋，膝部的屈曲、伸直，尤须注意。

有些辅助方法可以帮助发现轻微的肌张力改变。

（1）头部下坠试验：让患者仰卧，将患者头枕在检查者的左手上，闭目，松弛，检查者用右手突然将患者头托起，随即放开。正常时，头部立刻坠落在检查者的左手上，有锥体外系性张力强者，头部下落迟缓。

（2）肢体下坠试验：病人仰卧、闭目。检查者举起一个肢体后突然放开。肌张力增高时下坠速度比正常缓慢，减退时比正常快速。可进行两侧对比。

（3）摇肩试验：检查者和病人相对而立，扶住他的两肩，快速地转动或前后推动。肌张力减退时，上肢的晃动幅度增加；有锥体外系强直时，晃动幅度减少。

（4）上肢伸举试验：病人闭目，双臂平伸。有锥体束性张力痉挛或小舞蹈症者，前臂渐趋内旋，高举过头顶时更为明显。有锥体外系强直时，在平举中患肢向中线偏斜，有小脑病损时向外侧偏斜。有各种轻度瘫痪时，整个患肢或其掌部逐渐下沉。有严重深感觉障碍时，患肢手指呈现不自主蠕动，称为假性指划动作。

（5）膝部下坠试验：病人仰卧，两膝部均等地微屈，足跟搁在平滑的木板上。如果一侧的肌张力增高，可见该侧下肢不久即不自主地伸直，使膝部下沉。

（6）下肢摆动试验：病人坐在桌沿上，小腿松弛地下垂。检查者将其双侧小腿略为举起，然后放开，任其摆动。一侧有肌张力降低时，摆动时间延长；有锥体性强直时，时间缩短；有锥体性痉挛时，摆动不规则，并向外侧旋转。

59. 肌张力检查在中风病诊断中有何意义

肌张力检查在中风病的诊断上有重要意义。肌张力降低可见于下运动神经元病变（如小儿麻痹症、截瘫、吉兰巴雷综合征等）、小脑病变（如小脑萎缩）、脊髓后束病变致某些肌病。在脑部和脊髓急性病损的休克期也可见瘫痪肢体肌张力降低，脑出血急性期可见张力降低，急性期过后则肌张力增高。

肌张力增高可分为痉挛性和强直性两类。痉挛性增高一般见于锥体系统病变。如中风偏瘫病人，上肢由于内收肌群肌张力增高而使肩部维持内收，肘、腕、指屈曲，大指内收的姿态；下肢维持髋部直伸、内收，膝部直伸，踝部直伸，内翻的姿态。在检查中牵伸缩短状态中的肌肉时立即致其收缩，牵伸到一定幅度时，阻力又突然消失，即所谓的"折刀现象"。

强直性肌张力增高是指某些锥体外系统病变中的特殊张力变化。区别在于被动动作时所遇到的阻力一般较痉挛性者为小，伸肌和屈肌没有区别。无论动作的速度、幅度、方向如何，都遇到同等的阻力。这种张力增高称为铅管样强直。如果因伴发震颤而产生交替性的松、紧变化，也称为齿轮样强直。如震颤麻痹病人即表现为强直性肌张力增高，在检查中常见"铅管样强直"或"齿轮样强直"。

60. 怎样进行肌力检查

肌力即病人在主动动作时所呈现的肌收缩力。临床上一般将肌力分为6级。

0级：没有肌肉收缩。

1级：有轻微的肌肉收缩，但不能产生动作，仅在触摸中感到。

2级：肌肉收缩所产生的动作不能胜过自身重力，不可以对抗地球引力。上、下肢可以做水平运动，不能做上下抗重力的动作。

3级：在和地球引力相反的方向中尚能完成其动作（能够抗肢体重力和地球引力）。但不能胜过一般阻力（不能抗阻力），稍微外加一些阻力其动作就不能完成。

4级：能对抗一般阻力，但尚较弱。

5级：为正常肌力。

这里所谓"正常"和"一般"都是主观的、相对的，它决定于病人的体质、训练、职业和检查者的经验。两侧对比是比较可行的办法，但需注意，不少右利者（喜用右手干活的人）的右侧肌力明显超过对侧。

检查肌力应根据不同情况或是请病人做某种运动而检查者加以阻力，或是请他维持某种姿态而检查者试行移动。在肌力明显减弱时，不必施加阻力，而观察该肌肉能否产生支撑或能否胜过它的自身重力。凡有可能，检查者应同时用另一手触摸正在检查的肌肉以查明其收缩情况，还需触摸其协同肌以了解有无代偿性动作，触摸其拮抗肌以了解是否松弛。

在检查肌力时，也要注意收缩的速度、幅度和耐久度。例如在请病人同时用力做足背屈时，即可观察对比，这些参数相应地受到锥体外系疾病、肌腱挛缩和病理性疲劳（重症肌无力）的影响。

临床常用的检查上下肢轻瘫的两种方法：

（1）上肢轻瘫试验（上肢伸举试验）：病人双臂平伸，有轻度瘫痪时，整个患肢或其掌部逐渐下沉。

（2）下肢轻瘫试验：病人仰卧，两髋部屈曲成直角，两膝部亦曲成直角，轻瘫的一侧下肢逐渐下垂；或病人俯卧，两膝部屈曲成直角，轻瘫的一侧小腿逐渐垂下。

61. 肌力检查对中风病诊断有何指导意义

（1）了解肌力有无减退，障碍的范围及其分布情况对诊断常有很大帮助。如一些纯感觉性的腔隙性脑梗死可无肌力减退，内囊病变引起的肢体瘫痪，表现为对侧上下肢偏瘫，一些腔隙性脑梗死只表现为单个的上肢或下肢肌力减退等等。

（2）了解瘫痪肢体的肌力情况，对瘫痪肢体的愈合判断有重要意义。根据我们观察中风后瘫痪肢体肌力如果为0级时其愈后较差，瘫痪肢体的肌力恢复常不理想，致残较为严重，愈后生活常不能自理。相反中风后瘫痪肢体具有一定肌力时，其愈后较好，致残程度轻，如果治疗护理得当，愈后生活不致造成严重影响，一般能生活自理，甚至能坚持工作。

（3）了解瘫痪肢体的肌力情况对指导患者进行康复治疗锻炼有重要作用。医生可以根据患者的肌力变化情况，及时指导患者及家属进行主动或被动的功能训练，制定针对性的康复计划（详见中风患者的康复训练）。

（4）了解肌力变化情况可以检验治疗或康复训练的效果，制定恰当的治疗方案，有助于患者树立信心。

62. 偏瘫是怎样进行分类的

偏瘫是中风常见的临床症状之一，为了便于偏瘫的定位，往往按偏瘫的程度和偏瘫的分布进行分类。按偏瘫的程度可分为完全性偏瘫和不完全性偏瘫；按偏瘫的分布可分为均等性偏瘫和不均等性偏瘫。后者在定位诊断上更有价值。

（1）完全性偏瘫：指一侧中枢性面神经、舌下神经及上下肢的瘫痪，瘫痪的程度完全，肌力为0级。

（2）不完全性偏瘫：指一侧轻度的中枢性面神经、舌下神经与上下肢瘫痪，按程度可分为1～4级。

（3）均等性偏瘫：指身体一侧的中枢性面神经瘫痪，中枢性舌下神经瘫痪和中枢性上下肢瘫痪的程度相等。不管是完全性偏瘫还是不完全性偏瘫，此三部分的瘫痪程度总是相等的。均等性偏瘫多见于内囊的损害，因为内囊是运动纤维的集中处，在内囊发生较小的病灶就可损伤通过内囊的所有运动纤维，出现完全性或不完全性均等性偏瘫。此外，均等性偏瘫亦可见于皮质下白质较大的病灶损害时。

（4）不均等性偏瘫：指中枢性的面神经瘫痪，中枢性舌下神经瘫痪、中枢性的上肢瘫痪及中枢性下肢瘫痪的程度不相等。是皮质下白质病变的特点。根据病灶发生的部位不同而出现的不均等的偏瘫亦不同，一般分为两种情况：①以面神经、舌下神经和上肢为主的偏瘫：可见于中央前回下2/3的皮质下白质损害时，常见于脑血管病、肿瘤、脑脓肿、脑炎、脑脱髓鞘性疾病及脑外伤等；②以下肢为主的偏瘫：可见于中央前回上1/3的皮质下白质的病变时，主要表现为下肢的瘫痪程度重，而上肢及面神经、舌下神经瘫痪轻。

63. 怎样对瘫痪的属性进行鉴别

瘫痪是指随意肌收缩功能障碍而言。随意肌收缩力（即肌力）减退为不完全瘫痪，随意肌不能收缩为完全瘫痪。

控制肌肉活动的神经元有上、下两级：下运动神经元的胞体位于脊髓前角，它的轴突组成前根，再经神经丛、神经干与周围神经，直接支配随意肌。位于脑干内的脑神经运动核也属下运动神经元，它的轴突组成相应的脑神经，支配有关的颅面肌。组成锥体束的大脑皮质区的 Betz 细胞及其他锥体细胞，称为上运动神经元。下运动神经元受到上运动神经元的调节，当随意肌、下运动神经元或上运动神经元有病变时，都可影响随意肌收缩能力而致瘫痪。如中风病人导致的瘫痪为上运动神经元性瘫痪（痉挛性瘫痪），小儿麻痹症等所致的瘫痪为下运动神经元性瘫痪（弛缓性瘫痪），重症肌无力患者的瘫痪为肌源性瘫痪（疲劳性瘫痪）。所以在临床上遇瘫痪病人应鉴别其属性以助诊断。其详细鉴别见表1。

表 1　瘫痪属性鉴别表

鉴别要点	瘫痪属性		
	下运动神经元性瘫痪	上运动神经元性瘫痪	肌源性瘫痪
瘫痪	主要是小组肌肉、单个肌内的瘫痪	肌群或肢体瘫痪	相对"全身性"或局部分布，多两侧对称，不符合神经解剖规律
肌肉萎缩	明显	可能出现废用性肌萎缩	多有
肌肉肥大	无	无	多无肌萎缩肌营养不良
肌束舞动	有	无	通常不见
腱反射	降低或消失	增高或亢进	降低或消失
病理反射	无	有	无
肌电图	去神经性变	无明显改变	呈肌性改变
血 CK	正常或轻度升高	正常	升高
肌肉活检	去神经性变	正常，后期呈废用性肌萎缩	特征性肌性改变

64. 失用症有哪几种类型

失用症是非瘫痪性运动障碍之一，可发生于中风后，不同部位损害表现不同，可分为以下几种类型：

（1）运动性失用症：病变部位多见于缘上回后部，运动觉的分析与综合活动失调；但大部分患者的运动区（4及6域），以及该区发出的神经纤维或者胼胝体前部出现病变可表现为失用，仅限于肢体（以上肢多见），也有累及咽、喉头部和其他的器官。可做一般性动作，但因患者对运动的记忆发生障碍，引起动作笨拙，重症患者往往不能做任何动作。

（2）观念性失用症：病变部位多见于左侧顶叶后部和缘上回及胼胝体的损害，一般是两侧性病变造成的。其特点为对复杂精巧动作失去应有的正确观念，因此，尽管能做简单的动作，但在做复杂的动作时，把时间、次序及动作的组合都搞错，以致整个运动分裂和破坏，弄错各个动作的阶段，把应该最后做的动作首先执行等等。观念性失用症患者对模仿动作一般无障碍。

（3）观念运动性失用症：是由动作的观念形成区（缘上回）和执行动作中枢之间的纤维通路中断引起的，是典型的失用症，患者兼有上述两种失用情况。患者能做简单的动作和自发性运动，但不能完成复杂的随意动作和模仿动作，患者知道如何做和说出如何做，但不能完成动作，常常发生运动反复症。

（4）结构性失用症：此症发生于非优势半球视觉——动觉信号整合区的病损，与视觉性失认症有关，见于枕叶和角回之间的连合纤维受损中断。此症不是纯粹的一种执行或失用方面的障碍，在感受和认识方面亦存在问题。患者对各个构成部分有认识，对各个构成部分的相互位置关系也有所理解，但在构成整个完成体时空间的分析综合，处于失常状态。

65. 丘脑综合征有什么临床表现

丘脑综合征又称 Dejerine-Roussay 综合征，是中风病常见的临床综合征之一，可由丘脑膝状体动脉或丘脑穿通动脉的闭塞或出血造成，亦可因肿瘤所致。临床表现如下：

（1）由于丘脑腹外侧核受损，产生病灶对侧半身各种感觉障碍，或感觉过敏，有时出现对侧偏身自发性剧痛，此种疼痛多为持续性，遇声、光等刺激时加重。

（2）病灶对侧肢体出现暂时性、弛缓性无力及偏侧共济失调、手足徐动等。

（3）自主神经与内分泌功能障碍，可表现为嗜睡、尿崩、皮肤血管舒缩障碍、血压的变化及膀胱机能障碍等。

（4）由于脑神经损害，可表现为视力障碍，对光反应迟钝或消失，瞳孔不等大，听觉、嗅觉呈不同程度的减退，或有对侧的同向偏盲等。

（5）精神症状多表现为表情呆滞，动作、语言缓慢，注意力不集中，智能降低等。

（6）病人大哭大笑时，病灶对侧面部表情消失似面肌麻痹，但检查时无面瘫征，呈面部分离性运动障碍。

（7）对侧半身轻度水肿，尤其是肢体。

66. 肌张力减低－运动增多综合征有哪些类型

此症主要表现为静止时肌张力减低，同时出现各种各样的不自主运动。与苍白球损害时相反，其表现为不安的、迅速的、幅度较大的舞蹈样运动和挤眉弄眼的动作。常见的锥体外系运动增多综合征有以下几种：

（1）舞蹈病：临床表现为肢体及头面部迅速的、大幅度的、不规则的、无节律性的似随意而实际无目的且不自主的舞蹈样动作。一般上肢较下肢严重，肢体远端较近端动作多。常以上肢最为显著，如下肢则以足部为严重。多数病例两侧常不对称，甚至完全限于一侧。病情严重时，肢体可出现粗大的急跳性频繁动作。同时常伴肌张力低下，肌肉过分松弛、关节过度伸展、腱反射减弱等。一般无感觉障碍。如同时合并有锥体束损害时则出现肌张力增高、腱反射亢进的表现。舞蹈病是由于尾状核、壳核病变，损害控制正常运动所需的皮质－基底核传导环路的完整性，反馈性协调作用丧失，从而使身体各肌群运动不协调。

（2）手足徐动症：多是由位于从中脑被盖部、丘脑底核及顶盖前部，经过丘脑腹外侧核和外侧核、纹状体、内囊和运动皮质的病变损害所致。累及苍白球、红核及皮质脊髓束的病变，偶亦可出现手足徐动症的表现。临床表现多见于肢体远端的游走性肌张力增高或降低的动作。即缓慢的手指或足趾的伸屈和分散运动。为不规则的、形式不定的痉挛样不自主运动。主要累及四肢末端，有的亦可累及躯干、颜面部及咽部等肌肉。以上肢最为常见。常多发于身体的一侧，偶可见于两侧。发作时可见到手及其他部位呈间歇的、缓慢的弯弯曲曲的蚯蚓样运动姿势。

（3）扭转痉挛：其发病机制与舞蹈症、手足徐动症相同。临床特点同手足徐动症，是围绕躯干或肢体的缓慢旋转性不自主运动，即以躯干或肢体的长轴为中心出现扭曲运动。此症的特点是肢体的肌张力增高与降低交替出现。侵及身体某一局部时形成局限性扭转痉挛。若侵及全身则为全身扭转痉挛发作，常单独或合并手足徐动症出现。

（4）半身跳跃症：本症的发生可能为症状对侧的丘脑底核病变所致。近年来的研究表明本症的发病机制与大脑皮质与基底核之间的环路传导的运动抑制调节障碍有关。临床表现为迅速的、动作幅度粗大的、无目的及无定型的跳跃样（投掷样）运动，仅发生于觉醒时，颜面部、颈部、躯干及四肢均可累及，但常以躯干及肢体近端为主。

（5）肌阵挛：此症的发生多为症状对侧的延髓橄榄核、中脑红核及症状同侧的小脑齿状核，以及三者连结的三角区发生病变损害所致。临床表现为一组肌肉或者较广泛部位的肌群出现迅速而突然的、有节律的、重复性阵挛收缩。可呈间歇性发生，而且间歇期长短不定。多因小部分肌肉发生阵挛收缩，而不引起肢体运动，若有亦比较轻微；仅较大组肌群出现阵挛收缩时，才引起肢体的伸屈或扭转活动。肌阵挛常于随意运动或情绪激动时，或者是注意力较集中时及受强烈疼痛刺激时加重，静止时减轻，睡眠时则消失。此症无肌张力改变、肌肉萎缩及肌肉纤颤等表现。

67. 脑血管病的锥体外系表现有哪些

脑血管的锥体外系表现常有以下四种：

（1）脑血管性震颤麻痹综合征：由于脑血管性疾病损害基底神经节（苍白球、黑质）及皮质与基底神经节环路传导所致。以锥体外系与锥体系损害常同时存在为特征。主要表现为肌肉强直、静止性震颤、运动缓慢及姿势不稳等。具有如下临床特点：①发病以高龄者多见，男多于女。②大多有高血压和动脉硬化病史，或有脑动脉硬化症的表现。③在动脉硬化的基础上，若发生局限性或散在性小软化灶时，可引起局限性或全身性震颤麻痹综合征，同时脑出血、脑血栓形成或脑栓塞时均可出现震颤麻痹综合征表现。④常伴有脑损害时的其他表现，如锥体束征、假性延髓麻痹及智力、情感障碍等。

（2）脑动脉硬化性舞蹈症：脑动脉硬化时大脑半球基底神经节区发生缺血缺氧损害时，累及尾状核壳核时，可出现半身舞蹈症或全身舞蹈症。其临床特征为：①发病年龄在50岁以上，男多于女。②多见于脑血管病的急性期，约50%左右为急性发病，尤以是脑出血或脑出血软化灶期可见。③以半身性舞蹈症多见，亦可有全身舞蹈症的表现。④常合并有智能障碍及其他大脑器质性损害的表现。⑤临床及实验室检查，常可发现有较严重的动脉硬化现象。

（3）脑血管性手足徐动症：脑血管性病变（脑动脉硬化、脑梗死、脑出血等）损害皮质与基底神经节之间环路传导时，亦可出现半身性手足徐动症。

（4）脑血管病性半身跳跃症：脑血管性病变导致皮质与基底神经节间环路传导的运动抑制调节障碍时，可引起半身跳跃症发生。其临床特点：①发病以年长者多见，多有脑动脉硬化、高血压病史。②多于脑血管急性期出现，起病多呈急性。③大多为病变对侧半身跳跃症。④常伴有病变对侧轻度偏瘫及半身感觉障碍。⑤常伴有语言、吞咽障碍。

68. 临床常见的脑内脏综合征有哪些

由于脑出血、脑梗死或重度颅脑外伤致下丘脑功能紊乱时，通过自主神经系统或神经内分泌途径直接或间接地影响其他脏器功能；或大脑皮质相应内脏器官的调节部位发生改变；或由于脑损害后血中自由基和钙离子浓度增高等致内脏器官的一系列病态反应，这种反应引起的症候群称为脑内脏综合征。临床上常见的脑内脏综合征有以下几种：

（1）脑心综合征：急性脑血管病变时出现心血管及（或）心电图异常称为脑心综合征，据统计急性脑血管疾病（ACVD）中有25%～50%合并心血管异常；有10%发生心肌梗死和70%有心电图改变。出现脑心综合征者提示预后不良。

（2）脑肺综合征：重症颅脑损伤后出现呼吸困难、低氧血症、气道内分泌物增多或咳嗽、咯粉红色泡沫样痰、肺部听诊可闻及散在湿啰音、X线胸片呈肺水肿表现者，即可诊断为脑肺综合征。其可介于心源性和急性呼吸窘迫综合征之间，常在病后数秒至数分钟内发病，部分病人数小时内即可死亡，死亡率较高。

（3）脑肾综合征：凡颅脑疾患病人出现少尿、无尿应高度警惕本病的发生，检查肾功、尿钠、血浆渗透压、尿肌酐与血浆肌酐比值等有助于确诊，可引起肾功能改变，部分病人引起肾衰。

（4）脑卒中引起上消化道出血：脑卒中常引起胃肠黏膜糜烂、出血或溃疡形成，导致上消化道出血。发生1周以内，以脑出血或大面积脑梗死患者多见，且昏迷越深发生率越高。消化道出血常无先兆，一般在脑卒中2～14天内发生，若卒中患者突然出现血压下降，频繁呃逆，肠蠕动增加等应予以重视，出现呕血黑便者可确诊。行胃液大便潜血试验，若为阳性可基本确定，必要时查胃镜可确诊。因本病有时出血量较大，不易自止，可迅速导致

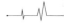

循环衰竭使脑部症状更加恶化，对预后有较大影响。

（5）脑卒中与内分泌、代谢紊乱：脑卒中时发生水、电解质、酸碱平衡紊乱与代谢异常较常见。脑卒中合并代谢性碱中毒或呼吸性碱中毒及代谢性酸中毒者预后不良；急性脑卒中应激性高血糖和糖尿病性高血糖对预后均有不良影响。

69. 霍纳（Horner）综合征的主要临床表现是什么

霍纳综合征是中风病常见的临床综合征之一。该综合征是由自丘脑下部发出的交感神经纤维，经脑干、上部脊髓、颈交感神经节及节后纤维任何一处的病变所引起，其传导路分三级神经元。

第一级神经元（中枢神经元）：丘脑下部至睫状体脊髓中枢（颈8～胸1的侧角）。

第二级神经元（节前神经元）：睫状体脊髓中枢至颈上交感神经节。

第三级神经元（节后神经元）：颈上交感神经至虹膜。

临床特征为三主征：瞳孔缩小，眼裂变小和眼球内陷。此外还有面部发汗减少和皮肤温度增高，眼压降低。

（1）瞳孔变小（病变侧）：因虹膜开大肌麻痹而致，对光反应和调节反应正常。缩小的瞳孔对可卡因无反应，阿托品可扩大瞳孔。

（2）眼裂变小（病变侧）：由于交感神经破坏后受交感神经纤维支配的提上睑肌的平滑肌（上睑板肌）瘫痪之故。

（3）眼球轻度内陷（病变侧）：由于眼球后部的平滑肌瘫痪而致，也有人认为眼球内陷与眼球后脂肪消失而致，因为交感神经破坏时患者面部脂肪亦出现减少消失。

70. 常见震颤的原因及临床特点如何

（1）生理性震颤：呈姿势性震颤。多见于肢体远端，震颤幅度较小，肉眼难以觉察，若以纸片放在向前平伸的指背上，则颤抖显见。震颤频率可以随年龄而变化，除手部外尚可见于眼睑、舌肌、躯干与下肢等部位。

（2）功能性震颤

1）生理性震颤的加强：多呈竖位性震颤，与生理性震颤比较，震颤较大，肉眼可见，震颤频率两者相仿。起因与β肾上腺素能受体调节反应增强有关。可见于正常人惊恐、怯场、焦虑或疲劳时，亦可见于嗜铬细胞瘤、低血糖、甲状腺功能亢进、酒精中毒等一些药物的副作用所致。

2）癔病性震颤：大多为动作性震颤，也有呈静止性震颤者。幅度大小不一，常无一定规律，多数较为粗大，常有心理性诱因。

3）其他功能性震颤：如木匠定标、划线、外科医生手术操作，工作人员书写等精细动作时所呈现的震颤均属功能性震颤，其发生或与情绪紧张有关。

（3）病理性震颤

1）震颤麻痹：如帕金森病时多为静止性震颤，呈"搓丸样"样动作，幅度不定，以粗大动作为多，常不对称。动脉硬化性震颤麻痹综合征时，震颤较少。

2）老年性震颤：发生在老年人，多为静止性震颤，频率为6～7Hz，常见于下颌与唇部，呈点头状或头部左右侧的震颤。与震颤麻痹综合征比较，其震颤频率较快，幅度较小，没有肌张力增加等神经系统其他征象，病因不详。

3）其他：少数多发性硬化症的病人，可有头部静止性震颤。

（4）动作性震颤

1）以姿势性震颤为主的疾病：①原发性震颤：表现为头部、面部、下颌、舌头及上、下肢的震颤或节律性不自主运动，无运动减少及肌强直。病因不详，有家族史，可用心得安治疗，自小剂量开始，逐渐增加至震颤缓解为止。②小脑病：小脑弥散性病变时（如小脑炎），出现姿势性震颤。③书写震颤与特种姿势性震颤：是指肌肉活动形成特殊姿位时引起的震颤。震幅粗大，影响正常动作，随姿位持续，震颤伴存。无家族史者，用苯甲托品或

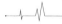

东莨菪碱治疗有良效。④中毒：酒精中毒性姿势性震颤，常与周围神经损伤有关，伴共济失调。

2）以运动性（意向性）震颤为主的疾病：①小脑病变：齿状核或发自齿状核通路的病变可以产生意向性震颤。可见于各种小脑病变，包括肿瘤、外伤、炎症；血管性疾病，如出血、梗死或血管畸形；脱髓鞘疾病如多发性硬化症；遗传变性疾病如小脑型遗传性共济失调；病毒感染性疾病如皮质纹状体脊髓变性等。②原发性震颤：偶见原发性震颤含意向性震颤成分，根据没有其他小脑征象可以帮助识别。

（5）形式不一性震颤：本类型除常见的震颤麻痹或震颤麻痹综合征外，可见于多种疾病。如肝昏迷早期具有诊断价值的扑翼样震颤，具有特异性，表现为类似震颤麻痹样的扑翼性震颤合并动作性震颤，在肢体活动或趋向维持一定体位时，震颤显著加强，可致近端关节大幅上、下摆动，类似鸟翼扑打状。

71. 怎样鉴别真性球麻痹与假性球麻痹

球麻痹常由中风病引起。舌咽、迷走等神经皆发源于延髓部位，关系极为密切，具有支配咽、喉、软腭、舌肌的功能，这些神经因各种病损而发生麻痹，总称为延髓麻痹或球麻痹。临床上有真性球麻痹和假性球麻痹之分。

（1）真性球麻痹：系延髓神经核或其周围神经受累所产生。常见的病因为延髓血管性病变（血栓、出血等）、延髓空洞症、进行性延髓麻痹症；颅颈部的畸形如颅底凹陷症；颅底部的转移癌浸润（如鼻咽癌）；枕大孔附近的病变，如肿瘤、骨折、脑膜炎；颈部肿瘤。临床表现为咽、喉、腭、舌的肌肉瘫痪、萎缩。可见吞咽困难，进食时食物由鼻孔呛出，声音嘶哑，讲话困难，构音不清，咽腭反射消失，严重时影响呼吸、心跳而危及生命。

（2）假性球麻痹：系两侧皮质脑干束损害所产生。最常见于多次中风的患者（左右两侧皆有病灶损害），亦可见于肌萎缩侧索硬化症、弥漫性大脑血管硬化及多发性硬化的病人。临床表现为软腭，咽喉、舌肌运动困难，吞咽困难，饮水呛咳，构音障碍并可出现强哭强笑等症状。二者的鉴别详见表2。

表2　真性球麻痹与假性球麻痹鉴别表

		真性球麻痹	假性球麻痹
病变部位		疑核,舌、迷走神经(一侧或两侧)	双侧皮质脑干束
生理性脑干反射	咽反射	消失	早期存在
	软腭反射	存在	消失
	下颌反射	消失	亢进
病理性脑干反射	吮吸反射	阴性	阳性
	掌颌反射	阴性	阳性
	仰头反射	阴性	阳性
舌肌		萎缩	无
皮质功能		无障碍	强哭强笑
双侧锥体束征		无	常有

72. 何谓锥体束？中风后锥体束损伤时出现的病理反射有哪些

锥体束是灵长类动物最重要的下行传导通路，在进化上较新，只见于哺乳类。主要起源于脑中央前回和中央旁小叶前部的 Betz 细胞及其他锥体细胞，还有大脑额、顶叶某些区域发出的纤维，它们共同形成一个复合的纤维束，控制骨骼肌的随意运动，此纤维束称锥体束。锥体束自大脑皮质发出后，在两侧大脑半球白质内聚集下行，经内囊膝部和后肢、大脑脚底的中间 3/5 和脑桥基底部，至延髓腹侧聚为锥体。其中的纤维下行至脊髓的称皮质脊髓束；沿途陆续离开锥体束，直接或间接止于脑神经运动核的纤维为皮质核束（也称皮质脑干束）。锥体束是人体控制运动的最重要神经纤维下行通路。参与组成锥体束的大脑皮质相应区域受损或锥体束受损，如大脑皮层中央前回区域出血，造成组成锥体束的皮质区细胞受损或内囊部位的脑出血或脑梗死造成锥体束通路受损都会产生相应肢体的瘫痪。其特点如：①肌张力升高，呈痉挛状态。②腱反射增强，但浅反射消失或减退。③周围神经健全，无肌肉萎缩。④出现病理性反射，如巴宾斯基征阳性，戈登征阳性，奥本海姆征阳性等。

中风后锥体束损伤时可出现以下病理反射（锥体束征）：

（1）噘嘴反射：用叩诊锤叩击上唇正中的水沟穴时，出现两侧口轮匝肌收缩，呈现噘嘴动作。正常人为阴性，锥体束损伤时出现阳性反射，而且明显。

（2）口轮匝肌反射：用叩诊锤叩击上唇时出现口轮匝肌反射性收缩现象。锥体束（皮质脑干束）损伤时，于病灶对侧出现此反射。

（3）角膜下颌反射：用棉絮刺激患者角膜，不但出现眼轮匝肌收缩（角膜反射），同时伴有翼外肌收缩引起的下颌向对侧偏斜，称为角膜下颌反射。该反射由三叉神经传入及传出，正常人不出现，见于皮质脑干束损伤。

（4）仰头反射（又名颈伸反射，头后屈反射）：该反射中枢位于颈1～4，是颈后伸肌的深部反射。嘱患者取坐位，头颈呈前倾屈位，用叩诊锤叩击上唇正中或鼻尖，出现急速的头后屈者为阳性。表示上部颈髓以上两侧锥体束损害。正常人不出现，属病理反射。脑桥中部以上双侧锥体束损害时，出现下颌反射活跃或亢进，头后屈反射阳性。假如损害了脑桥中部以下至上部颈髓之间的锥体束，出现下颌反射阴性，仰头反射阳性。所以此检查有助于定位诊断。

（5）掌颌反射：以钝物轻划患者手掌大鱼际部皮肤，出现同侧下颌部的肌肉反射性收缩。正常成人约有7%出现，亦可见于锥体束（皮质脑干束）损害。

（6）霍夫曼反射：医生以左手握住患者前臂近腕关节处，右手以食指、中指夹住患者中指第2节，腕稍背屈，用拇指迅速向下刮弹患者中指的指甲。如有拇指屈曲内收，其余四指屈曲，呈对掌动作时即为阳性。两侧阳性见于腱反射亢进或神经官能症。

（7）罗索利莫手反射：检查者以左手握住患者第 2 ～ 5 指第 1 指节，以右手急促弹打患者手指末节掌面，引起手指屈曲。

（8）巴宾斯基反射：以钝尖之物刺激患者足跖外侧缘，由足跟向前划过至小趾跟部转向内侧，引起，跗趾背屈，其余四趾扇形展开。

（9）查多克反射：以钝尖物在患者足背外侧缘由后向前划至趾掌关节处为止。阳性表现同巴宾斯基反射。

（10）奥本海姆反射：医生以拇指及食指把握患者胫骨前缘两侧，用力由膝盖下方往足尖方向推压。阳性同巴宾斯基反射。

（11）戈登反射：以拇指和其余 4 指分置于腓肠肌部位，用适量力量捏压，阳性同巴宾斯基反射。

（12）Schaeffer 反射：以手指捏紧患者跟腱并摇动，跗趾背屈为阳性。

（13）Gonda 反射：将手置于足外侧两趾背面，向跖而按压，数分钟后，突然松开，阳性者出现跗趾背屈。

（14）Stransky 反射：医生拉患者小趾尽量外展，出现跗趾背屈，或拉 1 ～ 2 秒钟突然放松，出现跗趾背屈皆为阳性。

（15）Rossolimo 反射：叩击患者足跖面最前端时，出现诸足趾反射性跖屈为阳性。

（16）Pussep 反射：以钝尖之物划足的外缘或划足跟的后外侧时，可出现小趾缓慢的外展现象，即为阳性。见于锥体束、锥体外系或两者合并损害时。

（17）Mendel 反射：以叩诊锤叩击患者足背外侧面时，足趾向跖面屈曲即为阳性，在锥体束损害时出现。

（18）踝阵挛：嘱患者取仰卧位，髋膝关节稍屈曲，医生一手托患者小腿，另一手握住足掌，用力使踝关节背屈，快速推动数次，并保持一定的推力，如踝关节出现节律性的伸屈动作，称踝阵挛。

（19）膝阵挛：嘱患者仰卧，下肢伸直，医生以食指、拇指捏住髌骨上缘，用力向远端快速推动数次，然后保持适度推力。或以另一手扶着膝关节下方，突然迅速地将髌骨向下推，并保持适度推力。阳性反射为股四头肌收缩而使髌骨发生一连串节律性上下颤动。

踝阵挛和膝阵挛出现是深反射极度亢进的表现。正常人可出现，神经官能症患者出现率较高，而锥体束损伤时出现更多，尤其是脊髓的锥体束损伤时，阵挛持续时间长，幅度大。

73. 中风后额叶损伤的病理反射有哪些

（1）强握反射：用一物触及患者手掌时，引起手掌的急速紧握动作，用力抓住该物不放。强握反射发生在额叶损伤时，出现在病灶对侧。

（2）摸索反射：指患者不自主地企图抓握周围的东西，或患者手掌被触时，上肢出现摸索动作。摸索反射发生在额叶损伤时，出现在病灶对侧。

（3）吸吮反射：此反射是一种原始反射，左额叶病变时可出现，触碰患者的口唇时，出现口唇的吸吮、咀嚼及吞咽动作。

（4）猁犬反射：置压舌板于上下齿列之间，患者不自主地咬住压舌板，久久不敢松。为额叶病变引起。

74. 内囊病变时有何症状及体征？如何进行定位诊断

内囊为丘脑、尾状核与豆状核之间的白质区，是上、下行传导束集中的地方，也是中风的好发部位。它是大脑皮层与其以下部位之间的交通要道。全身所有的感觉纤维中除嗅觉纤维外皆经过内囊上行，而与运动有关的纤维皆经内囊下行。因此，内囊病变的特点是半身性障碍，主要症状及体征可分为三组，即"三偏综合征（偏瘫、偏身感觉障碍及偏盲）"。可依据下列特征进行定位诊断：

（1）内囊的全部损害：由于病变破坏了内囊的全部，致使皮质脊髓束、皮质脑干束、丘脑放射及视、听放射纤维的损害，因而临床上表现为典型的三偏综合征，即病灶对侧半身偏瘫、偏身感觉障碍及对侧同向性偏盲。若为内囊出血，可出现凝视障碍，双眼向病灶侧凝视以及失语等。

（2）内囊前肢病变：一侧内囊前肢发生病变可出现对侧肢体的小脑性共济失调，因皮质脑桥束受损所致。如为双侧病变亦可出现情绪障碍，如不自主哭笑，多见于假性球麻痹的患者。

（3）内囊膝部病变：一侧病变时则出现病灶对侧面神经及舌下神经中枢性瘫痪。其他脑神经的运动神经不受损害。双侧的病变则出现脑神经的运动神经双侧瘫痪，出现假性球麻痹，表现为吞咽困难、饮水发呛、声音嘶哑、强哭强笑、双侧软腭上提无力、咽反射迟钝或消失、下颌反射亢进及口轮匝肌反射、角膜下颌反射阳性。

（4）内囊后肢病变：可出现病灶对侧上下肢瘫痪，如侵及后肢的后部时则出现对侧半身感觉障碍及对侧同向性偏盲。

75. 感觉障碍有哪些种类

若感觉系统不能把机体内、外界各种刺激和感觉讯号传递到中枢神经系统，使神经系统对机体的各种活动进行协调，而使机体对其周围环境的变化作出恰当的反应，则为感觉障碍。若在无任何外界刺激的情况下患者自发性的感觉障碍，称为主观感觉障碍；若患者对外界刺激得到非正常反应，则为客观感觉障碍。感觉障碍是中风病常见的临床表现，也是中风病检查的必要内容。根据感觉障碍的性质及病变部位，可分为以下几种：

（1）感觉减退：又称为感觉迟钝，指感觉神经受到不完全性损害所致的感觉程度减弱或感受能力降低，感觉未全部消失。因仍有部分感觉冲动可以传递，临床上又分为痛觉减退、触觉减退、温度觉减退及深感觉减退，若深、浅感觉均减退则称为全部感觉减退。

（2）感觉消失：又叫感觉缺失，是感觉减退发展的结果。指患者在清醒状态下，对外界任何强度的刺激均不发生反应。为感觉神经遭到完全破坏性损害，使感觉冲动全部不能传导而致。临床上根据感受器种类亦可分为痛觉消失、触觉消失及深感觉消失。感觉消失可见于局部，亦可见于某个肢体甚至半身。全身性感觉消失罕见。

（3）感觉过敏：指因感觉阈降低或有刺激性病变存在，对轻微的外界刺激即可引发强烈的反应。感觉过敏常发生于周围神经病变、脊髓后角病变及丘脑病变，尤以脊髓后根病变及末梢神经炎时更为多见。临床上又可分为痛觉过敏，温度过敏及触觉过敏。以痛觉过敏最为多见，而触觉过敏较少见。

（4）感觉过度：感觉过度是指感觉的兴奋阈增高，对痛刺激有异常强烈的感觉，同时对微弱刺激的精细辨别和分析能力丧失。即丧失了对刺激部位、性质及特性须通过高度分化及精细分析的判断能力。对痛刺激则必须达到一定的程度才能感受到，而且一旦产生感觉（经过潜伏期）即为强烈的爆发性疼痛与剧烈的不适感，同时不能明确定位。其特点有：①有潜伏期，从刺激开始到产生刺激感觉之间所需的时间，正常人受到刺激立即就有感觉，而感觉过度患者，从刺激开始到产生感觉有一段较长的时间。②爆发性剧痛，是刺激经过一定潜伏期后即可产生爆发性剧烈疼痛与强烈的不适感。③定位不明确，指虽为局部剧烈疼痛，但不能明确判定刺激的部位。④疼痛呈扩散性。⑤具有后作用，即当刺激去除一段时间内仍有刺激存在的感觉。感觉过度临床上常见于丘脑病变，亦可见于中枢神经系统其他部位的病变如脑干，大脑皮层中央后回等病变。

（5）感觉分离：感觉分离指在同一感觉区域内单一或几种感觉障碍，而其他感觉保持正常。临床上常见浅感觉分离性感觉障碍（痛、温度觉减退或消失，而触觉正常），深感觉分离性感觉障碍（深感觉减退或消失，浅感觉则正常，可见于脊髓后索病变及脑干局灶性病变累及内侧丘系），偶可见到普通感觉正常，而闭目时对物体的形状、重量及特性等辨别力障碍的皮层感觉障碍表现。

（6）感觉倒错：指对刺激的感受性发生异常出现错感。临床上感觉倒错仅限于浅感觉。如把触觉刺激误为痛觉，把冷觉刺激误为热觉。在脊髓传导束损伤者的感觉障碍区，常可将触觉、痛觉及冷热觉的刺激均误认为冷觉或热觉。

（7）多觉：是指当仅给以某一种刺激时，则同时产生有几种感觉的感觉障碍。

（8）感觉共感：指刺激一个部位时，产生两个或两个以上及远离刺激点的部位有刺激存在的感觉障碍。

（9）对部感觉：指受刺激的部位在与其相应的对侧部位产生感觉，而刺激处未产生感觉。

（10）感觉异常：指在未受任何外界刺激的情况下自身产生的不正常感觉。此类感觉种类较多，如麻木感、蚁行感、冷或热感、刺痛感或灼热感等。常多发生在感觉神经不完全性损害时。中枢性神经病变及周围神经病变均可见，属主观性感觉障碍。

（11）疼痛：属主观性感觉障碍，即自发性疼痛。根据其不同的病变性质及部位，可表现为：①局部疼痛，即感觉疼痛的部位与病变的位置相符；②放射性疼痛，即疼痛的部位不仅在刺激局部，亦可在远离刺激部位的神经所支配的区域出现；③扩散性疼痛，疼痛从病变的神经分布区扩散到邻近的神经分布区；④烧灼性神经痛，为交感神经受不完全损害时产生的一种特殊的疼痛现象，其疼痛的特殊性质可能为交感神经受损产生交感神经痛所致。除烧灼样剧痛外，还常伴有皮肤发紫、潮红、毛发增加、指（趾）甲增厚等血管运动及营养障碍的表现，其疼痛区内感觉极度过敏；⑤幻肢痛，因截肢后，虽无外界任何刺激但仍感已被截去的肢体疼痛；⑥感应性疼痛，指当内脏发生病变时，刺激扩散至脊髓的后角细胞，引起与该脊髓节段相应的皮肤区域出现感觉过敏。

76. 中风后感觉障碍的类型有哪些

中风引起的感觉障碍由于病变部位不同而有不同类型的临床

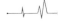

表现，常见有以下几种类型：

（1）脑干型：在脑桥下部和延髓的病变中，可发生分离性感觉障碍。偏外侧的病变并可能损害三叉神经经下行纤维或其脑干脊束和外侧脊丘束，产生交叉性麻木，即同侧的面部和对侧身体痛温觉缺失。中央的病变可能损害一侧或双侧内侧丘系产生深感觉障碍。到脑干上部，内侧丘系，三叉丘脑系和脊髓丘脑束已经聚合，病变产生包括面部的半身麻木，偶而可出现同侧动眼神经与对侧肢体功能障碍的交叉现象。

（2）丘脑型：丘脑病变产生的感觉障碍的特征是偏身麻木，中枢性疼痛和感觉过度。半身麻木可以是完全性的，即对侧半身各种感觉全都缺失，或是部分性的，往往深感觉和复合感觉的障碍比较突出。在一部分病例中，发生麻木侧的中枢性疼痛，常是发作性的剧烈的深痛、钻痛或带有烧灼感的疼痛。感觉过度不单在医生检查时，在环境刺激和移动体位时也会感到。中枢痛和感觉过度并非限于丘脑病变，前者可以见于脑干和脊髓病变，后者可以见于脑皮质、脊髓和周围神经病变，但都较少见，程度也较轻。

（3）内囊型：内囊病变也可以产生对侧偏身麻木，一般是完全性的，不伴有中枢性。

（4）皮质型：顶叶感觉皮质的病变一般产生部分性对侧偏身麻木。复合感觉和深感觉的障碍比较严重，浅感觉的变化可能很轻微，它的分布也多不完整，往往仅限于一个肢体；偏身都有障碍时，也常以肢体远端部分较为明显。脑皮质病变时也常产生感觉性癫痫发作，表现为对侧的短暂性发作性异常。

77. 脑血管病致精神障碍有哪些表现

在临床上，脑血管病常常伴有精神障碍，其发生机理与以下三个方面有关：①脑血流量减少、脑供血不足；②脑水肿，使脑组织受压、推移、软化、坏死；③心肌功能低下使脑循环供血不足。脑血管病导致精神障碍有下面几个方面：

（1）意识模糊状态：临床表现为言语幼稚，喃喃自语，动作简单或摸索，智能低下，定向力、计算力、认识能力均障碍，伴不眠躁动。多在病后 1 小时 ~ 30 天出现，持续 1 ~ 45 天。45 岁以上者占 93.8%。意识模糊状态是急性脑器质性疾病或其他疾病导致脑损害的最基本变化，是衡量急性脑功能紊乱或判断其严重程度的主要指标，在临床上应引起重视，详加辨析。

（2）狂躁状态：表现为多言欣快，好动不安，下地乱跑，大声喊叫，情绪不稳，甚则拒绝治疗或躁动不眠。多在病后 4 小时 ~ 29 天出现，持续 1 ~ 38 天。

（3）抑郁状态：多在病后 1 ~ 20 天发生，其起病多缓慢，病前可有类神经衰弱综合征存在。表现抑郁淡漠，沉默寡言，反应迟钝。总结其发病情况有以下特点：①卒中后抑郁症的发生率高于一般慢性病。②抑郁症既可以发生在脑血管病急性期，也可以在卒中后几个月至 1 ~ 2 年内缓慢出现。③卒中后 1 ~ 2 年内发生率高达 30.5% ~ 60%，2 年后下降，总患病率不低于 20%。④卒中后抑郁如经过治疗，在 6 ~ 12 个月内病情较稳定，1 / 3 ~ 1 / 2 的患者能在 2 年内治愈。

（4）幻觉妄想状态：表现有幻觉（以幻听为主），迫害妄想，情感和思维脱离现实。多在病后 5 ~ 15 天发生，持续 20 ~ 30 天。临床多见于脑器质性病变，多见于重症精神病。

（5）体象障碍：表现为偏侧肢体失认，对瘫痪肢体认为不是自己的，感觉性忽略，感觉性异位，左右失认，感到自己有 3 只手等。有人将其分类为：①偏侧忽视；②偏瘫不识症；③幻肢现象；④偏身失存症；⑤手指失认症；⑥身体左右定向障碍；⑦对有或无显著瘫痪的肢体发生不识、遗忘；⑧对有或无显著瘫痪的肢体发生错觉、曲解、虚幻、妄想。体象障碍多在病后 4 小时至 20 天内出现。

（6）类神经官能症：以失眠烦躁、焦虑、头痛，头昏、耳鸣、记忆力差为主，持续 20 ~ 60 天。它与神经衰弱是两类不同的疾病概念，前者是体因性，症状较固定，进行性，实验室检查可呈相应的阳性结果；后者是心因性的，呈波动性症状，实验室检查不一定有相应的阳性结果。

（7）痴呆状态：早期仅表现为近期记忆力下降及工作能力减退，严重者思维可变得单调或不连贯，高度记忆力障碍，甚者表现为木讷、情感淡漠、退缩，对任何事物都表现为无动于衷，反应迟钝，生活难以自理。

78. 觉醒障碍分为哪几级

觉醒状态是指人脑的一种生理过程，即与睡眠呈周期性交替的清醒状态，属皮质下网状系统激活的功能。当觉醒障碍时，皮质下网状内皮系统激活系统功能紊乱，即产生意识障碍。中风病常见觉醒障碍，它对病情和预后的判定有一定意义。根据检查时刺激的强度和患者的反应，可将觉醒障碍分为嗜睡、昏睡、浅昏迷和深昏迷四级。

（1）嗜睡：主要表现为病理性睡眠过多过深，能被各种刺激唤醒，并且能够正确回答问题及做出各种反应，但当刺激解除后很快再入睡。

（2）昏睡：有觉醒水平，意识内容及随意运动均减至最低限度。患者在持续强烈刺激下可睁眼、呻吟、躲避，可做简短而模糊的回答，但反应时间持续很短，很快又进入昏睡状态。且可见到运动性震颤，肌肉粗大抽动，不宁或刻板的动作、强握和吸吮反射，是一种比嗜睡深而又较昏迷稍浅的意识障碍。

（3）浅昏迷：各种生理反射（如吞咽、咳嗽、角膜和瞳孔对光反射）存在，呼吸、血压、脉搏一般无明显改变，对疼痛刺激有防御反应。

（4）深昏迷：包括中度及重度昏迷。中度昏迷时对强烈刺激可有防御反射，角膜反射减弱，瞳孔对光反射迟钝，眼球无转动，呼吸、血压及脉搏已有变化。重度昏迷则全身肌肉松弛，对各种刺激全无反应，各种反射全部消失，呼吸不规则，血压下降，属濒临死亡前的状态。

79. 意识内容障碍分哪几种

意识内容是指人的知觉、思维、情绪、记忆、意识活动等心理过程，还可通过言语、听觉、视觉、技巧性运动及复杂反应与外界环境保持联系的机敏力，属大脑皮质的功能。

意识内容障碍是中风病的必须检查内容，常见的有三种：

（1）意识混浊：是早期觉醒功能低下，并有认识障碍、心烦意乱、思考力下降、记忆力减退等，可表现为注意力涣散，感觉迟钝，对刺激反应不及时，不确切，定向不全。

（2）精神错乱：患者对周围环境的接触程度障碍，认识自己的能力减退，思维、记忆、理解与判断力均减弱，言语不连贯并错乱，定向力亦减退，常有胡言乱语，兴奋躁动。

（3）谵妄状态：表现为意识内容清晰度降低，伴有睡眠—觉醒周期紊乱和精神运动性行为。除精神错乱的表现外，尚有明显的幻觉（以视幻觉为常见，次为听幻觉）、错觉和妄想。谵妄或精神错乱状态多在晚间加重，也可具有波动性。发作时意识障碍明显，间歇期可完全清楚，但通常随病情变化而变化，持续时间可达数小时、数日甚或数周不等。

80. 什么是醒状昏迷

醒状昏迷，又叫睁眼昏迷，是由于大脑皮质的广泛性损害，或丘脑、下丘脑或脑干网状结构的不完全性损伤，而维持基本生存机能的脑干下部完好保存或损伤恢复而导致的特殊类型的意识障碍，当脑血管疾病波及上述脑组织时，可发生醒状昏迷。临床可表现为双目睁开，或眼睑自如开闭，眼球无目的活动，但知觉、思维、情感、记忆、意志和语言等活动均丧失，对自身及外界环境不能理解，对外界刺激毫无反应，不能说话，不能执行各种动作命令，肢体无自主运动。醒状昏迷常见于下述三种情况：

（1）去大脑皮质状态：若大脑双侧皮质发生弥漫性的严重损害而致皮质与脑干的功能出现分离，常表现为无任何意识活动，如不言不语，不动，无表情等；有眼睑动作，常睁眼凝视，眼球无目的地转动或偏向一侧，但不能随光线或物体转动；对光反射、角膜反射、咳嗽反射存在，咀嚼动作保留，睡眠与觉醒周期保留；吸吮反射阳性，掌颏反射阳性，强握反射阳性及双侧病理征阳性；四肢肌张力增高，双上肢屈曲内收，双下肢伸直内旋。常见于脑外伤、CO中毒、脑缺氧及脑炎之后，大量脑出血和大面积脑梗死时。

（2）无运动性缄默：由于丘脑下部-前额叶的多巴胺通路受损，使双侧前额叶得不到多巴胺神经元的兴奋冲动而引起者，叫无运动性缄默Ⅰ型（AMS-Ⅰ）；由于间脑中央部或中脑的不完全性损害，使正常的大脑皮质得不到足够的脑干下行网状激活系统兴奋冲动而致者，称为无运动性缄默Ⅱ型（AMS-Ⅱ）。以AMS-Ⅱ在临床上更多见，AMS-Ⅰ可表现为觉醒-睡眠周期存在，觉醒时眼开闭自如，眼球有追物动作，但毫无表情活动，对疼痛刺激也无痛苦表情，可伴有二便失禁、抽搐发作、瘫痪等局灶体征。AMS-Ⅱ在临床上可见有过度睡眠状态，但刺激后容易觉醒，并常伴有瞳孔改变，眼球运动障碍及不典型去大脑强直等中脑或间脑损害症状。本症的常见病因有脑血管病、散发性脑炎、脑肿瘤等。

（3）持续性植物状态：指在严重颅脑损伤后患者长期缺乏高级精神活动的状态，特征是患者的基本生命功能持续存在，但无任何意识心理活动。

81. 什么是闭锁综合征

闭锁综合征是由于脑桥腹侧的双侧皮质脊髓束和三叉神经以下的皮质延髓束损伤而致。其病因是脑桥基底部血栓、肿瘤、出血、多发性硬化症、炎症、胀肿等。临床可有如下表现：

（1）意识清楚，能用睁、闭眼及眼球上下活动来表达意识，反射性协同侧视功能（玩偶眼现象）亦可保留。

（2）面、喉、咽、舌肌肉麻痹，患者不能说话、活动，面无表情，吞咽不能。不能转头和耸肩。

（3）四肢全瘫，双侧病理征阳性。

（4）瞳孔对光反射、角膜反射、咳嗽反射存在。

（5）对疼痛刺激及声音能感知，听力正常，偶有偏身感觉障碍。

（6）刺激肢体可出现去大脑强直。

（7）CT、MRI 及脑血管造影有助于明确诊断。

（8）预后差，多数于数小时或数日内死亡，存活数月以上者少见。

82. 共济运动检查常规有哪几种？对中风病定位诊断有何临床意义

检查共济运动时首先可观察病人的穿衣、进食、系扣、取物、书写、站立等日常活动是否正确协调，然后用下列方法进行检查：

（1）指鼻试验：嘱病人先将上肢伸直外展，然后用食指指端点触其鼻尖，以不同方向、速度、睁眼、闭眼重复进行，并两侧比较。共济失调则表现动作快慢轻重不一，不协调，或出现震颤等。

（2）轮替运动：嘱病人以一侧手快速连续拍打对侧手背，或前臂快速地做旋前旋后动作，或足趾轻击地面等。

（3）反跳试验：嘱病人用力屈肘，检查者用力握其腕部向相反方向用力，随即突然松手，正常人的前臂屈曲迅速终止，小脑病变时缺少对抗肌的拮抗作用，屈肘力量使前臂或掌部碰击到自己的身体。

（4）跟膝胫试验：病人仰卧，依次作下列三个动作：将一侧下肢伸直举起；屈膝将足跟置于对侧膝盖上；将足跟沿胫骨前缘向下移动。

（5）平衡性共济失调的检查：①闭目难立征（Romberg 征）：

嘱病人双足并拢站立，两手向前平伸，闭目后倾斜欲倒。②起坐试验：病人仰卧，嘱其两手交叉于胸前不支撑而坐起，正常人躯干屈曲而两下肢下压。

共济运动的检查主要为检查小脑功能。若中风病发生小脑病变时则指鼻试验在接近目标时易出现异常，常见指鼻不准，接近鼻尖时动作缓慢，并可出现震颤，睁、闭眼无明显差异；感觉性共济失调时睁眼无困难，闭眼时发生障碍。小脑出现病变时轮替运动笨拙，节律不匀，反跳试验患侧上肢前臂或掌部易碰击到自己的身体，跟膝胫试验时举腿及触膝时有辨距不良和意向性震颤，下移时常摇晃不稳，闭目难立征检查时睁眼闭眼都站立不稳，闭眼稍明显，蚓部病变易向后倾，一侧小脑半球病变或一侧前庭损害向病侧倾倒，起坐试验时则出现联合屈曲征。

83. 浅反射有哪几种

浅反射是中风病神经系统检查的重要内容之一，对中风病定位诊断很有帮助。浅反射是刺激皮肤、角膜，黏膜引起的肌肉急速收缩反应。多数浅反射实质是伤害性刺激或触觉刺激作用引起的屈曲反射，其反射弧包括一较长复杂的径路，后根节前感觉神经元传入的冲动循脊髓上升达大脑皮质，可能到达中央前回、中央后回，再下降经锥体束至脊髓的前角细胞。因此当中枢神经系统病变及周围神经系统病变均出现浅反射减弱或消失。浅反射减弱或消失，也可由脊髓反射弧的中断或锥体束病变引起，故上运动神经元瘫痪及下运动神经元瘫痪均可出现浅反射减弱或消失，昏迷、麻醉、嗜睡、1岁内婴儿可丧失。

浅反射主要有以下几种：

（1）角膜（或结膜）反射：检查左眼时，嘱患者向右侧外上方注视，医生用细棉絮轻触左眼外侧角膜（检查右眼时相反），正常情况双眼敏捷闭合。刺激侧眼睑闭合，为直接角膜反射，对侧眼睑闭合，为间接角膜反射。二者皆消失，见于患侧三叉神经病变；

直接反射消失，间接反射存在，见于患侧面神经瘫痪。

（2）咽反射：令患者张口，以压舌板触其咽后壁，引起软腭上举和呕吐反应，双侧分别检查。

（3）腹壁反射：嘱患者仰卧，两下肢稍曲以使腹壁放松，用竹签迅速按上、中、下三个部位轻划腹部皮肤。正常在受刺激部位可见腹壁肌收缩，脐孔向刺激部位偏移。具体方法是从上腹壁反射中枢在胸 7 ~ 8 节，沿肋弓下缘向剑突下划去；中腹壁反射中枢在胸 9 ~ 10 节，从腹壁外缘与脐水平向脐部划出；下腹壁反射中枢在胸 11 ~ 12 节，从下腹壁外缘向耻骨联合划去。此反射在吸气时明显，腹部皮肤松弛时减弱。双侧上、中、下三部反射消失见于昏迷、急腹症；一侧腹壁反射消失见于同侧锥体束受损。

（4）提睾反射（腰 1 ~ 2，中枢为腰髓 1 ~ 2 节段的后角细胞柱及同节段前角细胞，传出神经是生殖股神经和闭孔神经的肌支，传出神经为股神经皮支）：以钝尖物自上而下或自下而上划股内侧，可引起同侧提睾肌收缩，上提睾丸。在婴幼儿划一侧股内侧皮肤时，往往引起双侧睾丸上提。双侧提睾反射消失见于腰髓 1 ~ 2 节病损，一侧反射减弱或消失见于锥体束损害。

（5）肛门反射（骶 4 ~ 5、肛尾神经）：用针尖刺激肛门周围会阴部皮肤引起肛门外括约肌收缩。由于肛门括约肌可能受双侧中枢支配，故两侧锥体束或马尾神经损害时，该反射减退或消失。

（6）跖反射（骶 1 ~ 2、胫神经）：患者仰卧，下肢关节轻度屈曲，用钝尖之物轻划足底外侧缘，自足跟向前划至小趾跟部再转向内侧，其反射为屈趾肌收缩，足趾跖屈。当锥体束病变时，正常跖反射消失，出现巴宾斯基征。

84. 深反射有哪几种

深反射是神经系统检查的主要内容之一，对中风病的定位诊断很有帮助。深反射是肌肉突然牵引后引起的急速收缩反应，反射弧仅由两个神经元，即感觉神经元和运动神经元直接连接而成。

一般情况下，叩击肌腱引起深反射，肌肉收缩反应在被牵引的肌肉最明显，但不限于本肌肉。其异常情况可出现肌腱反射的减弱或消失和增强两种情况。深反射主要有以下几种：

（1）眼轮匝肌反射：用叩诊锤叩击眼外角或眉弓，可出现双侧眼轮匝肌反射性收缩（闭眼），有时同侧较明显，对侧较弱，属正常反射，正常人也可缺如。神经官能症者，反射活跃；锥体束（皮质脑干束）损伤时及帕金森综合征者反射亢进。

（2）眉间反射：用叩诊锤叩击眉间（印堂穴），出现双眼眼轮匝肌反射性收缩（闭眼），正常情况下双侧收缩力对称，正常人亦可缺如。神经官能症患者，该反射活跃或亢进。

（3）鼻根反射：用叩诊锤叩击鼻根时可引起双侧眼轮匝肌反射性收缩（闭眼），意义同眉间反射。

（4）下颌反射（嚼肌反射）：嘱患者稍张口，下颌放松，医生以左手拇指按其下颌之正中，以叩诊锤叩击拇指，或以压舌板置于下颌门齿上，以叩诊锤叩击压舌板，由于咀嚼肌收缩，引起下颌急速向上跳动。

（5）肱二头肌反射（又名屈肘反射，颈5～6，肌皮神经）：嘱患者屈曲前臂，医生以左手托住该臂，左拇指置于肱二头肌肌腱处，上臂托着患者手臂，右手持叩诊锤叩击左拇指，正常反应为肱二头肌收缩，前臂快速屈曲。

（6）肱三头肌反射（又名伸肘反射，颈6～7，桡神经）：嘱患者肘部屈曲，医生以左手托该臂部下方，以叩诊锤叩击尺骨鹰嘴上方1.5～2cm的肱三头肌肌腱，正常反应为肱三头肌收缩，前臂伸展。

（7）桡骨骨膜反射（颈5～8，桡神经）：嘱患者肘部半屈曲，前臂半旋前位，医生左手持腕部使其自然下垂。叩击桡骨茎突，正常反应为肘关节屈曲，前臂旋前。

（8）屈指反射（颈6～胸1，正中神经及尺神经）：被检查者掌面向上，手指半屈曲，医生左手食指及中指置于患者四个指骨尖（除拇指外）的掌面，然后用右手持叩诊锤叩击自己的食指及中指。正常反射为患者四指及拇指第 2 指节骨发生屈曲反应。一般在腱反射活跃时出现，锥体束损伤时活跃或亢进。

（9）腹肌反射（胸 7 ~ 12，肋间神经）：是腹肌的牵张反射。检查时患者取仰卧位，医生以手指或压舌板置于腹壁前方，然后以叩诊锤叩击之。正常人反射不明显或对称出现，但在胸 7 以上锥体束损伤时腹肌反射活跃或亢进，甚至叩击髂前上棘、耻骨等均可引出。

（10）膝腱反射（腰 2 ~ 4，股神经）：患者取坐位时，两小腿自然下垂；仰卧位时，医生用手托起其曲侧膝关节使小腿屈成120°，用叩诊锤叩击髌骨下方股四头肌肌腱，正常反应为两小腿伸展。若患者精神紧张，反射引不出来，可嘱患者两手叩紧，用力拉，检查时多可引出。

（11）跟腱反射（骶 1 ~ 2，坐骨神经）：患者仰卧位，股外展，膝屈曲，检查者以左手背屈该足，右手持叩诊锤叩击跟腱；或于患者俯卧时屈膝 90°，检查者以左手轻压足距前端；或嘱患者跪于凳上，两足距凳 20cm，检查者左手推足背屈，正常反射叩击跟腱时足部跖屈。

（12）Mayer 反射：医生将患者之中指及无名指用力向掌面屈曲，其拇指呈内收与伸直现象，双侧分别检查对照。

（13）Leri 反射：嘱患者伸直手臂，医生逐渐屈曲其手与腕关节，则前臂亦产生屈曲现象。

85. 如何对中风后运动系统的损害进行定位诊断

当发生皮质损害时，则表现为对侧偏身运动障碍；若病变在中央前回下部，则表现为对侧的中枢性面瘫、舌下神经瘫、三叉神经瘫；若病变在中部，则表现为对侧上肢瘫痪；若病变在上部，则表现为对侧下肢瘫痪。如为刺激性病灶，则表现为局限性癫痫，最早开始抽动的身体部位，病灶就在对侧半球皮层的相应部位，例如抽动先从足趾开始，然后波及到同侧肢体，乃至全身，则病灶在对侧皮层中央前回的上部。

内囊不同部位损害，表现各异：膝部受累时锥体束受到损害主要表现为对侧偏身运动障碍；内囊前肢是感觉纤维的走行部位，受累时主要表现为对侧偏身感觉障碍；内囊后肢是视觉神经纤维走行部位，受累时可有对侧的同向偏盲；若内囊全部受累则出现明显的三偏症状。

脑干损害时则以交叉性瘫痪为主要表现。破坏性病灶还可以发生向病灶对侧凝视，一侧脑干病变，则同侧凝视中枢受损，不能通过内侧纵束，动眼神经病灶对侧的眼球不能向内转动，同时不能通过病灶同侧的外展神经使同侧眼球向外转动，也即两侧眼球不能向病灶侧转动，便发生了向病灶对侧凝视。如果是脑干刺激性病变，则可出现凝视病灶体征；若病灶发生在一侧大脑皮层，则凝视与脑干相反。

86. 中风病额叶损害时有何临床表现

（1）精神症状：可表现为表情淡漠、反应迟钝、精神呆滞、注意力不集中等精神抑制状态，临床上较为多见。但也可表现为欣快、诙谐、烦躁、甚至大吵大闹，情不自禁伤人、打人等兴奋状况。

（2）强握反射：给一物品强行握住不放，多见于额上回后部病变，急性脑血管病特别是脑出血病人更常见。

（3）摸索反射：病人呈无目的的摸索，动作此较呆板单调，多见于额上回后部病变。

（4）运动性失语：问之能明意，可以用动作（或点头）回答，但不能用语言表示，常表现为强哭、强笑等。

（5）额叶性共济失调：表现为直立和行走障碍，为病变累及大脑与小脑联络通路所致。

（6）福斯特－肯尼迪（Foster-Kennedy）综合征：表现为病灶同侧原发性视神经萎缩，对侧视乳头水肿或继发性视神经萎缩，病变在额叶底部。

（7）病变对侧可发生局限性疼痛或偏瘫。

（8）凝视障碍：额中回后部为凝视中枢所在部位，当发生破坏性病变时出现两眼凝视病灶侧，刺激性病变时两眼凝视病灶对侧。

87. 中风后颞叶损害有何临床表现

（1）可有嗅幻觉、味幻觉、听幻觉和视幻觉。

（2）钩回发作：病人突然嗅到一种特殊气味，表情恐怖、两眼呆视，然后努嘴、咀嚼动作，常为全身癫痫发作的一个先兆。

（3）精神运动性癫痫：以一种特殊的意识混乱状态，突然起病，常持续数小时，或过数天又突然消失，事后常对发作情况不存记忆。

（4）可有视野的缺失或同向偏盲，为视放射破坏所致。

（5）感觉性失语。

（6）记忆障碍，主要是近记忆力障碍。

88. 中风后顶叶损害有何临床表现

（1）对侧肢体局限性感觉性癫痫，为中央后回刺激病灶所致。

（2）对侧半身感觉异常。

（3）对侧半身皮层感觉障碍，触摸物体时完全不能辨别，对物体的特征不能确定。

（4）可有手足失认症，左右失认症。

（5）优势半球损害累及到角回，可有失读症，累及到缘上回，可有失用症。

89. 如何对中风病脑干损害进行定位诊断

脑干包括中脑、脑桥和延髓，上接大脑，下连脊髓。中脑含第Ⅲ、Ⅳ对脑神经核，脑桥含第Ⅴ、Ⅵ、Ⅶ、Ⅷ对脑神经核，延髓含第Ⅸ、Ⅹ、Ⅺ、Ⅻ对脑神经核。脑干内有上行的感觉传导纤维和下行的运动神经纤维，还有网状结构，对维持觉醒状态起重要作用。

（1）延髓病变的定位诊断

1）延髓背外侧综合征（Wallenberg综合征）：可由小脑后下动脉血栓形成，常见于脑血栓形成，致使延髓后、上、外侧部一个三角区梗死。临床可有如下表现：吞咽困难、声音嘶哑、病灶侧软腭下垂及咽反射减弱或消失，由于疑核损害，造成病灶同侧软腭、咽肌及喉肌瘫痪；交叉性半身感觉障碍，即病灶同侧颜面部与病灶对侧颈以下半身的痛、温觉障碍，乃是由于位于延髓的三叉神经脊束核和病灶同侧的脊髓丘脑束受累所致；眩晕、恶心、呕吐，眼球震颤，由于前庭神经核损害所引起；同侧肢体出现小脑性共济失调的症状与体征，乃因损伤了脊髓小脑束；病灶同侧出现霍纳综合征，是由于损伤丘脑下部下降的交感神经纤维之故。

2）橄榄体前部综合征：特点是交叉性偏瘫，即病灶对侧中枢性偏瘫，同侧舌下神经瘫痪伸舌时舌偏向患侧，如果病变是脊髓前动脉血栓形成所致，还会出现对侧半身感觉异常（面部除外）。

3）橄榄体后部综合征：病灶位于舌咽、迷走、副神经及舌下神经核区，锥体束常可不受损害，有时侵及脊髓丘脑束。因各脑神经麻痹结合的形式不同，而构成相互不同的综合征，如舌咽–迷走–副神经综合征、舌咽–迷走–舌下神经综合征、舌咽–迷走–副神经与舌下神经综合征。总之，它是病灶侧若干后组脑神经损伤合并或不合并对侧颈1以下半身感觉障碍。

4）小脑交感神经综合征：由延髓背外侧面的病变引起。因损伤了绳状体及从此通过的交感神经纤维，则病灶同侧上下肢出现小脑性共济失调与霍纳综合征。

5）延髓半侧综合征（Babinski–Nageotte综合征）：表现为病灶同侧小脑性共济失调、病灶同侧霍纳综合征及同侧面部痛、温觉障碍，病灶对侧颈1以下半身的痛、温觉障碍与对侧上下肢中

枢性瘫痪；Cestan-Chenais 综合征则表现为病灶同侧出现小脑症状
与体征、面部痛、温觉障碍、软腭与声带麻痹、霍纳征；病灶对
侧出现中枢性下肢瘫痪，颈1以下痛、温觉障碍。

（2）脑桥病变的定位诊断

1）脑桥下部病变：①脑桥下部旁中线综合征：病灶损害脑
桥下部的旁中线区，可表现为病灶对侧中枢性舌下神经瘫痪及中
枢性上下肢瘫痪（因锥体束损伤）；双侧小脑性共济失调（脑桥
核及桥核小脑束受累）；病灶对侧深感觉障碍（内侧丘系损伤）；
可伴有同侧外展神经及面神经周围性瘫痪。②脑桥腹外侧综合征
（Millard-Gudler 综合征）：病变位于脑桥下部基底部的外侧，可造
成锥体束、面神经与外展神经的颅内纤维损害，表现为病灶同侧
的面神经周围性瘫痪、外展神经瘫痪，病灶侧眼球不能外转，呈
内斜视，故出现复视，病灶对侧出现中枢性舌下神经瘫痪及中枢
性上下肢瘫痪。多因脑桥肿瘤、炎症引起。③脑桥下部外侧综合
征多由小脑前下动脉闭塞引起，导致脊髓丘脑束、外侧丘系、绳
状体、前庭神经核、耳蜗神经核、三叉神经感觉主核及面神经核
缺血受损，临床上相应出现病灶对侧半身（除颜面部）的痛、温
觉障碍，病变同侧神经性耳聋、面部触觉障碍、面神经周围性瘫
痪及同侧小脑性共济失调。由于交感神经纤维的损伤，故可伴有
病灶同侧霍纳综合征。

2）脑桥中部病变：①脑桥中部旁中线综合征：多由于脑桥旁
中线动脉阻塞引起，临床表现为病灶对侧面神经与舌下神经以及
上下肢的中枢性瘫痪（锥体束受累），双侧小脑性共济失调（病灶
同侧的脑桥核及其发出的纤维以及从对侧桥核发来的桥核小脑束
受损）。②脑桥中部被盖部综合征（Grenet 综合征）：该部病变主
要损害三叉神经的感觉主核与运动核、脊髓丘脑侧束及来自同侧
小脑的桥核小脑束。可表现为病灶同侧面部触觉障碍与角膜反射障
碍；病灶同侧咬肌障碍；病灶同侧上下肢小脑性共济失调；病灶
对侧颈1以下半身痛、温觉障碍。③脑桥中部外侧综合征（Marie-
Foix 综合征）：病灶位于脑桥腹侧部旁中线的外侧，三叉神经脊髓

束，由于只损伤来自对侧桥核传至同侧小脑的桥核小脑束，故只出现病灶同侧上下肢小脑性共济失调，站直时身体向病灶侧倾倒，有时可出现小脑性语言。若病灶较大可累及锥体束、脊髓丘脑束及三叉神经脊髓束，从而出现相应的症状与体征。

3）脑桥上部病变：①脑桥上部旁中线综合征：病灶位于脑桥上部的中线旁边，受损害的组织与脑桥中部旁中线综合征所造成的损伤是一样的，即锥体束与桥核小脑束（包括同侧和来自对侧的）。因此，二者的表现完全相同。②脑桥上部被盖综合征（Raymond-Cestan综合征）：病变在脑桥被盖部，外展神经与面神经之上，该处病变可使内侧丘系、脊髓丘脑束、结合臂以及内侧纵束受损害，其表现为病灶对侧整个半身深、浅感觉全部减退或消失、病灶同侧出现小脑性共济失调。若病变累及三叉神经的髓内根或神经核时，可出现同侧咬肌瘫痪、面部触觉障碍及角膜反射障碍。③脑桥上部被盖外侧综合征：多由小脑上动脉闭塞引起，造成脊髓丘脑束、外侧丘系、结合臂、小脑上面及齿状核损害。表现为病灶对侧半身痛、温觉障碍，以对侧为主的双侧听力减退，病灶同侧上下肢出现小脑性共济失调，或伴有不随意运动。发自丘脑下部而通过脑干的交感神经纤维可同时受累，故在病灶同侧还可出现霍纳综合征。

（3）中脑病变的定位诊断

1）大脑脚综合征（Weber综合征）：病变在一侧大脑脚脚底，动眼神经通过处，由于锥体束及动眼神经髓内根受损，故表现为病灶同侧动眼神经瘫痪及病灶对侧中枢性面神经、中枢性舌下神经及中枢性上下肢瘫痪，因此又称为动眼神经与锥体束交叉综合征。

2）红核综合征（Benedikt综合征）：又称动眼神经与锥体外系交叉综合征。由于一侧的动眼神经髓内根与红核、黑质破坏所致，表现为病灶同侧动眼神经瘫痪，病灶对侧半身出现锥体外系综合征、半身舞蹈病，或半身徐动，或一侧上下肢震颤，肌张力增高，而类似帕金森综合征。

3）下部红核综合征（Claude 综合征）：较少见。主要表现为病灶同侧动眼神经瘫痪，病灶对侧的上下肢出现小脑性共济失调的症状与体征，如对指试验、指鼻试验，跟膝胫试验及快复轮替动作障碍。并有步行困难、站立时摇摆不定、肌张力低下等。因小脑上脚连接红核处遭受破坏所致。

4）上部红核综合征（Chiray-Foix-nicolesco 综合征）：由于红核上部的破坏出规病灶对侧上下肢严重的震颤，主要为震颤、明显的肌张力减低。由于动眼神经髓内纤维是绕过及穿过红核下部出脑干的，所以该综合征病灶同侧不伴有动眼神经瘫痪，而病灶对侧出现小脑损害的症状及体征。

5）四叠体综合征：早期可出现垂直性眼球震颤，偶可见伸缩性眼球震颤。后可出现垂直性凝视瘫痪，最常见表现为双眼向上凝视瘫痪，其次为向上及向下凝视瘫痪，最少见向下凝视瘫痪，这三种表现又称为帕里诺综合征（Parinaud 综合征）。瞳孔改变则可见双侧瞳孔对光反射消失，而调节反射存在，称阿·罗（Argyll Robertson）瞳孔；如病变向腹侧面扩展损伤缩瞳核时则引起病灶同侧瞳孔散大，对光反射及调节反射皆消失。下丘病变时可引起一侧性或双侧性听力障碍。

6）其他：中脑网状结构受侵时可出现中脑假性幻觉症、睡眠障碍、昏迷，甚至出现去大脑强直。

90. 中风病引起小脑病变时有何症状与体征

小脑的基底部（包括小结、蚓垂、蚓锥体、绒球及顶核）主司身体平衡功能；小脑前部（前叶）主要控制及调整姿势反射运动时的动作协调；小脑侧部（除前部以外的小脑半球所有部分）则控制与协调同侧上下肢精细的随意运动；小脑中部（包括蚓小叶、蚓结节、上、下半月叶等）与复杂的眼球运动与头部转动有关。上述各部分一旦病变受到损害，则可出现相应的症状与体征，尤以蚓部与半球的损害为多见。

（1）平衡障碍：是由小脑蚓部病变所致，主要表现为站立、坐及行走困难。站立时趋于向后跌倒，需别人扶持，如病情轻者尚可勉强行走，两脚远离，摇摆不定，步行时两脚叉开，蹒跚如醉酒，微抬双肩以保持平衡。如令患者双脚并拢站立时则其身体摇摆不定，睁眼及闭眼对此种平衡障碍不发生影响。此类患者多伴有眼球震颤，在采取某种姿势时可出现姿势性震颤。

（2）共济失调：主要为小脑半球的损害，表现为指鼻试验、指耳试验及跟膝胫试验障碍。动作时出现震颤，此症状于静止时消失，在动作时出现，在动作终了时最明显。小脑性共济失调与深部感觉障碍性共济失调截然不同，前者睁、闭眼无大差别，后者只在闭眼时出现，因而夜间难以行走。小脑性共济失调还可表现为快速轮替时动作失调，如迅速摇手、迅速地手拍桌面或另一手迅速一反一正地手拍桌面时均能检查出这些轮替动作失调。

（3）吟诗（暴发）状语言：由于小脑病变所致，是小脑性共济运动障碍的表现，表现为语言缓慢，发音不清，忽高忽低，断续而涩滞，有时出现韵诗样语言或发音猛烈冲撞。

（4）眼球震颤：由于前庭与小脑之间的联系损害所致。可表现为水平性、垂直性或旋转性眼球震颤，但以水平性较多见，此种眼震在向病灶侧注视时最为明显。

（5）协调运动障碍：多见于蚓部病变。不能进行如站立时把头向后仰、从站立位坐到椅子上等动作，协同运动障碍者，在走路时两臂不会自然摆动。

（6）肌张力减低：多见于小脑半球病变，表现为病灶同侧肌张力减低，被动运动时其关节过度伸屈。触摸肌肉时亦可发现肌张力减低，且常伴有肌肉无力及易于疲劳。小脑病变时四肢腱反射多正常，但肌张力明显减低时也可出现腱反射减弱，腱反射消失者很少见。

（7）肌阵挛：见于齿状核、下橄榄核或红核病变时。小脑之齿状核病变时可发生肌阵挛，偶而也可出现肌张力过高。

（8）反击征：嘱患者用力屈肘，检查者紧握患者的前臂用力牵拉时，在两力互相对抗之下，检查者突然放手。在正常人因拮抗肌的兴奋能很快地发挥作用防止冲击自己的身体，在小脑病变时由于缺乏拮抗肌的兴奋，前臂立即回缩反击自己的胸部和肩背。

（9）辨距过远与低估重量：小脑病变的患者用手取物时手指间的距离常常大于物体的实际距离；或取重物时因不能正确估重而用力过轻。

（10）书写障碍：字迹不整齐，直线写成锯齿状，是因动作性共济失调及动作性震颤的结果。有时出现写字过大症。

91. 中风患者的自主神经功能障碍主要有何表现

脑卒中初期患者的自主神经症状大多是由于病变直接或间接引起的丘脑下部损害所致，此功能障碍可作为重度脑卒中的指标，主要有以下表现：

（1）呕吐：在脑出血中，小脑出血有呕吐者占92%，大脑半球出血有呕吐者占60%。而呕吐在脑桥出血中少见。

（2）出汗：脑桥、小脑出血者出汗率明显增高，特别是小脑出血时，大多见有上半身大汗淋漓。

（3）消化道出血：有报道脑出血并发消化道出血的占55.7%，脑梗死占44.3%。

（4）呼吸障碍：脑桥出血大多数有呼吸障碍，陈－施呼吸综合征是大脑广泛受损的象征，右半球占37%，左半球占63%，神经性过度换气多见于脑干被盖部损害。

（5）瘫肢浮肿：一般见于完全弛缓性瘫痪的病例，也可能与低蛋白血症、偏瘫侧血流缓慢、血管通透性增加有关。水肿消退后可见肌肉萎缩。

（6）血压的变化：脑血管病发病时，多伴有血压的升高，发作后数日多数能恢复到发作前水平。

（7）体温的改变：大多数脑出血患者发病后出现发热，合并中枢病变无感染而出现高热者称为中枢性高热。脑梗死中颈内动脉、大脑中动脉梗死中高热者达 22%。大脑前动脉梗死也可有发热。中枢性发热的特点：心率慢，随发热而增加幅度小，产热亢进，散热障碍，皮肤异常干燥，躯干热，肢体凉，不出汗等。

（8）瞳孔变化：两侧瞳孔不等大是重症脑血管病脑疝的表现，其他如瞳孔异位、瞳孔呈椭圆形者也是重症脑卒中的重要体征之一。

（9）大小便障碍：脑卒中后，尽管意识障碍有所改善，但却处于长时间的大小便失禁状态，多见于高龄患者。颞叶前部、视神经内侧核、小脑病变等常见大小便失禁，特别是额叶前部的血管病变更为明显。

92. 脑血管病如何对自主神经的损害进行定位诊断

自主神经包括交感神经与副交感神经，脑血管病变可以影响到自主神经的功能。交感神经可开大瞳孔，使眼球外突、眼裂增大，使唾液分泌少而黏稠，心跳增快、血压增高、支气管扩张，消化道分泌减少，蠕动变慢，皮肤血管收缩而苍白起"鸡皮疙瘩"。副交感神经的功能与之相反。可按照脑血管病变的部位而出现相应的临床症状进行定位诊断：

（1）颈内动脉系统

1）大脑中动脉：病变在主干或豆纹动脉，则出现三偏症状；如在主侧半球，可有失语症；病变在皮层支，则出现对侧不完全瘫痪，运动性失语，皮层感觉障碍，失读症等。

2）大脑前动脉：病变在主干，可有对侧瘫痪（下肢为重），膀胱功能障碍，失用症；精神障碍，病变在中央返回支，可有面及舌之上运动神经元瘫痪，上肢僵直或动作增多；病变在皮层支，则有下肢瘫痪及感觉障碍，膀胱机能障碍，失用症、精神障碍等。

（2）椎 - 基底动脉系统

1）基底动脉病变在主干，可有昏迷、意识障碍，四肢下运动神经元性瘫痪，全身感觉障碍、瞳孔缩小、高热；病变在分支，则有眩晕、恶心、呕吐、眼震、耳鸣、耳聋、同侧共济失调、对侧肢体感觉障碍，同侧 Horner 征，同侧外展神经及面神经麻痹等。

2）椎动脉缺血时可有同侧舌咽神经、舌下神经，副神经麻痹，以及 Wallenberg 综合征。

3）大脑后动脉缺血时可有丘脑综合征及内囊后肢综合征等。

4）中脑分支缺血时可有 Weber 综合征、Claude 综合征、Benedikt 综合征。

（3）静脉窦系统：如病变在横窦，可有颈外静脉触痛、静脉怒张、乳突浮肿、视乳头水肿、反应性脑膜炎等。如病变在海绵窦，可有眼球突出、结合膜水肿、眼外肌麻痹、角膜反射消失等。如病变在上矢状窦，可有额、颞及顶部静脉扩张，可有鼻出血、下肢瘫痪及膀胱功能障碍等。

93. 大脑皮质性盲有何特点

大脑皮质性盲，是指自外侧膝状体以后的视放射病变、枕叶皮质视中枢病变或两者同时损害而产生的目盲。这些部位血管闭塞或出血时，便出现大脑皮质性盲。具有如下特点：

（1）视觉完全丧失。

（2）瞬目反射消失。

（3）瞳孔对光反射完全存在。

（4）眼底正常，尤其是视神经乳头无萎缩改变。

（5）双眼在集合运动时瞳孔有反射性收缩。

（6）眼球运动正常。

（7）视放射病变时可能伴发偏瘫、半身感觉障碍或其他神经定位体征，枕叶皮质病变时则很少伴有以上体征。

94. 何谓短暂性脑缺血发作

短暂性脑缺血发作（TIA）是指某一区域脑组织因血液供应不

足导致其功能发生短暂的障碍，表现为突然发作的局灶性症状和体征，大多数持续数分钟~数小时，最多在24小时内完全恢复，可反复发作。TIA是脑梗死的先兆，已有TIA发作，如未经适当的治疗，25%~50%于5年内发生脑梗死，其中半数在TIA发病后1年内，20%在30天内发生脑梗死。近期内TIA频发是脑梗死的特级警报，多次发作者每年约7%发展为完全卒中。因此，及早诊断和治疗TIA是预防脑梗死，降低脑梗死后病死率和致残率的关键。

临床上将TIA分为颈内动脉系统和椎-基底动脉系统两类，前者较后者多见，但具有共同特征：①发作突然；②持续时间短暂，通常在数分钟至1小时，症状和体征应在24小时内完全消失；③恢复完全，一般不遗留神经功能缺损；④常反复发作，每次发作均涉及相同的某动脉供应的脑功能区。

颈内动脉系统短暂性脑缺血除以上临床表现外，尚具备以下特征：①运动障碍：以偏侧肢体或单肢的发作性瘫痪最为常见，瘫痪通常以面部和上肢较重，下肢受累较轻；②感觉障碍：多为对侧感觉异常或减退；③言语障碍：优势半球受累时可产生感觉性或运动性失语；④视觉障碍：可发生单眼一过性失明，由于病变侧眼动脉缺血而出现同侧单眼一时性黑矇或失明，为颈内动脉系统TIA所特有，部分视野缺损亦很常见。这些症状可单发或合并出现，各症状的出现与颈内动脉不同分支的缺血有关。

95. 何谓脑梗死

脑梗死（CI）是缺血性卒中的总称，是由于脑组织局部供血动脉血流突然减少或停止，造成该血管供血区的脑组织缺血、缺氧导致脑组织坏死、软化，并伴有相应部位的临床症状和体征，如偏瘫、失语等神经功能缺失的症候。

脑梗死是脑血液供应障碍引起的脑部病变，包括脑血栓形成、脑栓塞、腔隙性脑梗死和短暂性脑缺血发作等，约占脑卒中的70%。

脑梗死发病 24～48 小时后，脑 CT 扫描可见相应部位的低密度灶，边界欠清晰，可有一定的占位效应。脑 MRI 检查能较早期发现脑梗死，表现为加权图像上 T1 在病灶区呈低信号，T2 呈高信号，MRI 能发现较小的梗死病灶。临床上主要包括以下几种缺血性脑血管病：

（1）脑血栓形成：脑血栓形成是指在颅内外供应脑部的动脉血管壁发生病理性改变的基础上，在血流缓慢、血液成分改变或血黏度增加等情况下形成血栓，致使血管闭塞。最常见的病因为动脉粥样硬化。由于动脉粥样硬化斑破裂或形成溃疡，血小板、血液中其他有形成分及纤维黏附于受损的粗糙的内膜上，形成附壁血栓，在血压下降、血流缓慢、血流量减少，血液黏度增加和血管痉挛等情况影响下，血栓逐渐增大，最后导致动脉完全闭塞。糖尿病、高脂血症和高血压等可加速脑动脉粥样硬化的发展。脑血栓形成的好发部位为颈总动脉，颈内动脉、基底动脉下段、椎动脉上段，椎－基底动脉交界处，大脑中动脉主干，大脑后动脉和大脑前动脉等。其他病因有非特异动脉炎、钩端螺旋体病、动脉瘤、胶原性病、真性红细胞增多症和头颈部外伤等。梗死后的脑组织由于缺血缺氧发生软化和坏死。病初 6 小时以内，肉眼尚见不到明显病变；8 小时～48 小时，病变部位即出现明显的脑肿胀，脑沟变窄，脑回扁平，脑灰白质界线不清；7～14 天脑组织的软化、坏死达到高峰，并开始液化。其后软化和坏死组织被吞噬和清除，胶质增生形成瘢痕，大的软化灶形成囊腔。完成此修复有时需要几个月甚至 1～2 年。

（2）脑栓塞：脑动脉栓塞后，由其供应的脑组织发生缺血、缺氧、水肿和坏死。如缺血梗死区中伴有点状出血时，称为出血性或红色梗死，否则称为缺血或白色梗死。梗死后 8 小时脑组织灰白质界线不清，梗死区脑组织水肿，随后软化和坏死，约 1 个月左右液化的脑组织被吸收，形成胶质瘢痕或空洞。由于小栓子引起的脑血管痉挛，大栓子形成的广泛脑水肿、颅内压增高，甚至可形成脑疝。此外炎性栓子还可引起局限性脑为或脑脓肿等。

本病临床表现的轻重与栓子的大小、数量、部位、心功能状况等因素有关。发病急骤，症状多在数分钟或短时间内达到高峰。部分患者可有意识障碍，较大栓塞或多发性栓塞时患者可迅速进入昏迷和出现颅内压增高症状。局部神经缺失症状取决于栓塞的动脉，多为偏瘫或单瘫、偏身感觉缺失、偏盲及抽搐等。主侧半球病变时可出现失语、失用等。多数可有原发病的症状。脑脊液除压力增高外多正常，但出血性梗死或细菌性栓子引起脑部感染时脑脊液可含红细胞或呈炎性改变，血红蛋白亦可增高。脑血管造影检查可明确栓塞部位、但阴性者不能排除本病。CT检查常有助于明确诊断，同时还可发现脑水肿及有无脑室受压、移位及脑疝形成等。

（3）腔隙性脑梗死：凡脑干深部穿通动脉闭塞引起的脑梗死，经巨噬作用使留下梗死灶直径小于2mm者，称为腔隙性脑梗死。多位于基底节、内囊、丘脑、脑桥、少数位于放射冠及脑室管膜下区。本病的脑动脉可有下列改变：①类纤维素性改变，见于严重高血压，血管壁增厚，小动脉过度扩张，呈节段性，血脑屏障破坏，血浆性渗出。②脂肪玻璃样变样，多见于慢性非恶性高血压患者，直径小于200μm的穿通动脉，腔隙病灶中可发现动脉脂肪变性。③小动脉粥样硬化，见于慢性高血压患者，直径为100～400μm的血管，有典型的粥样斑动脉狭窄及闭塞。④微动脉瘤，常见于慢性高血压患者。

（4）短暂性脑缺血发作：短暂性脑缺血发作是指伴有局灶症状的短暂的脑血液循环障碍，以反复发作的短暂性失语、瘫痪或感觉障碍为特点，症状和体征在24小时内消失。本病多与高血压动脉硬化有关，其发病可能由多种因素引起。①微血栓：颈内动脉和椎－基底动脉系统动脉硬化狭窄处的附壁血栓、硬化斑块及其中的血液分解物、血小板聚集物等游离脱落后，阻塞了脑部动脉，当栓子碎裂或向远端移动时，缺血症状消失。②脑血管痉挛：颈内动脉或椎－基底动脉系统动脉硬化斑块使血管腔狭窄，该处产生血流旋涡流，当涡流加速时，刺激血管壁导致血管痉挛，出现短暂性脑缺血发作，旋涡减速时，症状消失。③脑血液动力学改变：颈动脉和椎－基底动脉系统闭塞或狭窄时，如病人突然发生一过性血压过低，由于脑血流量减少，而导致本病发作；血压回升后，症状消失。本病多见于血压波动时。此外，心律不齐、房室传导阻滞、心肌损害亦可使脑局部血流量突然减少而发病。④颈部动脉扭曲、过长、打结或椎动脉受颈椎骨增生骨刺压迫，当转头时即可引起本病发作。

96. 引起脑梗死的常见原因有哪些

脑梗死是脑血液供应障碍引起的脑部病变，伴有相应部位的临床症状和体征，如偏瘫、失语等神经功能缺失的症候，约占脑卒中的 70%。引起脑梗死的原因有：

（1）血管壁本身病变：最常见的是动脉粥样硬化，且常伴有高血压、糖尿病、高脂血症、高同型半胱氨酸血症等危险因素，可导致脑动脉狭窄或闭塞性病变，大多以大中型管径的动脉受累为主，在我国以颅内病变较颅外病变多见，其次是脑动脉壁炎症。此外脑血管畸形、血管壁发育不良也可引起脑梗死。动脉粥样硬化好发于大血管的分叉处，因此，脑血栓的好发部位为颈内动脉的起始部，大脑中动脉的起始部、椎动脉及基底动脉中下段等，这些部位的血管内膜破裂后，血小板和纤维素等血液中的有形成分黏附、聚集、沉积成血栓，栓子脱落可阻塞远端动脉导致脑梗死。脑动脉粥样硬化斑块可导致管腔狭窄和闭塞，引起血流缓慢，血黏度增加，局部脑供血减少，促进脑血栓形成，出现脑梗死。

（2）血液成分改变：真性红细胞增多症、高黏血症、高纤维蛋白原血症、血小板增多症、口服避孕药等均可致血栓形成。少数病例可有高水平的抗磷脂抗体、蛋白 C、蛋白 S 或抗血栓Ⅲ缺乏伴发的高凝状态等。这些因素也可以造成脑动脉内的栓塞事件发生或原位脑动脉血栓形成。

（3）不良生活习惯：①吸烟，酗酒：在脑血管病患者中吸烟人数显著高于非脑血管病患者的对照组，并且每天吸烟与脑血管病的发生呈正相关，酗酒是高血压的显著危险因素，而高血压是最重要的脑血管病的危险因素。②便秘：中医认为，脑血管病的发病与便秘可能相关，应通过饮食结构调整及养成规律性排便习惯，有助于降低脑血管病发生的可能性。③体育锻炼，超重与脑血管病：在脑血管病患者中平时进行体育锻炼的人数比例显著低于非脑血管病对照组，而脑血管病超重人数显著高于非脑血管病对照组，因此平衡饮食，控制体重与体育锻炼相结合，可以降低发生脑血管病的发病率。④高盐饮食：一般认为高盐饮食是高血压的危险因素，高血压是最重要的脑血管病的危险因素，故提倡低盐饮食，饮食中可适当增加醋的摄入量以利于钙的吸收。

（4）遗传家族史：临床上许多人即使具备上述脑血管病危险因素却没有发生脑血管病，而另外一些不具备上述脑血管病危险因素的人却患了脑血管病，说明脑血管病的发生还与其他因素有关，尤其是遗传因素有关。脑血管病家族史可能是脑血管病的危险因素，有实验也证明有脑血管病家族史的，发病人数显著高于对照组，一般认为脑血管病的发病是多因素的，是遗传与环境因素共同作用的结果，如脑血管病的发病率有一定的种族差异，黑种人脑血管病发病率高于白种人。

97. 脑梗死后脑血流量的自动调节功能障碍可分为哪三个阶段

脑梗死发生以后，可引起梗死灶或梗死周围区的脑血流量自动调节功能发生障碍，按照脑血流动力学及代谢的改变，分为以下三个阶段：

（1）缺血期：在脑梗死发生后 24 ~ 48 小时内。该期病灶中心区的血流量明显下降，但脑组织的耗氧量仅轻度下降，因血液中氧气摄取率明显亢进。此时的葡萄糖代谢率可出现两种变化：葡萄糖代谢率基本保持不变的脑组织属于可逆性缺血区，葡萄糖代谢率明显下降的脑组织属不可逆性缺血区，一般情况下，在同一梗死灶这两种缺血区总是混合存在的。

（2）过灌流期：在缺血期后 2 ～ 4 周内可以看到病灶区及病灶周围区的血流量显著增加，但脑组织的耗氧量反而下降，氧气摄取率也明显下降。并按葡萄糖代谢率的变化可分为两种类型：①葡萄糖代谢率保持不变，说明脑组织能维持正常的能量代谢平衡，预后较好；②葡萄糖代谢率降低，说明脑组织已发生坏死，预后差。产生此种类型的原因是缺血后血管运动麻痹，即局部的脑血流量自动调节发生障碍，可能与缺氧后，酸性代谢产物、CO_2、乳酸等大量堆积，导致血管过度舒张有关。在此时期，由于缺血区的血管处于过度舒张状态，对血管扩张剂已失去效应，若在此时期应用血管扩张剂，会使正常脑组织的血管扩张，血管阻力减少，使血液自病灶部位向正常脑组织分流，病灶部位的血流量减少，即出现所谓的"盗血现象"。

需要说明的是，不同部位的脑梗死病灶，缺血期和过灌流期的划分是不一致的。对于大的梗死灶的中心区域来说，如果没有闭塞血管的再通或侧支循环的开放，新生毛细血管的出现等，此区就一直处于缺血期，直到液化坏死和坏死组织被吸收。而有些梗死灶的周围区域，通常看不到缺血期而一开始就进入了过灌流期。

（3）匹配灌流期：常在脑梗死发病 2 ～ 4 周以后。此期梗死灶的血流量逐步下降到和葡萄糖代谢率、组织耗氧量相匹配的水平，血氧摄取率也逐步恢复正常。该期的脑血流量的大小反映了幸存神经细胞的多少。临床研究表明，该期的脑血流量和短期预后关系不大，但同长期预后、神经系统功能的恢复呈明显相关。

98. 脑梗死后缺血再灌注损伤的机制是什么

脑梗死后血流再开通，可以加重脑水肿使病情突然加重，血流再开通率大致在 44% ～ 75% 之间。再开通时间目前认识尚不一致，有认为在发病后 4 ～ 21 天时，有认为是在发病后 3 ～ 4 个月时。部位可在大脑后、前动脉，脑底部动脉，但更多见的为颈内动脉区的大脑中动脉。血流再开通而导致的绝对过度灌注现象很少见到，但在即将坏死区域附近由侧支循环造成的相对过度灌注区十分常见。其发生的机制为：①细胞内钙增高所促发的一系列病理生理过程；②兴奋性氨基酸的细胞毒性作用；③自由基的过度形成，导致神经元损伤；④酸中毒的一系列代谢影响。

当脑梗死侧支循环建立后，在少量供氧、供葡萄糖的情况下，神经元的损伤比缺血更严重，就以上致损伤的诸多因素中，氧自由基损伤可能是导致神经元死亡的主要因素之一。此外，脑梗死后侧支循环的建立，一方面可以通过侧支循环，以延长损害的可逆时间；另一方面可在缺氧情况下继续输送葡萄糖引起酸中毒，或可形成再灌注损伤。

99. 何谓分水岭脑梗死？其临床表现如何

分水岭梗死（WSI）在医学上指的是两条或两条以上脑血管供血系统的交叉区域，由于这一区域的供血单一，侧支循环不丰富，因此，一旦某一供血系统发生病变，该区易发生脑梗死，这种梗死称为分水岭梗死。

脑分水岭梗死（CWSI）临床表现较复杂，因其梗死部位不同而各异。Bogousslavsky 将 CWSI 分为三型：

（1）皮质前型：位于大脑前、中动脉交界处。此部位梗死主要表现为肢体瘫痪，舌、面瘫少见，主侧半球受损伴超皮质运动性失语。

（2）皮质后型：位于大脑中、后动脉交界处，即顶枕颞交界区。此部位梗死常表现为偏盲伴黄斑回避，皮质性感觉障碍，偏瘫少见。主侧半球损害可出现情感淡漠，单纯失读或超皮质感觉性缺失。非主侧半球损害可出现对侧空间忽视和病侧视觉缺失。双侧皮层分水岭梗死可致四肢瘫或三肢瘫，类似脑干处损害，但不伴有面瘫。皮质前型梗死合并同侧皮层后型梗死，可出现超皮质混合型失语，表现为语言不流利，命名不能、错语、模仿言语、理解能力差、重复言语、能读和听写。双侧大脑前、中、后动脉供血交界处梗死，可出现 Balint 综合征，表现为精神性注视麻痹、视觉失调和视觉性注意障碍。

（3）皮质下型：位于大脑中动脉皮质支与穿通支的分水岭区。梗死位于侧脑室旁及基底节区的白质。基底节区的纤维较集中，此处梗死常出现偏瘫和偏身感觉障碍。侧脑室体旁纤维走行较分散，此处小的梗死常出现局限的神经系统体征。当梗死位于侧脑室体旁放射冠前部时，表现为以上肢为主的瘫痪，延髓性麻痹，舌、面瘫，也可出现单纯的构音障碍；当梗死位于放射冠后部时，表现为以下肢为主的瘫痪。放射冠梗死也可引起对侧肢体共济失调轻偏瘫和对侧肢体舞蹈症，这是由于分别损害了皮质脑桥束和皮质纹状体束所致。

小脑分水岭梗死见于小脑下动脉与小脑后下动脉供血交界处，位于小脑下面。此处梗死很小，CT 上不易显示，可通过薄切片证实。

100. 脑梗死后脑出血的机制如何

脑梗死后脑出血又称出血性脑梗死（hemorrhagic infarction，HI）是指在脑梗死期间，由于缺血区血管重新恢复血流灌注，导致的梗死区内出现继发性出血，脑 CT 或脑 MRI 检查显示在原有的低密度区内出现散在或局限性高密度影。这种现象称之为出血性脑梗死或脑梗死后脑出血。动脉血栓栓塞性脑梗死和心源性栓塞性脑梗死容易造成出血性脑梗死。

出血性脑梗死多见于脑栓塞和大面积脑梗死，其发生率与梗死面积成正比，梗死面积越大，发生概率越高，梗死面积大于同侧半球 1/2 的大面积梗死几乎不可避免地都会合并出血。心源性梗死时出血转化达 71%，95% 的出血性梗死为心源性卒中。脑栓塞发病 3 天内自发出血约占 20%，1 周内占 46%，2 周占 38%，3 周占 15%，绝大多数发生在脑栓塞后 1 周内。

脑栓塞、大面积脑梗死、合并有高血压病的脑梗死及脑梗死后的血压升高、血糖升高白细胞升高、高热等易诱发出血性脑梗死，其发病机制可能与以下几种因素有关：

（1）栓子迁移和血管再通：由于出血性脑梗死多数是由于脑栓塞引起，引起出血的原因主要是"栓子迁移"学说。血管内的栓子破碎并向远端迁移，此时远端的血管由于已发生缺血、坏死，在血压的作用下破裂出血而形成出血性脑梗死。当栓子引起血管闭塞后，由于纤溶机制影响，使栓子随即崩解，加之脑缺血后造成的代偿性血管扩张使栓子向闭塞血管的远端推进，因此在原缺血区受缺血损伤的毛细血管内皮渗漏，当再灌注后受强力动脉灌注压的影响，造成梗死区的继发性出血。有研究认为，尸检可发现几乎所有的栓塞灶都可有小灶性出血。

（2）大面积脑梗死：临床脑 CT、脑 MRI 检查显示大面积脑梗死以及梗死后大范围水肿是出血性脑梗死的危险因素。大面积脑梗死好发于颅底 Willis 环的前半部分，栓塞面积按 Pullicino 公式计算，15mL 以上为大面积栓塞。大面积脑梗死时常伴有明显的脑水肿，使周围血管受压，血液淤滞，水肿消退后水肿压迫损伤的血管重新灌注因长时间缺血缺氧脑血管通透性增强易发生渗ং及出血。

（3）侧支循环形成：早期动物实验发现良好的侧支循环是发生出血性脑梗死的必要条件。侧支循环引起出血性脑梗死的可能，据认为是脑梗死，特别是在大面积梗死后，由于脑水肿使脑梗死周围组织毛细血管受压而发生缺血坏死和内皮损害。病程第 2 周水肿消退，侧支循环开放，已发生坏死的毛细血管破裂引起梗死周边斑点或片状出血。另外，脑梗死后几天至几周，毛细血管增生活跃，容易与软脑膜血管的侧支循环发生沟通，尚未成熟的皮质血管会出现血液渗出。

（4）抗凝、溶栓治疗：抗凝溶栓治疗以往一直存在争议，有实验认为出血性脑梗死通常是栓塞性卒中的自然发展，与抗凝治疗无关，提出梗死的脑组织本身的化学环境可能对继发性出血的发生和程度有很大的影响。

（5）高血糖：出血性脑梗死可能与糖尿病患者毛细血管内皮受损易破裂出血有关。

（6）发病时间：出血性脑梗死与多种因素有关，但发病时间的迟早直接影响病程经过和临床预后。早发型常与栓子迁移有关，临床症状突然加重，而迟发型大多与侧支循环有关。

总之，出血性脑梗死的发病机制非常复杂，其发生的基本条件不外乎缺血后血管壁的损伤，软化、坏死的脑组织水肿程度的增减，血流动力学的改变，病灶区血流的再通再灌注压增高或梗死边缘侧支循环开放，继发性纤溶及凝血障碍等，而最关键的机制是血流的再灌注。

101. 何谓腔隙性脑梗死？常见病因有哪些

腔隙性脑梗死是常见的脑血管疾病之一，是持续性高血压、小动脉硬化引起的一种特殊类型的脑血管病，是由于直径为 $100 \sim 400\mu m$ 的深穿支闭塞而产生的微梗死。晚期有因微小的软化灶内的坏死组织被清除后而遗留下的小囊腔，因而称为腔隙性脑梗死。是以病理诊断而命名的，系新鲜或陈旧性脑深部小梗死的总称。好发部位为基底节和脑桥底部，发生频率依次为壳核、尾状核、丘脑、脑桥、内囊和大脑白质，大脑皮质和小脑皮质未见发生。

本病的病因不完全清楚。与病因相关因素有：①最常见为高血压导致小动脉及微小动脉壁脂质透明变性，管腔闭塞产生腔隙性病变。有资料认为，单一腔隙病灶与高血压无显著相关性，舒张压增高是多发性腔隙性梗死的主要原因。②大脑中动脉和基底动脉粥样硬化及形成小血栓阻塞深穿支动脉可导致腔隙性梗死。③血流动力学异常如血压突然下降使已严重狭窄动脉的远端血流明显减少而形成微小梗死。④各类小栓子如红细胞、纤维蛋白、胆固醇、空气及动脉粥样硬化斑等阻塞小动脉，有报道在视网膜动脉和脑小动脉发现栓子，颈动脉系统颅外段动脉粥样硬化斑块脱落是微栓子最常见来源，心脏病和真菌性动脉瘤也是栓子的可能来源。⑤血液异常如红细胞增多症、血小板增多症和高凝状态等也可能对发病起作用。

102. 高血压所致腔隙性脑梗死的病理表现如何

持久的高血压加速了动脉粥样硬化和小动脉病变，使小动脉及微血管壁形成节段性结构破坏。其病理表现为：①血管壁脂质透明样变，好发于直径 200 ~ 600μm 的穿通动脉，常见于慢性非恶性高血压；②类纤维蛋白坏死，血管结缔组织中有较多嗜酸性小颗粒沉着，小动脉呈节段性扩张和坏死，动脉壁弹性丧失；③微动脉粥样瘤，常与陈旧性小梗死并存，由长时间动脉硬化所致，见于直径 100 ~ 400μm 的穿通支，常引起小动脉狭窄或闭塞，造成脑深部小梗死；④腔隙可为单个或多个，新旧并存，有的可见微出血，大的梗死也可伴有腔隙，有以上病理表现的血管管壁中有血液渗入，因管壁阻塞而致梗死。

103. 腔隙性脑梗死的临床表现有哪些

腔隙性脑梗死的临床表现取决于腔隙的部位，临床上表现较为特异的有以下 4 型：

（1）单纯运动障碍：此型最为常见（约 2 / 3 的病例）。产生轻偏瘫而伴失语、感觉障碍或视野缺损，上肢较下肢重者多见，或表现为面肌与上肢受累为主，偶见对侧核上性面瘫。病灶多在对侧内囊或脑桥。另外，此型在临床上还可表现出不同的变异症状。

（2）构音障碍 – 手笨拙综合征：约占 20%。表现为中枢性面轻瘫和舌瘫，伴有构音不清、吞咽反呛、手的精细运动欠灵、指鼻试验欠稳，有的出现锥体束征。病灶位于脑桥基底部的中上 1 / 3 交界处，或内囊最上部、膝部。

（3）单纯感觉障碍：约占 10%。主要表现为一侧面部及半身感觉障碍，而无偏瘫失语及视野缺损；或感觉障碍先出现于身体某部，短时间发展至整个面部、整个肢体或整个半身，性质为麻木、发热、针刺、烧灼、沉重、牵拉等感觉，其主观感觉常大于客观检查；可有短暂性脑缺血发作症状，病灶在对侧丘脑腹后外侧核。

（4）共济失调性偏瘫：共济失调和无力下肢重于上肢、伴有锥体束征，其共济失调不能完全用无力来解释。病灶多在对侧放射冠至内囊处或在脑桥基底部皮质脑干束通路。

104. 何谓脑栓塞？脑栓塞的栓子来源及其引起脑栓塞的机制是什么

脑栓塞又称为栓塞性脑梗死，是指人体血液循环中某些异常的固体、液体或气体等栓子，随血流进入脑动脉或供应脑的颈部动脉，使血管腔急性闭塞，引起局部脑血流中断，造成局部脑组织缺血、缺氧甚至软化、坏死，故而出现急性脑功能障碍的临床表现。脑栓塞常发生于颈内动脉系统，椎-基底动脉系统相对少见。

栓子来源可分为：

（1）心源性：引起脑栓塞的栓子来源于各种心脏病，风湿性心脏病伴心房纤维颤动脑栓塞位居首位，约占半数以上。其他常见的有冠状动脉硬化性心脏病伴有房颤，亚急性感染性心内膜炎的赘生物，心肌梗死或心肌病的附壁血栓，二尖瓣脱垂、心脏黏液瘤和心脏手术并发症等的栓子脱落。炎性物质或赘生物进入脑血管，多在亚急性细菌性心内膜炎及先天性心脏病的基础上发生。细菌附着在病变的心内膜上繁殖，并与血小板、纤维蛋白、红细胞等结成细菌性赘生物，脱落后即可随血流发生脑栓塞。心肌梗死时，心脏内膜也常产生附壁血栓而脱落成栓子。近年来心脏手术的发展，增加了部分心源性脑栓塞的发病机会。来自体循环静脉系统的栓子，经先天性心脏病房室间隔缺损，直接进入颅内动脉而引起脑栓塞，称为反常栓塞。

（2）非心源性：非心源性栓子引起的脑栓塞有明确病因，证明栓子是来自心脏以外。常见的非心源栓主要有以下几种：

1）动脉粥样硬化斑块脱落：主动脉、颈动脉或椎动脉粥样硬化所致血管内膜溃疡斑块脱落，颈部大血管外伤，肺静脉血栓脱落等造成脑栓塞。

2）细菌性栓子：如亚急性细菌性心内膜炎患者，其心脏瓣膜上常形成含有大量细菌的赘生物。该赘生物性质松脆而易脱落成栓子。

3）脂肪栓子：常见于肱骨、股骨及胫骨等长骨骨折或长骨手术时，骨髓内脂肪组织被挤压进入血液中，形成脂肪栓子。

4）空气栓子：如在胸部手术或颈部手术、人工气胸、气腹、皮下气肿伴有血管损伤时，空气进入血液循环中形成气泡，便成为空气栓子。还有潜水作业者上升过快或进行高压氧治疗时高压氧舱减压过快时，溶解在血液中的空气游离出来，在血液中形成气泡并相互融合，形成空气栓子。

5）其他栓子：如支气管扩张、肺脓肿等形成的栓子，以及身体其他部位的感染（如肺部感染、肢体感染、败血症）、肿瘤物质脱落形成的瘤栓子、寄生虫或虫卵、羊水等均可引起脑栓塞。

（3）来源不明性：还有部分脑栓塞利用现代手段和方法，仔细检查也未能找到栓子来源称为栓子来源不明者。

发病机制：人体血液循环中某些异物（称为栓子）随血流流动，如来源于心脏的栓子、上述凝血块、动脉粥样硬化斑块脱落的碎斑块、脂肪组织及空气等。栓子进入脑循环，绝大多数（73%～85%）栓子进入颈内动脉系统，因大脑中动脉实际上是颈内动脉的直接延伸，大脑中动脉及其分支容易受累，左侧大脑是优势半球，血液供应更丰富。所以左侧大脑中动脉最易受累。椎－基底动脉的栓塞仅占10%左右，大脑前动脉栓塞几乎没有，大脑后动脉也少见。

一般栓子脱落容易阻塞脑血管是因为脑部的血液供应非常丰富，脑重占体重的2%。而在正常氧分压和葡萄糖含量下，有心脏总输出量20%的血液进入脑血液循环。脑的血液来自两侧的颈动脉和椎－基底动脉系统。颈动脉系统主要通过颈内动脉、大脑中动脉和大脑前动脉供应大脑半球前 3 / 5 部分的血液。椎 – 基底动脉系统主要通过两侧的椎动脉、基底动脉、小脑上动脉、小脑前下及后下动脉和大脑后动脉供应大脑半球后 2 / 5 部分的血液。

风心病伴发心房纤颤引起脑栓塞的机制：是由于瓣膜病变使左房扩大，心房壁尤其左心耳处肌肉收缩无力，引起血液在左房流动缓慢而瘀血。心房纤颤使血流更易产生旋转，与粗糙的内膜摩擦容易形成附壁血栓。特别是在风心病合并心衰时，形成附壁血栓的机会更多。当风湿活动合并细菌性心内膜炎时，心脏瓣膜上的炎性物、细菌性赘生物均可脱落进入体循环，而导致脑栓塞。在其他非瓣膜性的心脏病，由于长期的心房纤颤致心肌劳损和室壁运动异常，容易形成附壁血栓，当心衰时，血流迟缓，增加了血栓形成与脱落的机会。

105. 心源性脑栓塞的诊断依据有哪些

心源性卒中是心源性栓子导致的心源性脑栓塞，可致流域性梗死和分水岭梗死，心源性栓子不仅能导致心源性卒中（含小卒中），也可致短暂性脑缺血发作。引起脑栓塞常见的心脏疾病有心房颤动、心瓣膜病、感染性心内膜炎、心肌梗死、心肌病、心脏手术、先天性心脏病等。其中，心房颤动是引起心源性脑栓塞最常见的原因。

心源性脑栓塞诊断依据：大面积或急性多发梗死灶，高危心源性栓塞证据。增加新发房颤检出办法包括连续多次的心电图检查、Holter 和延长心电监测时间，超声心电图附壁血栓不是必要条件，排除动脉粥样硬化性狭窄或其他能引起多发梗死的病变，行脑动脉影像学检查。

106. 脑血栓形成在临床上有哪些类型

脑血栓形成（cerebral thrombosis）是脑梗死最常见的类型，

约占全部脑梗死的 60%。是脑动脉主干或皮质支动脉粥样硬化导致血管增厚、管腔狭窄闭塞和血栓形成，引起脑局部血流减少或供血中断，脑组织缺血、缺氧导致软化坏死，出现局灶性神经系统症状和体征，故而临床上又称为"动脉粥样硬化性脑血栓"或"血栓性脑梗死"。动脉硬化是本病的基本病因，动脉炎、血液系统疾病、脑淀粉样血管病、烟雾病等也可引起脑血栓形成。

临床分型：

（1）依据症状体征演进过程

1）完全性卒中：发生缺血性卒中后神经功能缺失，症状体征较严重，进展较迅速，常于数小时内（＜6小时）达到高峰。

2）进展性卒中：缺血性卒中发病后神经功能缺失症状较轻微但呈渐进性加重，在48小时内仍不断进展，直至出现较严重的神经功能缺损。

3）可逆性缺血性神经功能缺失：缺血性卒中发病后神经功能缺失，症状较轻但持续存在，可在3周内恢复。

（2）依据临床表现及影像学检查证据

1）大面积脑梗死：通常是颈内动脉主干、大脑中动脉主干或皮质支完全性卒中，表现为病灶对侧完全性偏瘫、偏身感觉障碍及向病灶对侧凝视麻痹。椎–基底动脉主干梗死可见意识障碍、四肢瘫和多数脑神经麻痹等呈进行性加重，出现明显的脑水肿和颅内压增高征象，甚至发生脑疝。

2）分水岭脑梗死（CWSI）：是相邻血管供血区分界处或分水岭区局部缺血，也称边缘带脑梗死，多因血流动力学障碍所致，典型发生于颈内动脉严重狭窄或闭塞伴全身血压降低时，亦可源于心源性或动脉源性栓塞。常呈卒中样发病，症状较轻恢复较快。

3）出血性脑梗死：是脑梗死灶的动脉坏死使血液漏出或继发出血，常见于大面积脑梗死后。

4）多发性脑梗死：是两个或两个以上不同供血系统脑血管闭塞引起的梗死。

107. 脑血栓形成的诊断要点主要有哪些

（1）常于安静状态下发病，病前可有反复的短暂性脑缺血发作，症状常在数小时或数天内达高峰，出现局灶的神经功能缺损。

（2）大多数无明显头痛和呕吐等高颅压症状。

（3）发病可较缓慢，多逐渐进展或呈阶梯性进行。

（4）多与脑动脉粥样硬化有关，但也见于动脉炎、血液病等其他疾病。

（5）一般发病后一般意识清醒 2 天或轻度障碍。

（6）有颈内动脉系统和（或）椎 – 基底动脉系统症状和定位体征。

（7）脑脊液多正常。

（8）CT 在早期多正常，24 ～ 48 小时内出现低密度灶。

（9）MRI 梗死数小时后检查可见梗死区呈长 T_1 与长 T_2 信号改变，弥散加权成像（DWI）和灌注加权成像（PWI）可以在发病数分钟内检测到缺血性改变，MRI 尤其对脑干、小脑及小灶性梗死优于 CT 检查。MRA、CTA、DSA 可发现闭塞或狭窄的动脉血管。

108. 脑出血的神经症状有哪些

脑出血又称脑溢血，是指非外伤性脑实质内的自发性出血，病因多样，多由高血压小动脉硬化的血管破裂引起，故有人也称高血压性脑出血。临床神经症状有：

（1）头痛、头晕：脑出血患者多出现头痛、头晕，约占 70%。不同出血部位表现的程度及症状有差别；基底节区（内囊）出血以突然头痛、偏瘫为主要表现，小脑出血则表现为枕部头痛，脑叶出血、脑桥出血及脑室出血均可出现头痛的症状。头晕往往是小脑出血患者的首发症状，可同时伴有剧烈头痛。蛛网膜下腔血则出现剧烈头痛。

（2）呕吐：约占50%，基底节区（内囊）出血轻症者呕吐程度较轻，重症者或小脑、脑干出血可反复出现剧烈呕吐。

（3）去皮质强直或去大脑强直发作：在脑出血破入脑室的患者中，重度的意识障碍及高热，多数患者可出现去大脑皮质强直发作，呈上肢屈曲，双下肢伸直。若出血波及中脑或进入导水管，则出现大脑强直发作，呈四肢伸直、角弓反张。临床上二者可兼有，血肿较大，波及丘脑底部甚至达中脑上、下丘水平，即使未破入脑室，也可出现去大脑强直或去皮质强直的发作。相反，有些患者破入脑室量较小，也可表现为四肢肌张力增高，反射亢进，而无去皮质或去大脑强直发作，临床上应与蛛网膜下腔出血鉴别。

（4）意识障碍：脑出血患者往往由于高颅压出现意识障碍，尤其中等量到大量脑出血者可有严重的意识障碍。

（5）局灶性神经功能缺损的体征：有偏瘫、失语、脑膜刺激征等。

109. 眼部检查对脑出血的定位诊断有什么价值

观察眼部症状对不同出血部位的诊断有重要意义，通过对瞳孔大小的检查、对光反射情况、睫状体脊髓反射和进行玩偶试验、冷热水试验等，有助于了解意识障碍的程度及病灶部位及大小。在瞳孔大小不等的症状中壳核、外囊出血约占24.4%，其中局限型者有7.7%，进展型中的内囊后肢型占18.2%，脑室穿破型者约有36.1%出现瞳孔不等大，丘脑出血出现瞳孔不等者约占20%，且仅见脑室穿破型。基底节区出血重症时双侧瞳孔大小不等，一般为出血侧瞳孔扩大。对于偏盲的检查，由于脑出血大多患者有重度意识障碍，无法进行偏盲的检查，因此要了解此类患者的偏盲发生程度有一定的困难。在能配合检查的患者中约有1/3的患者发生偏盲，偏盲中壳核、外囊出血者又占多数，少数见于丘脑出血，由于偏盲多是由于脑出血或脑水肿压迫到视辐射产生的，因而在壳核、外囊局限型中，发生率较小，且在急性期后，有的可自行改善。此外，同向偏视与偏盲相似，在壳核、外囊出血中较多见，少见于丘脑出血。而在局限型、内囊后肢型及脑室穿破型中比较少见，局限型几乎看不到同向偏盲，而血肿波及到内囊后肢时，可有18.2%者出现。而约有1/3的脑室穿破型患者可出现同向偏盲。在丘脑出血的重症病例中，有时可出现双眼的内下方偏位，或向病灶的对侧凝视。

110. 内囊出血的临床特征有哪些

内囊是位于丘脑、尾状核与豆状核之间的一个长条形地带，虽狭小，却有大量的传入和传出神经纤维束通过，因此，一旦出血，临床症状常较严重。内囊出血的急性期，病人常常头和眼转向病灶一侧，呈"凝视病灶"状态。若血肿直接压迫丘脑，或破入脑室，病情凶险。患者迅速陷入昏迷，并常伴有高烧，呼吸循环紊乱及消化道出血等危象。

意识清醒的病人，由于锥体束受累，常出现病灶对侧偏身不同程度的运动障碍，如鼻唇沟变浅，呼吸时瘫痪一侧面颊鼓起较高，伸舌偏向偏瘫侧，病灶对侧上下肢瘫痪等。偏瘫肢体常常上肢重于下肢，肌张力降低，腱反射减弱或消失。数周之后，肌张力渐渐增强，由弛缓性瘫痪逐渐转变为痉挛性瘫痪，上肢屈曲、内收，下肢强直，腱反射亢进，呈典型的上运动神经元性瘫痪。由于内囊后肢的感觉传导纤维受累，可出现病灶对侧偏身感觉减退或消失。如视放射也受累，则出现病灶对侧偏盲，即构成内囊损害的三偏（偏瘫、偏身感觉障碍及偏盲）症状。主侧半球病变常伴有失语。

内囊出血后，由于血液破入到脑室，病人常现出头痛、颈项强直、血性脑脊液。内囊出血有广义与狭义两种含义。广义的内囊出血指基底节的壳核出血。壳核出血几乎占高血压脑出血的半数以上。主要由于豆纹动脉外侧组血管破裂所致。该组动脉是大脑中动脉的小分支，穿入脑内，供应壳核、内囊后肢的背侧及腹侧部以及部分尾状核等位置。由于豆纹动脉细小，并且直接从大脑中动脉呈直角分出，略呈S形屈曲走向远端；而大脑中动脉是颈内动脉的直接延续，血流量大，腔内压力较高，所以豆纹动脉受到高压血流的冲击也大。因此，豆纹动脉易于发生动脉硬化及粟粒状动脉瘤，使管壁脆性增加，从而成为脑出血的好发部位。由于壳核出血常损害到内囊，因此，又称为内囊出血。

　　基底节外侧型出血，或出血量少局限于壳核部位时，因不影响内囊，临床症状较轻，常呈病变对侧轻偏瘫，意识障碍少见或较轻，且多能基本恢复，预后较好。

　　基底节内侧型出血时，是真正意义的内囊出血；或当出血量多时，血肿向后上方发展而破坏内囊后肢甚至丘脑部位，严重者血肿穿破侧脑室壁而血液流入脑室内。临床表现依血肿损坏的范围而程度轻重不一，典型表现为病灶对侧偏瘫且以下肢较上肢为重，病灶对侧偏身感觉障碍及病灶对侧同向偏盲，此称"三偏症"，但常不同时存在。此外，可出现双眼向病灶侧凝视。优势半球受损可出现失语；非优势半球受损则易出现各种体象障碍，如偏侧不识症，偏瘫失语症、自体部位失认症及多肢幻觉等。体象障碍尤易见于神志尚清晰的急性期，若血肿破入脑室者常有轻重不同的意识障碍，可由意识朦胧、嗜睡乃至不同深浅程度的昏迷。若出现双侧瞳孔不等大及双侧病理反射阳性甚至出现呼吸节律的改变，应考虑已发展至小脑幕切迹疝及枕大孔疝的可能。

111. 丘脑出血有哪些临床表现

　　丘脑出血占脑出血的13%～31%。丘脑出血多数在活动中或者活动后发病，神经症状的进展方式呈连续进展型，而且大部分（96%）在数小时内达到高峰，仅少数（4%）达到高峰需1/2～1天。常为丘脑膝状体动脉或丘脑穿通动脉破裂出血。其临床表现主要有以下几点：

（1）丘脑外侧部出血：主要表现为丘脑综合征，可参见有关问题。

（2）丘脑前内侧部出血：可有以下三种表现：①精神障碍，患者遗忘、主动性缺失、精神错乱或痴呆；②尿便障碍，系丘脑—下丘脑联系纤维中断所致；③少数小血肿直接破入第三脑室，可出现脑膜刺激征。

（3）左侧丘脑出血：主要表现为感觉障碍重于运动障碍；以上视障碍为主的眼球运动障碍，有时也有眼球向内下方注视，凝视鼻尖，瞳孔缩小，光反射迟钝或消失；丘脑性失语，可出现语言迟滞，重复语言及错语症，因丘脑出血引起语言障碍者可达40%。

（4）右侧丘脑出血：①结构性失用症，病人左半身出现体象障碍，对形状、体积、长度、重量产生错觉；②偏侧痛觉缺失，表现为偏瘫无知症及偏身失认症；③偏身忽视症，由于右半球对注意力起主导作用，受损后可见运动性忽视症，左侧视、听、皮肤觉对消（分别测，则为正常，同时测，仅右侧感知）。

112. 脑桥出血有哪些临床表现

脑桥出血占脑出血的8% ~ 10%，为脑干出血最常见的部位，也是脑出血中症状最严重、预后最差者。

（1）起病急，数分钟内陷入深昏迷，可先有剧烈头痛及呕吐，以累及对侧脑桥者多见。

（2）由于支配眼的交感神经纤维阻断，病人出现"针尖样"瞳孔。

（3）因体温调节纤维被破坏，患者常有持续性高热。

（4）因锥体束纤维的破坏而致下肢瘫痪，大多呈弛缓性，少数呈去大脑强直，双侧病理征阳性。

（5）也可出现眼球运动障碍，瞳孔不等大。

（6）出血量大时，可向中脑下部，甚至丘脑部位发展，血液可直接破入第四脑室并累及延髓者预后极差，约 75% 病例于 24 小时内死亡。

（7）脑桥出血病情进展缓慢者，常表现为典型的交叉性瘫痪。可出现面神经、外展神经、三叉神经的功能障碍和四肢不同程度的运动感觉障碍，但体征仍以病灶同侧的脑神经障碍与病灶对侧的传导束障碍为主。CT 可作明确诊断。

113. 小脑出血有哪些临床表现

小脑出血约占脑出血的 10%，好发于一侧半球的齿状核部位，早期诊断有助于降低死亡率。临床表现如下：

（1）多数表现为突发眩晕，频繁呕吐，难以站立及行走。

（2）发病初期神志尚清，可诉一侧枕部剧痛。

（3）检查可有说话欠清，眼球震颤，偶见双眼凝视障碍，颈项强直及病变侧肢体共济失调，随病情发展在数小时后转成昏迷。

（4）当出血量大并扩展至对侧小脑、破入第四脑室、堵塞中脑导水管和压迫脑干时，症状随之迅速转重，甚至形成幕上脑疝及枕大孔疝。随着进行性意识丧失，可出现眼球运动障碍如眼球偏斜，凝视麻痹，一侧或双侧瞳孔缩小，双侧病理征阳性，去皮质状态及呼吸节律紊乱等危及生命的症候。

114. 脑叶出血有哪些临床表现

脑叶出血，又称为脑白质或皮质下出血，约占脑出血的 10%。此型出血尤易见于中、青年患者，有资料表明，老年人脑叶出血多由高血压动脉硬化或血管淀粉样变引起，青、中年则多由动静脉畸形破裂引发。

血肿好发于颞、额、顶或枕叶，可以一侧，也可两侧同时发生。脑叶出血的临床表现多种多样，程度轻重不等，主要取决于出血的部位和血肿的大小。可表现为酷似蛛网膜下腔出血，如仅有头痛、呕吐、颈项强直及 Kerning 征阳性，脑脊液可呈血性；也可出现意识障碍、失语、抽搐，偏身运动及感觉障碍，而表现酷似壳核出血。各脑叶出血的临床特点为：①额叶：以剧烈头痛、呕吐、抽搐发作及精神异常为主；②颞叶：出血对侧偏瘫、偏身感觉障碍及失语症；③顶叶：轻偏瘫、偏身感觉障碍、失语症、失用症；④枕叶：以出血对侧视野同向偏盲为主。CT 可确定出血部位、出血量及占位效应等。

115. 非典型脑出血根据临床表现可分为哪几种类型

非典型脑出血是指临床表现与脑缺血极为相似，但通过 CT 检查后为脑出血的一组疾病。通常是因出血量较少，一般不大于 20mL；或为脑叶出血，尤以顶、颞叶及枕叶多见，远离中线，故而症状不明显；或发生于老年人，脑萎缩，反应迟钝，因而头痛、颅压高的征象不明显等原因而致。

其临床表现可症状较轻，多无意识障碍，甚至有些患者可无偏瘫、呕吐、失语等，而仅见头痛、头晕或一次癫痫发作等。根据突出临床表现可分为以下几种类型：①以失语为主要临床表现者；②以癫痫样发作为突出表现者；③以偏瘫为主要表现但不伴高颅压及脑膜刺激征者；④以脑膜刺激征为主要表现者；⑤以偏盲为突出表现者。另有偏瘫及血压升高者均有，但无明显意识障碍者。

116. 脑出血常见的系统合并症有哪些

脑出血时常合并呼吸系统、循环系统、消化系统、泌尿系统疾病和水、电解质及酸碱平衡的紊乱。

（1）呼吸系统：由于脑出血病人，尤其是昏迷患者，因长期卧床自身抵抗力明显下降，舌后坠，阻塞气道，致使大量呼吸道分泌物难以排出；加之口腔的分泌物及呕吐物又易流入呼吸道，因而常易发生呼吸道的梗阻和肺部感染，严重时还可合并肺水肿。脑出血患者呼吸系统的合并症可加重其脑部缺氧，促使颅内压进一步增高，并因气道的阻塞，直接影响呼吸功能，而致呼吸衰竭。

（2）循环系统：脑出血时，由于缺氧、血压改变以及交感神经机能增高、血中儿茶酚胺增多等因素，常使循环系统出现两方面的改变：一是心电图改变，可出现 U 波，Q-T 时间延长，T 波低平、倒置或双相，S-T 段下降或抬高，少数病例酷似心肌梗死样表现；二是心律失常，如窦性心动过缓、阵发性室上性心动过速、房性或室性期前收缩等。此类病人多合并有动脉硬化和脑出血后自主神经中枢受到损害，此外，缺氧、血压降低、酸中毒等因素又可加重心肌的损害。

（3）消化系统：消化系统合并症主要是指上消化道出血，是最严重的脑出血合并症之一。脑出血后常由于丘脑下部受累而引发消化道应激性溃疡和出血，大部分发生在脑出血后 1 周之内，表现为呕吐物呈咖啡样、大便呈柏油样。有时可短时间内大量出血致血容量急剧减少，血压下降和出现休克。

（4）泌尿系统：脑出血病人尿中可出现糖、蛋白，偶可见红细胞管型，血中肌酐、尿素氮也可升高。在原有肾动脉硬化的基础上，因缺氧可加重肾脏的损害甚至导致急性肾功能衰竭。昏迷病人不能自动排尿，常需保留导尿管，是易致尿路感染发生的因素。

（5）水、电解质及酸碱平衡紊乱：脑出血时，由于中枢性原因及消化道出血、呕吐、大汗、高热、脱水药及利尿剂大量运用，过分限制入量以及呼吸困难、缺氧、二氧化碳潴留等各种原因引起脱水、代谢性或（和）呼吸性酸中毒以及电解质紊乱。

117. 脑出血的诊断要点有哪些

典型的脑出血，根据详细的病史资料和体格检查、临床症状、影像检查即可做出诊断。根据脑血管病学术会议修订的脑出血诊断要点为：

（1）常于体力活动或情绪激动时发病。

（2）发作时常有反复呕吐、头痛和血压升高。

（3）病情进展迅速，常出现意识障碍、偏瘫和其他神经系统局灶症状。

（4）多有高血压病史。

（5）腰穿脑脊液多呈血性且压力增高（约有 20% 脑脊液可不含血）。

（6）CT 或 MRI 检查可确诊。

118. 高血压脑病的发病机制是什么

高血压脑病是指在高血压病或症状性高血压过程中，血压急剧升高，平均动脉压迅速升达 150mmHg 以上，脑小动脉自动调节反应失调，脑循环发生急剧障碍，导致脑水肿和颅内压增高，从而出现严重头痛、恶心、呕吐、意识障碍和抽搐，并可伴有短暂的局灶性神经功能缺失。

高血压脑病的发病机制较为复杂，一般认为可能与脑循环的自动调节功能失调有关。正常情况下脑动脉系统有完善的自动调节能力。平均动脉压超过上限（160mmHg）或低于下限（60 ~ 70mmHg），脑动脉的调节功能丧失。当血压急剧上升平均动脉压超过上限时，脑小动脉发生普遍痉挛，使脑组织发生缺血缺氧。之后小动脉出现被动性或强制性扩张，使脑血流量有所增加，脑被过度灌注而发生脑水肿及毛细血管壁变性坏死，继发斑点状出血和小灶性梗死，毛细血管及神经细胞缺血水肿。目前在高血压脑病的发病机制有两种学说，即"血管痉挛"学说和"血管扩张"学说。血管痉挛学说认为，血压急剧升高后小动脉痉挛，收缩反应相对亢进，导致缺血，毛细血管通透性增加，形成脑水肿。血管扩张学说认为，高血压脑病发病时的强烈血管收缩是自动调节的正常反应，被动性或强制性血管扩张则是自动调节机制的障碍。动物实验支持后者，高血压脑病虽存在总的大脑过度灌注，但也有血流大为减少的局部病灶。

此外，由于肾素－血管紧张素功能的紊乱，导致肾小动脉发生脂质透明样变性，全身血管包括脑小动脉发生不可逆损害，以致形成高血压脑病的病理基础。

119. 什么叫混合性中风？有何特点

在脑血管疾病当中，如果出血和缺血两种病理过程同时出现或先后发生即被称为混合性中风。随着 CT、MRI 成像技术的应用，越来越多的事实说明出血与缺血两种疾病有着相同的病理基础，如高血压性脑动脉硬化，在一定条件下可以先后或同时存在，并互相促进，互相转化。有研究认为，梗死后继发出血者可达 17% ~ 40%，而脑栓塞后由于栓子的溶解，侧支循环的开放，从而继发脑出血的占 50% ~ 70%。并且在临床上可观察到脑出血和脑梗死的相互转化。当脑出血时，由于血肿压迫周围的脑组织，或破裂的血管远端腔由压力的降低、缺血、缺氧易形成血栓；在脑梗死的患者中，由于一些药物的使用如抗凝剂或溶栓剂，使梗死的管腔再通，因梗死的管腔壁有缺血、缺氧、坏死、扩张，渗透性增加，血液渗出形成出血性梗死。混合性中风具有以下特点：

（1）出血灶与梗死灶相连。

（2）出血灶与梗死灶分布于不同部位。

（3）出血灶与梗死灶可以是先后发生的。

（4）血压与病变的大小及病变性质有关，即年龄越大，高血压病史越长，其动脉硬化程度越深，脑缺血越严重，较易发生脑梗死，并形成以梗死为主的混合性中风；年龄越小，形成以出血为主的混合性中风。

120. 蛛网膜下腔出血的先兆表现和典型表现各有哪些

蛛网膜下腔出血（SAH）是指脑表面血管破裂而使血液进入

了蛛网膜下腔的病变，急性脑血管疾病中的蛛网膜下腔出血是指非外伤性的蛛网膜下腔出血，多有一定的诱因。蛛网膜下腔出血的先兆症状可有多种：病侧眼眶痛伴动眼神经麻痹、局限性头痛或全头痛、嗜睡、恶心、呕吐、三叉神经分布区疼痛及项背部疼痛、眩晕、烦躁、癫痫频繁发作、视物不清、定向力丧失、欣快、精神错乱、幻觉、妄想、共济失调，一过性黑矇等。有些动脉瘤破裂之前常可因血管痉挛、局部梗死、小量出血等刺激压迫而引起轻度偏瘫、感觉异常、失语等。临床上应对以上先兆症状引起足够的重视。其典型表现为：

（1）起病时最常见的症状是患者突然剧烈头痛、恶心、呕吐，约占90%。Kerning征阳性，伴有不同程度的意识障碍和血性脑脊液。典型的SAH一般无脑神经障碍和偏瘫。缓慢起病者不到7%。

（2）头痛见于80%～90%的病人，常为首发症状，多为炸裂样剧痛。后头痛常提示病灶在后颅凹，幕上单侧疼痛提示病灶在疼痛侧。头痛为氧合血红蛋白在脑脊液中对血管、脑膜、脑组织、神经根的刺激引起。

（3）恶心、呕吐、面色苍白发生率为10%～83%，由于脑膜刺激或颅内压增高引起，多于发病后6～12小时以后或更晚时出现。

（4）意识障碍发生率为33.3%～81%，平均50%，老年人可达90%。多在发病时出现，少数在起病12小时内出现。其程度及持续时间与出血量、部位及损害程度有关，一般程度比脑出血轻，最短持续5～6分钟，长者数日或数周不等，若持续2～3天为轻中度意识障碍。若并发脑血管痉挛，可清醒后再昏迷，发生机理是出血使颅内压增高和脑功能障碍。

（5）精神障碍占50%～90%，由于大脑前动脉或前交通动脉瘤破裂出血而引起，主要表现为谵妄、幻觉、妄想、狂躁或淡漠、嗜睡、畏光怕声、拒动、木僵、痴呆等。

（6）头昏、眩晕，有7%～35%的病人发生，可能与第Ⅷ对脑神经受损、颅内高升压有关。

（7）抽搐发生率为6%～26%，多发生在出血当时或以后短期内，可为局限性或全身性，有人认为若出现抽搐，出血部位必在幕上。

（8）体征方面，以脑膜刺激征为主要，其他还有眼部障碍、脑神经障碍等。

121. 蛛网膜下腔出血的体征有哪些

（1）脑膜刺激征：包括头痛、呕吐、颈强、Kerning征阳性。若三项均具备，肯定有脑膜刺激征，颈强最明显。其程度与出血量有关，通常于起病后数小时至6天内出现，持续3～4周。颈强的发生率为66%～100%，70岁以上老年人发生率明显减少。Kerning征发生率为35%～60%，蛛网膜下腔出血时，Kerning征的出现早于颈强直。

（2）脑神经障碍，以一侧动眼神经麻痹最常见，提示该侧有后交通动脉瘤。其他脑神经偶可受累。常为动脉瘤，动静脉畸形（AVM）或血肿压迫引起，如颈内动脉前床突下段动脉瘤破裂或扩张可压迫动眼及三叉神经Ⅰ、Ⅱ支；大脑前动脉或前交通动脉瘤通常压迫视神经或视交叉引起视障碍等。因此，一侧动眼神经完全性或不完全性麻痹，常表示该侧有颅内动脉瘤。

（3）眼部障碍：发生率占30%，眼底检查可见玻璃体下片状出血，10%病例可见视乳头水肿。眼内出血可发生于视神经、视网膜、玻璃体、球结膜。视力障碍可由单侧、双侧失明或同向偏盲，一侧视野缺损。动脉瘤、血管瘤压迫或因颅内高压可引起视神经萎缩。

（4）局限脑损害征：包括偏瘫、偏身感觉障碍或偏盲、双侧瘫痪、锥体束征等。某一肢体轻瘫或感觉障碍，可能是由于脑水肿或出血部分进入脑实质，或血块压迫、脑血管痉挛而致。有人认为明显的偏瘫和偏身感觉障碍提示外侧裂中的大脑中动脉的动脉瘤；双侧瘫痪提示出血部位靠近大脑前动脉与前交通动脉的连接处，出血扩散至两侧额叶，神经系统体征则表现为腹壁反射和膝反射减弱。少数有短暂性失语。

（5）其他：可出现血压增高、发热、面部充血、多汗、鼻衄、失眠、便秘、腹痛、尿潴留等，一般认为是由于出血侵及丘脑下部或因血管痉挛使丘脑下部缺血，自主神经及内脏功能障碍所致。

122. 蛛网膜下腔出血的诊断要点有哪些

蛛网膜下腔出血有多种表现及体征，抓住要点是其诊断的关键。根据《中国蛛网膜下腔出血诊治指南 2015》，突发剧烈头痛，伴恶心、呕吐、意识障碍、癫痫，脑膜刺激征阳性，头颅 CT 发现蛛网膜下腔高密度影，即可确诊 SAH。如果头痛不严重，脑膜刺激征不明显，头颅 CT 未见异常，仍怀疑 SAH，应尽早行腰椎穿刺检查，腰椎穿刺结果若提示均匀血性脑脊液亦可确诊 SAH。

123. 何谓出血性腔隙综合征？可分为哪几种类型

腔隙性综合征是脑梗死的一种特殊表现，是大脑深部小动脉深穿支闭塞所致。而近年来陆续发现脑内小量出血，也可引起类似腔隙性脑梗死的表现，目前称之为出血性腔隙综合征。此病多见于 50 岁以上有高血压病史的中老年人，常在活动中突然发病，呈进行性加重，在半小时或数小时内达高峰。临床上可出现各种类似腔隙性综合征的表现，如单纯运动性轻偏瘫，单纯感觉性卒中，共济失调轻偏瘫，构音障碍 – 手笨拙综合征，感觉运动性卒中等。但因脑部出血量少，病灶范围小，血肿局限，未破入脑室及蛛网膜下腔，也未累及上行网状激活系统，一般无头痛、头晕、恶心、呕吐、颈项强直等脑膜刺激征。亦无神志、智能及瞳孔改变。腰穿检查脑脊液压力不高，生化及常规检查正常。所以，很容易误诊为腔隙性脑梗死，而头颅 CT 扫描是鉴别诊断的主要方法。临床报道病灶多位于内囊、壳核、丘脑和脑桥等部位，呈小灶性高密度影。出血性腔隙综合征的发病原因，主要由于长期高血压使脑深部的小动脉壁硬化，脂肪透明样变、破裂、渗出而发病。

按临床与病理可将出血性腔隙综合征分为五种类型：①单纯运动性轻偏瘫；②单纯感觉性卒中；③共济失调性轻偏瘫；④构音障碍－笨拙手综合征；⑤感觉运动性卒中。其他类型的出血性腔隙综合征比较少见。

124. 硬膜外出血的临床表现有哪些

硬膜外出血是指外伤后积聚于硬脑膜外间隙的出血。常由血肿形成，多因头部遭受外力直接打击，产生颅骨骨折或局部变形，伤及血管所致。占颅内血肿的30%～40%。血肿可见于颞部、顶、额、额极部、颅前窝、颅中窝和颅后窝，以颞部血肿症状较为典型，其他部位的症状多不典型。

（1）原发性昏迷－中间清醒－继发性昏迷的典型表现：首先是或轻或重的颅脑外伤史后出现短暂的意识丧失，即原发性昏迷；继之出现几分钟～数小时的神志清醒，为6～12小时，清醒的时间主要取决于出血速度和颅内代偿空间的大小；清醒期过后，患者常突然再次进入昏迷状态，即继发性昏迷，并在此期间意识障碍进行性加重，直至深度昏迷。但有相当数量的患者往往没有中间的清醒期，这些病例在颅脑受伤后立即昏迷，不见好转，是由于合并脑组织挫裂伤的缘故，临床可见患者从深度木僵进展到深度昏迷的过程。

（2）在中间清醒期内，患者常有头痛加剧，频繁呕吐，烦躁不安，呼吸深慢，脉搏慢而有力，血压升高的表现。

（3）血肿压迫重要功能区时，可产生相应的神经缺失症状如中枢面瘫、运动性失语、肢体瘫痪等局灶症状，临床少见的血肿同侧的瞳孔固定具有诊断价值。大多数患者的脑脊液压力增高。

（4）CT可见颅骨骨折，颅内可见凸透镜形状的高密度影。

（5）后颅窝损伤致硬膜外出血，除以上表现外，还出现反射减弱，肌张力低和颈项强直。

（6）硬膜外出血发生脑疝时，患侧动眼神经受压，早期出现瞳孔缩小、对光反射迟钝等症状，且患侧动眼神经很快麻痹，出现瞳孔散大，对光反射迟钝或消失。

125. 硬膜下出血的诊断要点是什么

硬膜下出血是指出血部位位于硬膜下腔，即硬膜与脑表面之间。常因直接或间接头颅外伤撕裂横跨硬膜下的静脉而引起，也可因血液病、脑转移瘤、动静脉畸形等引起。临床上将其分为急性（3天以内）、亚急性（4天～2周）、慢性（2周以上）三种，诊断要点分别如下：

（1）急性硬膜下出血：①有颅脑损伤的病史，症状进行性恶化，很快出现脑受压或颅内压增高表现；②腰穿脑脊液含血；③瞳孔变化，偏瘫、影像学检查如CT、MRI可显示血肿大小、部位、形态、数量、水肿及中线是否移位等。

（2）亚急性硬膜下出血：①颅脑损伤后病情恢复缓慢或根本不恢复，甚至逐渐恶化；②伤后数天或十数天仍有剧烈头痛、频繁呕吐，或头痛、呕吐逐渐加重；③出现新的体征；④腰穿压力增高而含血量少，或出现眼底视乳头水肿；⑤影像学检查如CT、MRI可确诊。

（3）慢性硬膜下出血：①有头部外伤史但程度较轻，甚至病人自己不能回忆；②症状常在伤后数月出现，症状以颅内压增高症状为主，头痛表现突出，部分病人有进行性痴呆、淡漠、嗜睡等精神症状，少数有偏瘫、失语等局灶性症状；③腰穿有时可见脑脊液呈微黄色，蛋白含量增高；④CT和（或）MRI可确诊。

126. 常见中风病如何鉴别

常见中风病鉴别诊断要点详见表3。

表3 常见中风鉴别诊断要点

	缺血性中风		出血性中风	
	脑梗死	脑栓塞	脑出血	蛛网膜下腔出血
发病年龄	多在60岁以上	青壮年多见	50~65岁多见	各个年龄段
常见病因	动脉粥样硬化	风湿性心脏病	高血压及动脉硬化	动脉瘤、血管畸形、高血压动脉硬化
短暂性脑缺血发作史	常有	可有	多无	无
起病时状况	多在安静，血压下降，血流缓慢	多在活动，情绪激动	同左	同左
起病缓急	较缓	较急	急	急骤
昏迷	常无或轻	少，短暂	常有，持续较重	少，短暂，较浅
呕吐	少	少	多	最多
血压	正常或增高	多正常	明显增高	正常或增高
瞳孔	多正常	多正常	患侧有时大	多正常
眼底	动脉硬化	可见动脉栓塞、动脉硬化	可见视网膜出血	可见玻璃体膜下出血、视网膜出血
偏瘫	多见	多见	多见	少见或无
颈强直	无	无	可有	明显
脑脊液	多正常	多正常	压力增高、含血	压力增高、血性
CT检查	脑内低密度灶	脑内低密度灶	脑内高密度灶	蛛网膜下腔高密度影

127. 在中风病证中鉴别"闭"与"脱"的临床意义是什么

中医学将意识障碍归为"神昏""暴不知人""不省人事"范畴，区分"闭"与"脱"的意义在于对意识障碍进行鉴别诊断。中医学认为"闭"多系实证，是痰浊、风阳、瘀血、邪热等邪闭阻清窍，致阴阳逆乱，神明被蒙；"脱"多为虚证，由于气血虚耗，阴阳衰竭，清窍失养使神不内守而致神志障碍。闭证以神昏时牙关紧闭、手握肢强、面赤气粗为特点，可随患者体质兼见喉间痰声漉漉、恶心呕吐或壮热、口渴，神志忽清忽乱或浮肿尿少，大便不爽，由嗜睡渐入昏迷等痰、瘀、浊的征象。脱证则是神昏时目合口开，手撒遗尿，鼻鼾息微，汗出肢冷，且有亡阴、亡阳之不同。因"闭"与"脱"病机不同，治疗也相异，因此，鉴别二者有利于诊断和治疗。

128. 中医怎样辨别病情轻重

中医学将中风根据症状和病理性质的不同分为中经络和中脏腑以此来辨病位的深浅和病情的轻重。《金匮要略》说："邪在于络，肌肤不仁；邪在于经，即重不胜；邪入于腑，即不识人，邪入于脏，舌即难言，口吐涎。"中络是以肌肤麻木、口眼㖞斜为主，其麻木多偏于一侧手足，此邪中浅，病情轻。中经是以半身不遂、口眼㖞斜、偏身麻木，言语謇涩为主症，无昏仆，比中络为重，但其神志障碍较轻，一般属意识朦胧或嗜睡。中脏腑是以卒暴昏仆而半身不遂，其神志障碍重，甚至完全昏愦无知或以九窍闭塞，如目瞀、视一为二、视长为短、言语謇涩、吞咽困难、尿闭便秘等，此邪中深，病情重。因两者皆有神志障碍，故统称为中脏腑。从病期看，中经络与中脏腑均属急性期。若病延半年以上则属中风后遗症。以中经络、中脏腑、后遗症的证候分类，动态观察以辨别病情的深浅轻重。如起病时嗜睡而半身不遂，治疗后神志清醒，是中络转中经，病情转轻，预后好；倘若神志障碍和半身不遂加重，渐至昏迷，是先中腑而后转为中脏，病情逆转，多预后不良。

129. 望形态在中风病诊察中有何意义

望诊属中医"四诊"之一，望形态，就是望形体、动态，在中风病诊察中有着特殊的意义。

（1）望体质：因形盛气虚，气机不畅，郁滞生痰，痰壅气塞化火，所以形体肥胖之人易发生中风。望形态时应首先辨明病人是否属易患体质。

（2）望肢体，辨轻重：若卒然昏仆，半身不遂，口眼㖞斜，则为中风入脏；若神志清醒，仅半身不遂，或口眼㖞斜，为风中经络，或中风后遗症。

（3）望手、口，分闭脱：若卒倒而口开，手撒遗尿，是为中风脱证；若牙关紧闭，双手紧握，多属中风闭证。

（4）望姿态，定虚实：中风后遗症时间较长，还可见肢体废用萎缩，弛缓不收，表明体质多虚；中风后形体结实，挺胸阔步，为实证。平日体实，初患中风昏迷，人事不省，表明心气尚充沛；形体消瘦，多为阴虚血少。卧时仰面伸足，多为阳证、热证，其病尚轻；卧时面向里者，身体不能翻转，则多为阴证、寒证，其病较重。

（5）望步态、颈项，判脏腑：老年或有外伤史者，行走呈前趋步态，多为肾虚脑海不足（脑软化或萎缩）；四肢痉挛，震颤，多为肝风内动；颈项强直，俯仰转动受限，中风邪入脏腑；颈项连带头面不自觉地摇动不能自制，多为肝风上扰于脑，津伤阴亏，气血虚弱所致。

130. 望舌在中风病诊察中有什么意义

望舌象属中医学望诊内容之一，望舌象可以辅助判断预后，指导治疗。舌象变化是痰、火、风、瘀、虚病机的具体反映，舌象随病情而变化，可判断预后。紫绛舌、卷短舌、瓣裂舌，腻涩垢浊苔，假退苔的出现多为中风危候；舌瘫、缓、痿或短缩堵喉，舌质紫枯为中风死兆；苔由厚变薄，由燥变润，或始终是薄白苔者，舌象由深变浅者，均预后良好；舌强或卷为中风先兆的表现。由此可见，望舌象在中风病的诊察中有着重要意义。不同舌象有着不同的意义，具体分述如下：

（1）望舌质：若舌质荣润红活，富有生气，谓之有神，乃病之善候；若舌质枯槁，毫无生气，失去光泽，谓之无神，乃为中脏厥脱之恶候，预后不良。

（2）望舌色：若浅于正常色，甚至全无血色，可见于中风后遗症阶段，由于气血亏虚，血液不能充分营运于舌质而致；若舌色鲜红，甚或深绛色，可见于肝火冲激，气血上逆之中风急性期患者，因血得火热则行，气血沸涌于上，使舌体脉络充盈所致；舌质紫暗，或见舌边散在瘀点瘀斑，此乃气血瘀滞，脉络瘀塞，血运不畅的中风血瘀体征。

（3）望舌象：肝风挟痰，阻于廉泉络道，致舌体板硬强直，运动不灵，语言謇涩。中风危证之阴竭阳亡，心神散乱可见舌体软弱，无力屈伸，痿废不灵，甚或短缩不伸。肝阳化风，内风暗动的中风先兆患者，可见舌体震颤抖动，不能自主，若风邪入络或风痰阻络而致中风或中风先兆，可见舌体歪斜，偏于一侧。若营血不能上荣于舌，肝血不足，内风鸱张或风气挟痰，可致舌有麻木感而运动不灵。舌体胖嫩，边有齿痕，多为脾肾阳虚，痰饮壅阻，多见于中风后遗症。舌体肿胀满口，色紫红，多为心脾二经积热，中风急性期多见。舌有芒刺，邪热内结，中脏腑闭证多有此舌。舌伸口外，不能收缩，必是热邪，酿痰上攻于脑，神明失主所为。凡不由自主地自咬舌头者，必是热毒上扰神明，或动风所致。

（4）望舌下络脉：舌下络脉青紫而且粗胀，可见于缺血性中风，瘀血阻络之重症；如果出血性中风见此体征者，亦为内有瘀滞之证，治疗时应注意祛瘀通络止血。

（5）望舌者：若中风而见薄白苔者，或为外兼表证，或为中经络之轻症。黄苔乃热邪熏灼所致，若黄腻质干，多见于中风急性期火热内盛，痰浊中阻，大便秘结之患者。若苔黑而燥烈，甚则满布芒刺，多为火热之极，津枯液竭之重症。此外，舌苔的消长，对判断中风病的吉凶预后有一定的指导意义。若舌苔由少变多，由薄变厚，一般说明邪气渐盛，正气日衰，主病进；反之，苔由厚生薄，由多变少，则说明正气渐复，邪气日消，主病退。无论消长，均以逐渐转变为佳，骤变者为恶候。

131. 闻声息语言在中风病诊察中有什么意义

听患者的语言、呼吸、呕吐、声音等，有助于对中风病进行诊察。患者呼吸气粗，鼻翼煽动，多属中风之实证、热证；呼吸气微，时断时续，多属肺肾元气欲绝之脱证。发声高亢有力，声音连续，多为形壮气足之实证；反之声音低微细弱，声音断续，多是体弱气怯之虚证。语言增快、高谈阔论或滔滔不绝，语声高亢，为实证、火证；若一般简单的询问反应迟钝，回答时吞吞吐吐，语言缓慢，词名简单，为虚证或夹痰证，若语言謇涩不利，属风痰蒙蔽清窍，或风痰阻络而致寡言少语，或妄思离奇，多为血瘀气滞；终日寡言不动，傻哭傻笑，多为脾肾亏损；低声泣诉，或独自发笑，见人则不语，为心气不足或痰蒙清窍；终日不言不语，突然忽笑忽歌，忽愁忽哭，多为脾虚痰阻；不因外界环境影响无故哭笑，为心火上灼肺金。对任何询问概不回答，即使再三追问亦毫无反应，多见于中风重症。患者若呕吐声高，呈喷射状，伴有剧烈头痛，颈项强直等症，多为热扰神明之重症，见于脑出血颅内压增高者；若呃逆声低怯而不能上达咽喉，为中气欲绝之危候，见于中风入脏之脱证。

132. 中风诊察中问诊有哪些

通过问诊可以了解中风的发生发展和治疗经过，现在症状和其他有关的情况，通过对智能定向等问题的回答，可大致判断脑损伤的部位，因此，问诊在中风病诊察中有重要意义。

（1）问家族史。

（2）问患者性格。

（3）问一般情况：包括姓名、性别、年龄、民族、籍贯、职业等，有助于了解患者的个性和生活方式，判定是否具有发生中风病的危险因素。

（4）问既往史：询问患者以前患过何种疾病，如糖尿病、高血压等与中风密切相关的疾病；服过药物，如口服避孕药、降压药等与中风病的发生有一定的联系。是否曾经患过中风，此次发病与既往病史有无联系等等。

（5）问起病原因及诱因：问清患者有无情绪变化过激、过于疲劳、跌倒、如厕、饮酒等诱因，以助于判定属何种类型的疾病。

（6）问现病史及诊疗经过：主要询问中风的发生发展演变过程、治疗情况、何种检查、疗效状况以及现在症状。重点问清导致疾病的直接因素、间接因素，分清主次，掌握发病的时间和发病时的情况，是在运动中发病或在安静状态下发病。

（7）智能定向问答：通过对患者时间、人物、地点的询问，了解患者的定向力；通过对患者远记忆力、近记忆力、即刻回忆，了解患者记忆力的状况；另可通过询问了解患者计算力；通过发音了解患者的言语能力等，以便进行神经系统的初步检查。

133. 中风病诊察脉象有什么意义

中风多因内风旋动致病，反映于脉象也多弦脉、滑脉。弦脉是中风的主要脉象，尤其是出血性中风、中脏腑、病程较短者，以弦滑多见。通过脉象的浮沉、迟数、虚实、弦滑等可判定中风的病机及预后。

（1）浮脉：中风初起，脉见浮象，为中经络之轻证；久病脉现浮细，多属气血亏虚，阳气不振之后遗症。

（2）沉脉：中风初起而见沉迟脉，多属中脏阴闭之证；中风后期脉来沉迟，多为阳气不足，无力鼓动血脉之虚证。

（3）数脉：弦数或滑数脉，多因肝火内盛或痰火上扰，见于中风初期；细数之脉多因阴血不足，内热偏盛，见于中风后期。

（4）滑脉：是中风最常见的脉象之一，多因痰浊实邪壅滞于内，气实血涌，而使脉来流利圆滑。

（5）弦脉：在中风先兆期、急性期皆可见弦劲之脉，乃是痰浊内盛或肝经郁滞或肝火内炽所致。

（6）涩脉：涩脉为有瘀血之脉，在中风先兆期见涩脉，多属气滞血瘀，为实证；在中风后期见涩脉，多因虚致瘀，为虚证。

（7）虚脉：中风后遗症期的主要脉象，乃因气血俱亏，无以濡养肢体血脉。可见于半身不遂者。

（8）微脉：中风而见微细欲绝的脉象，乃阴竭阳亡，正气将脱之危征，多见于中风病中脏腑之脱证。

134. 为什么说腹诊对中风病有独特的诊断价值

腹诊主要是通过对患者腹部两侧的肌力、腹壁抵抗力以及腹肌强直情况的触摸了解，以辨清中风的病位深浅、病机的虚实，且简明实用，对中风病有较大的参考意义。

（1）审察病位的深浅：若患者自述麻木无力，而两侧肢体功能检查无明显异常时，可让其仰卧，两手平放于两侧，两腿伸直抬高，与床面成45°角。约半分钟后，凡见一侧下肢无力下垂并伴同侧腹肌张力上下均匀减低或增高者，多属中风之中经络。此法与其他疾病的肢麻无力有鉴别诊断意义。若患者半身不遂，医生通过从上至下对两侧腹肌按压对比，凡见两侧腹肌张力及反应性差别较大者为中经已深，差别不大或无差别者中经尚浅。凡中风出现意识障碍并两侧腹肌张力一致性明显增高或明显减低，均示病情危笃，非闭即脱，应及时进行抢救。

（2）辨风痰与瘀血：在腹部的任何部位，只要在中风病起时腹肌强硬即为风象；用手徐徐按压腹壁，力度达腹肌之下，迅速放开，局部很快出现肌肉强直现象，亦为风象。以脐水平为界，若腹肌强硬在上者，说明风阳鼓动，气血逆上，风势为盛；若腹肌强硬在下者，说明肝肾不足，风阳潜动，风势为衰。

若患者自觉胸中痞满，腹诊有抵抗或压痛，为风痰内盛，兼夹肝郁；若患者自觉心下痞塞，口苦喜饮，腹诊有抵抗或压痛，乃痰热搏结；若患者自觉痞塞，腹诊见心下膨满，但触摸时无抵抗及压痛者，多为痰湿内蕴。

脐周围区域，是瘀血体征最容易体现的部位，若患者腹诊时肌力较强，深按有较强的抵抗和压痛向上下放射，则为瘀血实证；若肌力较弱，深按有轻度抵抗或压痛向上下放射，便为气虚血瘀之证。

（3）判断病性之虚实：腹诊是判断中风病虚实的行之有效的手段。患者若深按有抵抗力（深层有一种充实感）者为实，无抵抗力者为虚。若中风早期，腹部胀满，深按有抵抗力，为腑实；若"腹满时减，复如故"，深按软且无抵抗力，为脏寒；腹部胀满时增时减时消，胀满时肠鸣有声，叩之如鼓，虽满而腹壁软，深按抵抗力如常或略增强，为无形之内热。

135. 腰椎穿刺有何适应证与禁忌证

取脑脊液一般可用腰椎穿刺（腰穿），能为中风的诊断提供必要的依据。但腰穿有一定的适应证和禁忌证，分述如下。

（1）适应证：①中枢神经系统炎症如脑膜炎、脑炎的诊断和治疗；②了解颅内压力的高低及怀疑蛛网膜下腔出血而头颅CT尚不能证实时或与脑膜炎等疾病鉴别有困难时；③脑膜瘤的诊断；④了解蛛网膜下腔有无梗阻；⑤脊髓病变和多发性神经根病变的诊断和鉴别诊断；⑥鞘内注射药物或腰椎麻醉。

（2）禁忌证：①脑疝或疑有脑疝形成者应绝对禁忌；②患者处于休克、衰竭、濒危状态时；③严重的出血疾病患者禁忌穿刺；

④穿刺部位有肿瘤、感染性病灶或伴有脑干症状者禁忌穿刺；⑤腰椎结核患者禁忌穿刺；⑥凡疑有颅内压升高者必须进行眼底检查，如有明显视乳头水肿或有脑疝先兆者，暂不作腰穿，以免发生脑疝，若为了诊断、治疗必须检查时，可用脱水剂先降低颅内压再进行穿刺，但应少取，慢放，放液总量不超过 2 ~ 3mL，必要时用生理盐水补回放出量；⑦开放性颅脑损伤。

136. 中风后检查脑脊液的内容及意义有哪些

在中风病的脑脊液检查主要是常规检查，观察脑脊液是否为血性、黄变或水样透明以及脑脊液压力、蛋白量、糖、氯化物等。特殊检查如细胞学检查、蛋白电泳、免疫球蛋白、寡克隆区带、酶学、病原学检查等。这些脑脊液所见对脑血管病与脑肿瘤、炎症性疾病、脱髓鞘疾病的鉴别及脑出血、蛛网膜下腔出血和脑梗死的鉴别均有重要作用。

（1）常规检查

1）压力：正常脑脊液压力在侧卧位为 80 ~ 180mmH$_2$O，脑脊液压力受姿势的影响，因此，穿刺成功后应将屈曲的颈部和下肢恢复原位，并在缓和精神紧张状态下测定。脑脊液的压力主要受静脉压的影响，其中受椎静脉丛的压力影响最大。腰椎穿刺时，放出脑脊液前测得的压力为初压，放出脑脊液后测得的压力为终压。一般蛛网膜下腔出血的脑脊液压力比较高，大部分病例在 200mmH$_2$O 以上，低于 70mmH$_2$O 提示颅内压降低。高于 200mmH$_2$O 提示高颅压。

2）脑脊液的性状：正常脑脊液是无色透明的液体，当脑脊液的红细胞少于 360 个 / 升时外观无明显改变，血性脑脊液提示红细胞数大于 10000 个 / 升。如脑脊液为血性或粉红色，可用三管实验法加以鉴别。用三管连续接取脑脊液，前后各管为均匀一致的血色为新鲜出血，可见于蛛网膜下腔出血；前后各管的颜色依穿刺次数变淡可能为穿刺损伤出血。血性脑脊液离心后如颜色变为无色，可能为新鲜出血或副损伤；如液体为黄色提示为陈旧性出血。

脑脊液如云雾状，通常是由于细菌感染引起细胞数增多所致，见于各种化脓性脑膜炎，严重者可如米汤样；脑脊液放置后有纤维蛋白膜形成，见于结核性脑膜炎，此现象称为蛛网膜样凝固。脑脊液呈黄色，离体后不久自动凝固为胶冻样，是脑脊液蛋白质过多所致，称为弗洛因综合征，常见于椎管梗阻。

脑动脉瘤破裂时，蛛网膜下腔出血几乎100%地呈现血性脑脊液。如果意识障碍及头痛较轻，但有血性脑脊液，颈部强直明显，亦考虑蛛网膜下腔出血的可能性。

3）细胞数：正常脑脊液白细胞数为（0～5）×10⁶/L，多为单个核细胞。白细胞增多见于脑脊髓膜和脑实质的炎性病变，涂片检查如发现致病的细菌、真菌及脱落的瘤细胞等，有助于病原的诊断。

4）潘迪试验：脑脊液蛋白定性试验方法。利用脑脊液中球蛋白能与饱和石炭酸结合形成不溶性蛋白盐的原理，球蛋白含量越高反应越明显，通常作为蛋白定性的参考试验，可出现假阳性反应。

（2）生化检查

1）蛋白质：正常人（腰穿）脑脊液蛋白质含量为0.15～0.45g/L，脑池液为0.1～0.25g/L，脑室液为0.05～0.15g/L。蛋白质增高见于中枢神经系统感染、脑肿瘤、脑出血、脊髓压迫症、吉兰巴雷综合征、听神经瘤、糖尿病性神经根神经病、黏液性水肿和全身性感染等。蛋白质降低（<0.15g/L）见于腰穿或硬膜损伤引起脑脊液丢失、身体极度虚弱和营养不良者。

2）糖：脑脊液糖含量取决于血糖水平。正常值为2.5～4.4mmol/L，为血糖的50%～70%。通常脑脊液糖<2.25mmol/L为异常。糖明显减少见于化脓性脑膜炎，轻至中度减少见于结核性或真菌性脑膜炎（特别是隐球菌性脑膜炎）以及脑膜癌病。脑脊液糖含量增加见于血糖升高、脑炎、脑干损伤之急性期、早产儿和新生儿、蛛网膜下腔出血或脑出血。

3）氯化物：正常脑脊液含氯化物120～130mmol/L，较血氯水平为高。细菌性和真菌性脑膜炎均可使氯化物含量减低，尤以

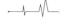

结核性脑膜炎最为明显。氯化物降低还可见于全身性疾病引起的电解质紊乱等。

4）脑脊液 pH：脑脊液正常 pH 为 7.31～7.34。意识障碍时脑脊液 pH 或见明显降低、如糖尿病昏迷、肺性脑病等。其他如脑梗死、脑出血、颅脑外伤、各种脑膜炎及脑炎等昏迷患者脑脊液的 pH 亦可见降低。

（3）特殊检查

1）细胞学检查：通常采用玻片离心法。中枢神经系统化脓性感染可见中性粒细胞增多；病毒性感染可见淋巴细胞增多；结核性脑膜炎呈混合性细胞反应。当蛛网膜下腔出血时，红细胞将刺激软脑膜发生一系列细胞反应，通常在出血后24小时达到高峰，如无再出血往往在7～10天内迅速消失。一般在出血的12～24小时内出现激活的单核细胞，3天内出现含红细胞的吞噬细胞，5天后出现含铁血黄素吞噬细胞，10天后可见胆红素吞噬细胞，如在吞噬细胞胞浆内同时见到被吞噬的新鲜红细胞，褪色的红细胞，含铁血黄素和胆红素，则为出血未止或复发出血的征象。如系腰椎穿刺损伤者则不会出现此类激活的单核细胞和吞噬细胞。

2）生化检查：①蛋白电泳：脑脊液蛋白电泳的正常值（滤纸法）：前白蛋白2%～6%，白蛋白44%～62%，α_1球蛋白4%～8%，α_2球蛋白5%～11%，β球蛋白8%～13%，γ球蛋白7%～18%。电泳带的质和量分析对神经系统疾病的诊断有一定帮助，前白蛋白在神经系统炎症时降低，在变性病时升高；白蛋白减少多见于γ球蛋白增高的情况；α球蛋白升高主要见于中枢神经系统感染早期；β球蛋白增高见于肌萎缩侧索硬化和退行性病变等；γ球蛋白增高见于脱髓鞘疾病和中枢神经系统感染等。②免疫球蛋白（Ig）：正常 CSF-Ig 含量极少，IgG 为 10～40mg/L，IgA 为 1～6mg/L，IgM 含量极微。CSF-Ig 增高见于中枢神经系统炎性反应（细菌、病毒、螺旋体及真菌等感染），对多发性硬化、其他原因所致的脱髓鞘病变和中枢神经系统血管炎等诊断有所帮助；结核性脑膜炎和化脓性脑膜炎时 IgG 和 IgA 均上升，前者更明显，结核性脑膜炎时 IgM 也升高。乙型脑炎急性期 IgG 基本正常，恢复期 IgG、IgA、IgM 均轻度增高。CSF-IgG 指数及 CNS24 小时 IgG 合成率的测定，可作为中枢神经系统内自身合成的免疫球蛋白标志。③寡克隆区带：CSF 寡克隆区带（OB）测定也是检测鞘内 Ig 合成的重要方法。一般临床上检测的是 IgG 型寡克隆区带，是诊断多发性硬化的重要的辅助指标。OB 阳性也通常见于其他神经系统感染性疾病。④酶：正常脑脊液中谷草转氨酶（GOT）、谷丙转氨酶（GPT）、乳酸脱氢酶（LDH）和肌酸磷酸激酶（CPK）明显低于血清中含量。在中枢神经系统疾病中，脑脊液酶含量可升高，但尚缺乏诊断的特异性，有待进一步研究。

（4）病原学检查：脑脊液常见的病原微生物有金黄色葡萄球菌、溶血性链球菌、肺炎链球菌、脑膜炎奈瑟菌、流感嗜血杆菌、新型隐球菌、白色念珠菌等。脑脊液直接显微镜检查对新型隐球菌脑膜炎、流行性脑脊髓膜炎具有临床意义；墨汁染色见新型隐球菌，可提示为新型隐球菌性脑膜炎；脑脊液白细胞内见革兰阴性、凹面相对的双球菌，可初步报告为脑膜炎奈瑟菌引起的流脑；有抗酸染色阳性杆菌，可提示为结核性脑膜炎。除此之外，病原体分离培养阳性，可报告为由该病原体等引起的脑膜炎或脑炎。

137. 卒中后抑郁的发病机制是什么

脑卒中患者发病后常常出现不同程度的神经心理缺陷，包括抑郁、焦虑、易怒、情绪失控、冷漠、妄想和幻觉等。其中，卒中后抑郁（PSD）为最常见的神经心理障碍，是以卒中后持续情感低落、兴趣减退为主要特征的心境障碍，严重影响神经功能恢复和卒中后患者的生存质量，然而由于该问题未得到充分重视，国内卒中患者的情绪障碍常常不能得到有效诊治。

PSD 的病理生理过程尚未明确，生物学与心理机制的相互作用可能在整个发病过程中具有关键作用。一般认为，急性抑郁症状主要是生物学决定的，而卒中发病后 1～2 年的抑郁由心理决定。PSD 的生物学机制是复杂的，主要涉及单胺能系统异常、额叶 – 皮质下回路损伤、下丘脑 – 垂体、肾上腺轴激活、神经炎症以及神经营养因子信号通路等。PSD 的发病还涉及神经营养因子、神经肽等方面。脑源性神经营养因子是神经营养素家族中的成员，在神经元的存活和维持中发挥重要作用。

随着生物 – 心理 – 社会医学模式的建立，心理、社会因素在 PSD 发病过程中的影响亦受到关注。脑卒中患者常常产生负面的社会心理，其中言语、肢体等神经功能障碍导致的独立性日常生活能力丧失，社会或家庭地位的改变，自卑、沮丧、失业及经济困难等因素，均可促使患者抑郁的发生或加重抑郁程度。

138. 自发性脑出血继发缺血性损伤的发病机制和危险因素有哪些

非外伤性脑出血（ICH）又称自发性脑出血，主要包括自发性蛛网膜下腔出血和自发性脑实质或脑室出血两大类。过去几十年来，ICH 的治疗取得了一定的进展，但是仍有较高的发病率和死亡率，这可能与 ICH 后继发缺血性脑损伤（IBI）有一定关系。ICH 后继发 IBI 的发病机制和危险因素可能是：

（1）起病时血压急剧升高：ICH 发病时血压急剧升高可诱发颅内血管痉挛和闭塞，导致相应的供血区域发生 IBI。

（2）降压过度：ICH 患者的脑血流自身调节功能受损，脑血流量对脑灌注压的变化极为敏感，ICH 急性期过度降压治疗易于诱发 IBI。

（3）血肿体积：有研究认为，ICH 病灶周围的低灌注与血压本身并无明显相关，而主要取决于血肿的大小。另有研究表明，起病时的平均动脉压和急性期血压降低幅度，均与血肿周围的低灌注程度没有明显的相关性。

（4）脑微血管病变：ICH 患者最常见的脑微血管病变是动脉粥样硬化和血管淀粉样变。动脉粥样硬化常影响深部和皮质下小动脉，使动脉壁增厚、变硬和弹性减退；血管淀粉样变更多地影响脑浅表和软脑膜小血管，导致管壁退化。

（5）其他可能机制和危险因素：颅内压（ICP）增高和脑积水可能也是 ICH 继发 IBI 的危险因素，已存在脑积水的 ICH 患者，IBI 的发生阈值较低。

139. 妊娠相关脑卒中的危险因素有哪些

妊娠相关脑卒中的危险因素，除了脑卒中的一般危险因素如高血压、糖尿病、心脏病（心脏疾病与妊娠的相关性研究主要集中在先天性心脏病）、肥胖外。妊娠特有的脑卒中还有以下危险因素：①剖宫产。②产程延长；多胎儿，主要引起早产和胎死宫中；巨大胎儿；绒毛膜癌；子痫及子痫前期。③孕产期感染，最近的一项研究表明，孕产期感染可显著增加妊娠相关脑卒中的风险。此外，与妊娠有关的其他危险因素还有血栓性血小板减少性紫癜（TTP）、动静脉畸形、血管瘤及抗磷脂抗体综合征（APS）等。

140. 妊娠相关脑卒中的发病机制是什么

脑卒中是妊娠的严重并发症，其发病率在分娩前后明显升高。研究表明，妊娠期及产褥期发生缺血性卒中的危险性增加 8.7 倍，而出血性卒中的危险性最高可增加 28.3 倍。其发病机制如下：

（1）妊娠引发血液高凝状态：通常情况下，妊娠可引起血液中纤维蛋白增加，从而进一步增加血液中凝血因子 II、VII、VIII、IX、X 和 XII 的活化，并抑制抗凝血活性分子抗凝血酶（AT）III、蛋白 S 及蛋白 C 等的活性。此外妊娠期脱水、感染、铁缺乏及分娩过程的产道损伤均可加重血液的高凝状态。

（2）妊娠引发血液动力学变化及血管内皮功能损伤：妊娠后期血容量、每搏输出量和心输出量在孕期均增加，妊娠引发血液动力学变化及血管内皮功能损伤可能具有协同作用，从而进一步增加妊娠相关缺血性脑卒中及出血性脑卒中的发病率。

（3）妊娠引发内分泌系统变化：雌激素和黄体酮是孕期两种最主要的内分泌激素，开始由黄体分泌，后期由胎盘分泌。产后黄体酮含量迅速降低，机体血管相应收缩，可引发孕妇脑缺血，严重者可引起缺血性脑卒中，这也是产后卒中高发的重要原因之一。

（4）妊娠引发机体免疫系统变化：妊娠可引起机体免疫系统变化，通过一系列抗原、抗体及补体的相互作用，导致结缔组织变化，表现为结缔组织胶原蛋白含量降低，致其弹性及可扩张性相应下降。

研究中显示，妊娠可减少高密度脂蛋白、载脂蛋白 A 及载脂蛋白 B，引起动脉粥样硬化，增加妊娠相关脑卒中的风险。妊娠相关脑卒中可能是多病因、多系统的机体生理功能紊乱综合征，主要涉及血液系统、内分泌系统及免疫系统等病变。

141. 超敏 C 反应蛋白在脑血管病检查中的意义是什么

超敏 C 反应蛋白（HS-CRP）是炎症反应的一个重要指标之一，是通过采用超敏感的检测技术测得的 C 反应蛋白（CRP）数值。其在正常人体中含量极微，当机体出现各种炎症反应、组织损伤坏死、各类手术和发热性疾病等后，其浓度将会显著增高，可以作为判断心脑血管疾病风险及预后的指标。

研究表明，动脉粥样硬化的形成和发展是一种低度慢性炎性反应过程，HS-CRP 不仅是血管炎症的标志物，而且是与动脉粥样硬化的发生、演变及进展有关的促炎因子，其炎性反应对斑块的形成和脱落起关键作用。HS-CRP 与脂蛋白结合，激活补体系统，产生大量终末攻击复合物，引起血管内膜损伤，释放氧自由基，促使血管痉挛，脂质代谢异常，导致动脉粥样硬化加重。免疫组化染色证实，除了激活经典的补体系统以外，HS-CRP 还可以通过参与泡沫细胞形成来促进动脉粥样硬化性损伤。HS-CRP 是反映脑梗死病程及预后的重要指标之一。研究发现 HS-CRP 水平越高，动脉壁增厚的趋势越明显。然而，动脉粥样硬化斑块内的炎症反应不仅可以促进动脉血栓形成，而且在一定程度上促进了斑块的不稳定。

血清 HS-CRP 水平与脑梗死的病情严重程度、病灶大小和神经功能缺损程度呈正相关，与生活能力呈显著负相关。HS-CRP 水平与脑梗死预后密切相关，可作为预测脑梗死预后的指标。总之，HS-CRP 不仅是一种炎症标记物，在梗死的形成和进展中起关键性的作用，而且还可以作为脑梗死早期判断病情和预后的一个客观指标。

142. 短暂性脑缺血发作继发脑卒中的危险因素有哪些

由于局部脑、脊髓或视网膜缺血引起的短暂性神经功能缺损发作，无急性缺血性脑卒中的证据。短暂性脑缺血发作和缺血性脑卒中是缺血性脑损伤之动态过程的不同阶段，积极干预短暂性脑缺血发作继发急性脑卒中患者危险因素，对于改善预后及二级预防具有重要意义。

高血压是短暂性脑缺血发作和脑卒中最重要的危险因素。一项荟萃分析证实，降压治疗可以显著降低脑卒中和短暂性脑缺血发作再发风险，且收缩压降低越多，降低脑卒中复发风险的效果越显著。目前，国内指南推荐短暂性脑缺血发作或缺血性脑卒中患者的降压目标为 < 140 / 90mmHg。降压治疗可以减少脑卒中的发病，风险获益来自于降压本身，各类常用降压药均可作为控制缺血性脑卒中患者的治疗选择。在缺血性脑卒中患者中，约六成的患者存在不同程度的糖代谢异常或糖尿病。

糖尿病也是决定缺血性脑卒中患者临床预后的重要因素之一。研究表明，糖尿病前期是缺血性脑卒中患者发病 1 年内死亡的独立危险因素，所以提高对 TIA 和缺血性脑卒中患者糖代谢异常的管理非常重要。治疗上参考美国糖尿病学会指南，基于糖化血红蛋白、潜在获益及治疗费用等综合因素为患者制定个体化的合理降糖方案。

吸烟和被动吸烟均为发生脑卒中的明确危险因素，戒烟有助于脑卒中发生的风险。劝告、行为干预、药物干预及联合干预均是有效的戒烟手段。Johnston 等发现年龄＞60 岁、伴有糖尿病、短暂性脑缺血发作持续时间＞10 分钟、出现肢体无力和语言障碍的短暂性脑缺血发作患者短期内发生脑卒中危险增加 34%。年龄≥60 岁、有高血压、糖尿病以及吸烟饮酒史与短暂性脑缺血发作进展为缺血性脑卒中呈正相关。

高血脂也是影响脑卒中发生的重要因素。脂质斑块可使血管内皮细胞受损，形成凝血障碍，斑块还能增加血黏度以及促进血小板聚集，从而减慢血流速度、加速血栓形成。对于有这些危险因素的患者，一旦出现短暂性脑缺血发作应立刻就诊，及时改善脑缺血症状以降低脑卒中发生的风险。

短暂性脑缺血发作后缺血性脑卒中的发生是多种危险因素及病因共同作用下的结果，因此加强对短暂性脑缺血发作及其危险因素的研究和干预，能从病因上积极、及时的预防各项危险因素，对缺血性脑卒中发生风险的预测具有重要意义。

143. 怎样诊断高血压脑病

高血压脑病是指血压骤然急剧升高引起的急性全身性脑功能障碍。如及时降低血压可使症状缓解，否则导致严重的脑损伤致死亡。

本病在临床上常有以下特点：①急骤起病，发病前 12 ~ 48 小时往往先有血压明显升高，平均动脉压常在 20 ~ 26kPa（150 ~ 200mmHg）之间，一般在 24 小时内全部症状达到高峰。②常常剧烈头痛、烦躁不安起病，随之出现恶心、呕吐、眼花、黑矇、全身性或局限性抽搐，神经系统局灶性症状如阵发性或持续性一侧肢体发麻、偏瘫、失语、偏盲等。③可有不同程度的意识障碍，如嗜睡、谵妄、昏迷等。④眼底检查可见视乳头水肿，视网膜上有点状出血及渗出，动脉痉挛变细。⑤ CT 检查可见脑水肿，脑室变小，但脑部结构及位置正常，以此可与高血压合并的脑出血、脑梗死及蛛网膜下腔出血鉴别（表4）。

表4　高血压脑病的鉴别诊断

疾病	症状出现的速度	头痛性质	意识	体征	疾病进展	脑脊液
高血压脑病	血压升高后12～48小时	严重、弥漫	谵妄、昏迷	呕吐、局限性体征	未及时治疗迅速恶化	脑压增高，少许蛋白及红细胞
脑梗死	血栓1～2天栓塞急速	不重	清醒或嗜睡	症状固定	逐渐恢复	正常
脑瘤	几天、几周、几月不等	复发性	轻度意识障碍	脑瘤部位有关	缓慢进展	脑压高，细胞蛋白分离
高血压脑出血	几分钟～几小时	严重	严重昏迷	三偏征	死亡或病情稳定	脑压高含血
蛛网膜下腔出血	迅速	严重	正常或一过性昏迷	脑膜刺激征	恢复或再出血	血性
急性硬膜下血肿	外伤后急速恶化	严重	恶化后昏迷	精神错乱、轻瘫	治疗前进行性恶化	正常或血性
慢性硬膜下血肿	有或不明显外伤史	轻重不等	时而好转，时而恶化	进展慢	缓慢进展	正常或脑压高

144. 高血压脑出血术后再出血的危险因素有哪些

高血压脑出血是高血压患者脑血管形成血肿的一种常见自发性脑血管疾病，具有起病急骤、病情凶险的特点，是神经外科急诊中最常见的疾病，因血肿压迫周围脑组织而出现相关神经功能缺损，也是神经外科临床常见病、多发病。但术后再出血是临床比较棘手的问题，也是影响手术治疗效果的难点所在，会增加致残、致死率从而影响预后、转归。

临床研究表明血肿量大者对颅内压的影响较大，手术清除血肿后易引起颅内压较大梯度变化，增加出血风险。手术时机的选择对术后再出血影响较为显著，对于符合手术指征的患者应尽早行开颅手术以缓解颅内高压，减轻神经功能损害，但高血压脑血出继续出血多发生在发病6小时之后，若6小时内行手术清除，则血肿腔减压后极有可能发生再出血，导致安全性降低。术后血压偏高是引起术后再出血的又一危险因素，导致脑血流量急剧增加而应控制患者术后血压水平；术后躁动会引起血压升高并出现强烈波动，造成脑组织移位，导致过度牵拉、血管撕裂而出血，增加术后出血的风险，临床建议对情绪不稳定者可适当给予镇静剂。

总之，从发病至手术时间、凝血机制、术前血肿量、术后收缩压及术后躁动是高血压脑出血术后再出血的独立危险因素，而与患者年龄、性别、入院时格拉斯哥昏迷评分（GCS）、手术方式、出血部位无关。

145. 急性脑梗死患者静脉溶栓后出血转化的病理生理机制有哪些

脑梗死具有发病率高、致残率高、病死率高的特点，循证医学证据表明0.9mg/kg重组组织型纤溶酶原激活剂（rt-PA）治疗发病0~4.5小时的急性脑梗死具有有效性和安全性。出血性转化（HT）是脑梗死后常见并发症，尤其是溶栓患者，其中约9%发生致死性脑出血，影响患者预后。目前对于HT的发生机制并不完全明确，较为公认的病理生理学机制主要有：

（1）血管壁缺血性损伤：血管闭塞后血管壁上内皮细胞缺血缺氧、变性坏死，血管通透性异常增高，继而出现红细胞渗出、毛细血管破裂等。

（2）闭塞血管再通：各种原因导致的闭塞血管再通均可导致缺血再灌注损伤，引起继发性出血。

（3）侧支循环建立：大面积梗死后，脑组织缺血坏死，缺血半暗带区水肿明显，压迫周围脑组织及血管，水肿减轻后，继发性侧支循环开放。由于侧支循环多为新生毛细血管，血管壁发育不全，故导致 HT。

146. 急性脑梗死患者静脉溶栓后出血转化的危险因素有哪些

随着人口老龄化的发展，脑卒中已经成为我国人口致死、致残的重要原因，其中急性缺血性卒中占 60% ~ 80%。静脉溶栓是缺血性卒中最有效的治疗手段，出血性转化（HT）是溶栓治疗最主要、最危险的并发症。

房颤引起的心源性栓塞较其他原因的脑梗死更易发生出血性脑梗死。这主要是由于栓子被解除且血管再通后，栓塞远端的毛细血管缺血坏死，再灌注时造成血管壁破裂出血，从而形成出血性脑梗死，房颤是溶栓后继发 HT 的危险因素。

高血压患者脑血管长期承受较大的压力，可导致血管壁变性、坏死，在溶栓治疗过程中更易发生 HT。高血压可能是 HT 一个潜在的危险因素。

美国国立卫生研究院卒中量表（NIHSS）通常用来评价患者神经功能缺损的严重程度，研究发现，静脉溶栓后发生 HT 者基线 NIHSS 评分较高，其中基线 NIHSS 评分是脑实质出血型患者发生 HT 的独立危险因素。

研究发现静脉溶栓后 HT 发生率为 14.6%，溶栓前 NIHSS 评分高及心房颤动是急性脑梗死静脉溶栓后发生 HT 的危险因素。针对静脉溶栓前 NIHSS 评分高、伴有心房颤动的急性缺血性脑卒中患者，应综合考虑静脉溶栓利弊，实施静脉溶栓者应密切监护，重点监控，及时发现病情变化并做好相应处置准备。

147. 进展性缺血性脑卒中的危险因素有哪些

进展性缺血性脑卒中（PIS）是指患者发病6小时后脑局灶神经缺损症状继续加重并进行性发展的急性缺血性脑卒中，发病率约占缺血性脑卒中患者30%左右，致残率和病死率均较高。进展性缺血性脑卒中发生与高血压病、糖尿病、发热、颈动脉狭窄、颈动脉不稳定斑块形成密切相关。

血压病可能是引起进展性缺血性脑卒中的危险因素。长期高血压病，脑血流的自动调节阈值会发生上移或者范围变窄；脑缺血区的脑血流自动调节机制进一步下降甚至完全丧失，血压过高或过低均会导致脑灌注明显改变，加重脑水肿，缺血范围增加，引起缺血性脑卒中进展。

血糖使无氧酵解增加，乳酸堆积，加重脑组织损伤，缺血性脑卒中进展；高血糖阻碍血管再通，减少脑灌注，加重神经功能恶化；高血糖使毛细血管硬化，致大脑自身调节障碍，影响脑内侧支循环的建立。卒中后持续性血糖升高与不良预后相关。

急性感染引起炎性反应，白细胞变性及黏附的过程中引起微循环障碍、并可释放自由基等有害物质造成血管内皮损害，进一步促进血栓进展。

不稳定斑块破裂启动凝血机制导致血栓形成增大，管腔进一步狭窄，或斑块的碎片脱落，远端脑栓塞的反复发生，使缺血范围进一步扩大，引起缺血性脑卒中进展，是发生进展性缺血性脑卒中的危险因素。

进展性缺血性脑卒中是多种因素综合影响的结果，在脑梗死患者发病早期积极平稳控制血压、调控血糖在适当水平、控制感染、防止发热引起大脑耗氧增加等多方面采取干预措施，能减少缺血性脑卒中进一步发展。

148. 脑出血后脑白质损伤的机制是什么

脑出血是由脑实质内血管破裂所引起，是脑卒中的一种亚型，约占所有卒中类型的 10% ~ 15%，相对于脑梗死，脑出血具有较高的致残率和死亡率。脑白质组成成分而言，无论轴索还是髓鞘都极易受物理性和病理性因子侵害。

短暂或持久的低灌注会造成脑白质实质性损伤，表现为神经性炎症、少突胶质细胞脱失、髓鞘空泡化和无序化、郎飞结结构重排、白质纤维束解体。

脑出血后出现一系列炎症因子如：多形核白细胞和巨噬细胞的浸润、小胶质细胞和星形胶质细胞的激活、炎症介质如促炎症细胞因子、活性氧（ROS）、基质金属蛋白酶，这些因子会通过彼此之间的相互作用或是调节多形核白细胞来介导神经毒性作用。

脑出血后产生的大量 ROS 致氧化 - 抗氧化代谢的不平衡，最终引起氧化损伤。髓鞘具有很高的脂质 / 蛋白比，自由基易攻击含有高含量多不饱和脂肪酸的脂质膜，启动脂质过氧化的自蔓延过程。

脑出血后 24 小时内红细胞降解释放出血红蛋白和血红素，血红素在血红素加氧酶的催化下进一步降解为胆绿素，从而促进谷氨酸释放的作用，通过兴奋性毒性作用介导白质损伤。

脑出血时大量血液渗入脑组织，产生大量凝血酶，导致继发性脑损伤，包括血 - 脑屏障破坏、脑水肿、神经炎症反应、神经细胞凋亡。

149. 周细胞与阿尔茨海默病的发病有什么关系

周细胞的作用有：形成和维持血脑屏障、增加脑血管稳定性、调节脑区血流量和清除脑实质毒性产物，是神经血管单元的重要组成部分，其功能障碍参与包括缺血性脑卒中、肌萎缩侧索硬化、帕金森病、创伤性脑损伤、糖尿病视神经变性、常染色体显性遗传病合并皮质下梗死和白质脑病等疾病的发生、发展。

阿尔茨海默病（AD）的发病与神经血管单元的功能障碍密切相关，具体机制包括血脑屏障的破坏、局部脑区血流的改变、Aβ 和 tau 蛋白的清除障碍等。β 淀粉样蛋白（Aβ）在大脑的异常沉积、tau 蛋白的磷酸化和神经元纤维缠结是 AD 的三大组织病理学特征。

动物实验表明，周细胞基因敲除的小鼠表现出明显的 AD 症状。周细胞功能障碍导致吞噬作用和对细胞外毒性物质的清除不足、神经血管偶联和血流的调控紊乱、周细胞异常参与 ApoE 表达、不恰当地释放致炎因子，均显示出周细胞功能障碍在 AD 发病过程中起到重要作用。

150. 蛛网膜下腔出血继发迟发性脑缺血的机制是什么

脑血管痉挛是蛛网膜下腔出血（SAH）后最常见的并发症，发生率高达 30% ~ 70%，可造成迟发性脑缺血和迟发性缺血性神经损伤。

研究结果表明：①虽然在 SAH 第 2 周后（发病高峰）血管收缩率约为 70%，临床检测到迟发性脑缺血发生率仅为 30% 左右。②治疗血管痉挛并不一定能改善临床预后。③ SAH 后也会出现分布在非脑血管痉挛部位的脑缺血梗死，并且出现严重的神经功能障碍。④钙通道拮抗剂尼莫地平可以改善迟发性脑缺血及神经功能损害，然而这种疗效并没有血管舒张的证据。血管痉挛并不是引起迟发性缺血性并发症的唯一原因。血管痉挛发生率的明显降低并没有使得迟发性脑缺血有所减少或预后有所改善，这促使研究方向转向了其他可能导致缺血性并发症的机制。早期的脑损伤、皮层扩散去极化、微血栓形成、微血管痉挛、脑血流自动调节失灵、细胞死亡、血脑屏障破坏和启动炎症级联反应都与迟发性脑缺血的发生有关。

151. 血管紧张素Ⅱ受体拮抗剂对脑神经血管保护作用的机制是什么

血管紧张素Ⅱ受体拮抗剂（ARB）类药物除能降低血压外，还能降低卒中的发生率，减少脑缺血损伤，保护认知功能。ARB类药物是临床常用的作用于肾素–血管紧张素系统（RAS）的抗高血压药物，能够改善局部脑缺血损伤、降低卒中的发生率、保护认知功能，其可通过血脑屏障发挥增加血流量、改善炎性反应、抑制神经细胞凋亡的作用。其可能的机制如下：

脑组织存在独立的 RAS，血管紧张素Ⅱ（Ang Ⅱ）是脑内RAS 的主要活性肽。研究结果表明，ARB 不仅可作用于外周神经系统，还可通过调控中枢神经系统脑组织 RAS 相关成分发挥血管神经保护作用。

磷脂酰肌醇 3 激酶 / 蛋白激酶 B（PI3K/Akt）是 ARB 类药物参与神经血管保护作用机制中重要的信号通路。PI3K/Akt 信号通路广泛存在于各种神经细胞中，除具有抗凋亡、调节细胞增殖、分化、代谢调节学习记忆能力等作用外，在脑血管疾病、神经变性疾病等神经系统疾病的发生、发展过程中也发挥着重要作用。

有丝分裂原活化蛋白激酶（MAPK）信号转导通路主要调节细胞的生长、分化、分裂及凋亡，ARB 可通过抑制 MAPK 信号通路的活化，继而改善氧化应激和炎性反应，抑制神经细胞的凋亡而起到神经血管保护作用。

ARB 类药物能增加血管神经的可塑性来改善脑血管神经损害，从而起到血管神经保护作用。此外，ARB 类药物能通过 Toll样受体（TLR）信号通路改善血管神经氧化损伤、保护血管神经作用。

152. 青年人缺血性中风与哪些因素有关

随着人们生活习惯和饮食结构的改变，中风的发病逐渐年轻化，青年中风和老年中风在临床和危险因素上存在显著不同。研究结果显示，高血压、使用降压药、糖尿病、口服降糖药、使用胰岛素、高胆固醇血症、高三酰甘油血症、低密度脂蛋白水平升高、高密度脂蛋白水平降低、吸烟史、饮酒史、心房颤动史、心肌梗死史与青年缺血性中风有关。Logistic 回归分析结果显示，高血压、糖尿病、吸烟史、饮酒史、房颤病史、高胆固醇血症、低密度脂蛋白水平升高、高密度脂蛋白水平降低及高三酰甘油血症是青年缺血性中风的独立危险因素。

153. 定量脑电图对中风有什么应用价值

定量脑电图（QEEG）是利用电子计算机对脑电图中某些有意义的信息进行定量化分析，以便能直观、形象、动态、量化地反映大脑的功能状态，对研究大脑的生理、病理及药理作用具有广阔的价值。QEEG 对脑电慢活动异常指标相对于快活动更为敏感，可作为急性缺血性中风的独立预测指标，并指导其临床治疗及处理。QEEG 作为一种无创、简便、可床旁操作、动态监测的检查，可对患者的脑功能进行准确的评价，为急性脑中风患者的预后提供可靠的信息。有研究表明通过 QEEG 计算各个频带的相对功率值和 δ/α 比值（DAR）作为预测指标对急性脑中风患者的预后进行评估，能够提供更为客观确切的信息。

154. CT 检查对脑血管病的意义

脑 CT 是最重要的影像学诊断方法，优点是检查速度快，对新鲜出血敏感性高，并能显示水肿及颅内压增高，继发脑疝等严重病变；脑 CT 也适宜诊断头颅骨折，尤其是凹陷骨折和颅底骨折。CT 脑血管造影检查能够及早发现头颈部血管病变，适时行溶栓或介入支架植入手术可显著降低脑血管意外的发病率。现在高性能CT 具有扫描速度快、层面薄、检查时间短、获取的影像有较高的时间和空间分辨率等优点，可以进行 VR、CPR、MIP 等三维重建，其在头颈部的应用越来越广泛。

（1）脑梗死：脑梗死的 CT 以低密度影像为特点，在脑血管闭塞后 24 小时内，CT 可无阳性发现。24 小时后出现低或混杂低密度区，累及髓质、皮质，多为楔形和不规则形，边缘不清。常并发脑水肿和占位效应，在基底节附近发现小梗死灶者占全部脑梗死患者的 40%。在采用 CT 诊断脑梗死时需注意以下情况：①梗死灶在 CT 上呈低密度，但发病最初 12 ～ 24 小时可不显影；②发病2 ～ 3 周因"模糊效应"可致漏诊；③脑干梗死也可因伪影而难以显示。

（2）颅内血肿：脑出血数分钟内即可显示，新鲜血肿为边界清楚，密度均匀的高密度影（75 ～ 80Hu），可有占位效应，不难诊断。高密度的血块与血红蛋白的分子密度增高有关，CT 可清楚显示出血肿的部位、范围和程度。2 ～ 3 天后血肿周围出现水肿带，为局部水肿所致。约 1 周后，血肿从周边开始吸收，高密度灶向心缩小，边缘不清，周围低密度带增宽。约 4 周后变成低密度灶。2 个月后成为近于脑脊液密度的边缘整齐的低密度囊腔，血肿周围水肿带以第 2 周最为明显，可持续 4 周。

（3）蛛网膜下腔出血：蛛网膜下腔、脑室、脑实质出现高密度影像。根据出血量不同，高密度影像可在 24 小时至 1 周内消失，变成等密度，此时蛛网膜下腔及基底部也可被等密度的血所闭塞。此外，可根据出血范围及血液扩散途径而综合判断动脉瘤的位置，最显著的部位往往是动脉瘤的位置。如一侧脑室、大脑纵裂及侧裂有出血影，多提示该侧大脑中动脉动脉瘤。如两侧大脑纵裂及侧裂均有出血影，多提示前交通动脉瘤破裂。

（4）短暂性脑缺血发作：此类病人可进展为脑梗死，应进行血管成像 CTA 检查，以便于使用支架植入等措施预防和控制发作。

155. 头颈部 CT 的增强检查有何适应证和意义

增强 CT 是指在 CT 平扫基础上，对发现的可疑部位，在静脉注射造影剂后有重点的进行检查，从而提高诊断准确率的一种手段，称为造影增强方法。增强 CT 具有诸多优势：对病灶的定性能力高，对小病灶的检出率高，能看清楚血管结构。已确定为恶性肿瘤的，增强 CT 可提高肿瘤分期的准确性，或判断肿瘤手术切除的可能性。

病变区强化形式与强化程度有助于定性诊断：①均一强化者多见于良性肿瘤，如脑膜瘤、星形细胞瘤、少突胶质细胞瘤、垂体瘤、听神经瘤、松果体瘤。部分恶性肿瘤也可出现均一强化；②环状强化者多见于有囊变或中心坏死的病灶，如脑脓肿、转移瘤、恶性胶质瘤、脑出血吸收期及颅咽管瘤等；③斑状强化者多见于恶性胶质瘤、某些转移瘤及血管畸形等，脑梗死吸收期可呈脑回强化；④不规则强化者多见于恶性胶质瘤及转移瘤等。强化程度与肿瘤类型有一定关系：明显强化者多见于脑膜瘤、恶性胶质瘤与骨髓母细胞瘤；⑤中度强化者见于垂体瘤及松果体瘤等；⑥轻度强化或无强化者见于分化程度较高的星形细胞瘤。

156. 脑血管的影像学检查有哪些？各自特点都是什么

脑血管疾病检查常用的血管造影方法有三种：磁共振脑血管造影（MRA）、CT 脑血管造影（CTA）和数字减影血管造影脑血管造影（DSA）。

MRA 的特点是无创，不需要注射造影剂就可以完成，可以在行核磁共振检查时同时进行，但分辨率差。CTA 安全、无创，无血管损伤等并发症，尤其适合病情危重，不宜早期进行 DSA 检查的病人。对于颅内动脉瘤，CTA 可准确判定动脉瘤的大小、载瘤动脉、瘤颈。CTA 需静脉注入造影剂，分辨率较 MRA 有所提高。DSA 通过导管等介入材料将造影剂注入目标血管，根据脑部血液循环特点得出 DSA 图像，全脑 DSA 能够真实再现脑血管形态、结构、循环时间，并清楚地显示动脉管腔狭窄、闭塞、侧支循环建立情况等，可以全面、详细地了解动脉狭窄的部位、程度，而且可以明确粥样硬化斑块表面是否光滑，有无溃疡和钙化等改变，另外还能了解颅内外脑血流的代偿情况，对缺血性脑血管病治疗方案的选择起重要的作用，评估是否能对缺血性脑血管病采取介入治疗。DSA 明显提高了脑部血管疾病检出率，为介入治疗提供了良好的平台。

　　DSA 是最准确的脑血管造影方法，分辨率最高，是诊断缺血性脑血管疾病的"金标准"。可用于脑动脉瘤开颅手术或介入栓塞治疗后的定期复查，但 DSA 检查价格昂贵，且是侵入性有创操作，具有较大的局限性，根据个人意愿，DSA 使用受限者，对于开颅手术后的病人，可行 CTA 检查；介入治疗后的病人，可行 MRA 检查。

157. 脑血管病的影像学检查对介入治疗有什么指导意义

　　经皮血管内支架成形术是近年来治疗缺血性脑血管病的新兴方法，疗效较理想。术前准确判断颅内外狭窄或闭塞血管位置及周围解剖情况尤为重要。数字减影血管造影（DSA）是判断颅内外血管有无狭窄的金标准，然而 DSA 属于侵入性操作，创伤较大，且其价格昂贵，限制了其临床应用。CT 血管造影（CTA）、彩色多普勒血流成像（CDFI）及经颅多普勒（TCD）等均属于无创影像学检查方法，研究表明 DSA、CTA、CDFI、TCD 均可作为评价缺血性脑血管病介入治疗前后评估血管状况的影像学手段。

158. 磁共振检查的意义是什么

　　磁共振成像（MRI）是利用人体内氢原子在主磁场和射频场中

被激发产生的信号并通过计算机处理成像的，对人体没有放射性损害，在神经系统疾病的诊断方面其优越性突出，能显示颅脑各部位，不出现颅骨伪影，能清楚显示 CT 不易检出的脑干和后颅窝的病变，常用于脑血管病、脑肿瘤、颅脑先天发育畸形、颅脑外伤、颅内感染等疾病的辅助检查。对脑灰质和白质可以产生明显的对比度，因此常用于诊断脱髓鞘疾病、脑变性病变、脑白质病变等重要检查。

MRI 对脊髓病变检查显示明显的优越性，并可得冠、矢、横三轴位像，用于脊髓肿瘤、脊髓空洞症、椎间盘脱出、脊椎的转移性肿瘤等，此外 MRI 的信号取决于组织的理化特性，其中包括氢原子密度及分子环境等，对以后揭示脑代谢等生命现象有重要意义。

MRA 可结合造影，对脑血管疾病的诊断很有帮助，但是对急性颅脑外伤、颅骨骨折、钙化病灶、急性出血者，MRI 不如 CT 检查；另外，脑动脉瘤手术使用银夹者以及带义齿、装心脏起搏器的病人不能使用 MRI 检查。总之 MRI 与 CT 将互为补充、相辅相成，在脑血管病诊断方面发挥巨大的作用。

159. TCD 主要用于哪些脑血管病的检查

TCD 将多普勒效应与经颅（穿颅）原理结合，实现了对颅内血管血流动力学无创性直接检查。TCD 可以直接检测颈内动脉系统和椎动脉系统主干大血管，颈内动脉颅外段血液方向、性质、速度，实现对脑血管内的血流状态的检测，对颅脑的检查可与 CT 和 MRI 互相补充。

TCD 用于检查的脑血管病主要有：

（1）对脑动脉硬化的诊断。

（2）对颅内外血管阻塞性疾病的诊断及其血流动力学的影响。

（3）对颅内动静脉畸形供应血管的探测识别。

（4）对蛛网膜下腔出血和偏头痛的脑血管痉挛的监测。

TCD 是神经内科诊断脑血管病的重要手段之一，在做 TCD 之前应注意以下几个问题：

（1）检查前应休息 5 ~ 10 分钟，以稳定心率。

（2）根据所测血管，选择合适体位。

（3）注意环境温度相对稳定、适中。

（4）病人应保持心情平静，避免紧张，主动配合检查。

160. 中风后应进行哪些有意义的血液检查

中风后进行血液检查对辅助诊断、判定预后、制定治疗方案提供依据。血液检查主要有以下内容：

（1）血糖：在脑出血急性期可有血糖升高，出现糖尿，但可能为一过性应激性血糖升高。血糖、糖耐量实验、糖化血红蛋白的检查与糖尿病相鉴别，对指导治疗有帮助。

（2）血脂：血脂是血液中各种脂类的总称，其中最重要的是胆固醇和甘油三酯，需要蛋白质的"载体"在体内运输，这种蛋白载体称载脂蛋白，即高密度脂蛋白（HDL）把胆固醇从身体组织运输到肝脏分解代谢，减少胆固醇在血管壁的沉积，降低冠心病、脑卒中的发病，是人们常说的"好胆固醇"，低密度脂蛋白（LDL），把胆固醇从肝脏运输到血液，是"坏胆固醇"，增加冠心病、脑卒中的危险，LDL 增高和甘油三酯的增高统称为高脂血症，他们促使动脉硬化的发生。

（3）凝血功能检查：脑梗死的主要原因是栓塞和血栓形成，血管内皮损伤、凝血功能康健导致高凝状态引起纤溶亢进。凝血检查主要有凝血功能检查和血常规血小板检查，D- 二聚体的增高表明血管内血栓形成的同时出现继发性纤溶亢进，脑梗死与血小板增高有关，脑出血与脑梗死与凝血酶原时间（PT）、国际标准化比值（INR）、纤维蛋白原（FIB）增高相关。

（4）血流变学检查：主要反映血液的流动性质和凝固性质，血液流变性异常可导致血液循环与微循环的障碍，引起组织缺血、缺氧，代谢和功能失调等严重后果。缺血性的心、脑血管病（脑血栓和心肌梗死等）在临床症状出现之前，某些血流变参数即出现异常，因此对血液流变性的检测有利于及早纠正血流变异常，防止疾病的发生。

（5）同型半胱氨酸：同型半胱氨酸会引起脑动脉壁的局限性血液供应障碍、细胞死亡、管壁变薄和承受压力的能力降低，在长期高血压协同作用下，就会在脑部这些中、小动脉壁上的薄弱处出现米粒大小而壁薄的瘤样扩张（微动脉瘤）。另一方面，同型半胱氨酸会引起脑部大、中动脉内壁粗糙和不光滑而影响血流的畅通。血液中的同型半胱氨酸含量愈高，动脉硬化的危险性愈大，脑中风的发病率也愈高。

161. 中风先兆有哪些

年龄在40岁以上有高血压、脑动脉硬化或糖尿病、高脂血症、高同型半胱氨酸血症、高黏血症的患者，如果出现下列情况，应高度警惕是否为中风先兆：

（1）无明显原因出现头晕，身困乏力，神志恍惚。

（2）自觉突然舌头阵发性发硬，言语不利，饮水发呛。

（3）阵发性耳鸣，耳聋，耳内时觉风响。

（4）时有口角流涎，口角抽动或麻木。

（5）自觉走路轻浮，走路不稳，脚下如踩棉絮。

（6）突然出现一侧肢体无力，麻木或抽搐。

162. 脊髓血管病如何分型？临床表现有哪些

脊髓血管同脑血管一样，可以发生血栓形成、栓塞、畸形、炎症、出血等，但脊髓内部解剖结构紧密，小血管损害比同等脑血管损害将产生更大危害。临床所见多为动脉硬化造成的脊髓血管病，主要有脊髓缺血、脊髓动脉血栓形成两种类型。其临床表现如下：

（1）脊髓缺血：动脉硬化是脊髓缺血的重要原因。由于血供不足可以造成短暂性脊髓缺血，严重时可以发展成为永久性的脊髓损害。其他疾病产生的短暂性血压过低可以使上述损伤加重，脊柱骨折和脊髓蛛网膜黏连等。

临床表现以肢体远端无力与间歇性跛行为其特点。下肢无力在行走之后更加明显，同时下肢腱反射亢进及病理反射。休息或使用扩血管药物可使无力缓解，病理反射消失。病情继续发展则造成永久性损害，休息或药物不再能缓解下肢无力，并出现肌肉萎缩、共济失调和两点辨别觉消失，晚期出现排尿困难。

其治疗主要是防治动脉硬化，可用扩血管药物缓解症状，应避免任何原因造成的低血压。

（2）脊髓动脉血栓形成：动脉硬化是老年人动脉血栓形成的主要原因，但脊髓动脉血栓形成的发病概率较脑动脉血栓形成为小。对本病的病因首先应排除椎管内占位病变对动脉干的压迫作用，因为脊髓肿瘤、颈椎脱位或椎间盘突出症，均能使动脉干受压而闭塞或出血。血管畸形发生闭塞或出血的例子亦不少见。

根据血管闭塞部位的不同，临床表现主要有两大类。

1）脊髓前动脉综合征：起病突然，亦有在数小时或数日内逐渐起病者。剧烈的神经根痛为最早出现的症状，少数病例为轻微的酸痛，瘫痪出现之后疼痛仍可持续数日至数周。瘫痪于最初数小时内发展到顶峰，很少有延迟到数日者，瘫痪可以是不对称的。早期表现为脊髓休克，肌张力减低，腱反射消失，尿便障碍。脊髓休克过去之后，病变相应节段出现松弛性瘫痪，病变水平以下为痉挛性瘫痪，肌张力增高，腱反射亢进，出现病理反射。早期有大小便功能障碍。如果闭塞仅累及脊髓前动脉的小分支，可能发生局部小的软化灶，临床上表现为单瘫或轻度截瘫，不伴有感觉障碍。

2）脊髓后动脉血栓形成：脊髓后动脉有较好的侧支循环，因而对血管闭塞有耐受性。当发生脊髓后动脉闭塞时，临床表现为深反射消失，共济失调，神经根痛和病变水平以下的感觉丧失，括约肌功能不受影响。

163. 视神经脊髓炎的临床特点有哪些

视神经脊髓炎（neuromyelitis optica，NMO）又称 Devic 综合征，NMO 是一组体液免疫参与的抗原—抗体介导的严重中枢神经系统特发性炎性脱髓鞘性疾病，主要累及视神经和脊髓的中枢神经系统。自发现血清水通道蛋白 4（AQP-4）抗体以来，越来越多的证据显示视神经脊髓炎是一种独立的疾病。脊髓 MRI 所显示的长节段横贯性脊髓炎是其最具特征性的影像学改变，视神经强化是视神经炎的常见 MRI 影像表现。

视神经脊髓炎的临床特点：视神经炎是患者最主要的首发症状，主要表现为双眼或单眼视力急剧下降，部分病人伴有不同程度的视神经萎缩，脊髓炎均表现出功能障碍或四肢感觉异常，主要表现为行走困难、肌肉乏力以及四肢麻木等。临床多以严重的视神经炎和长节段横贯性脊髓炎为特征性表现，好发于青壮年女性，复发率及致残率高。对患者进行电生理、脊髓 MRI、脑脊液等检查可以提高患者临床诊断的正确性，早期正确诊断和治疗能有效降低复发率和致残率，帮助患者尽早恢复健康。

164. 怎样鉴别阿尔茨海默病与脑梗死性痴呆

阿尔茨海默病（Alzheimer's disease，AD）又称弥散性大脑萎缩症，老年痴呆。以进行性痴呆为主要症状，是大脑变性中最常见的疾病，目前倾向认为本病是遗传和环境多种因素引起的特征性脑变性而产生的痴呆综合征中最有代表性的疾病，称为 Alzheimer 型痴呆。现代观点认为本病的发生可能与神经递质的生物合成酶活性降低有关。有研究表明本病的严重程度与胆碱乙酰转移酶（CHAT）、乙酰胆碱合成酶缺陷相关，还有去甲肾上腺素能、5-羟色胺和色氨酸能递质缺陷。这些改变导致神经元脱失，最终导致认知及行为异常。

本病病理特点为广泛大脑皮质萎缩，尤以额叶和颞叶更明显，表现为脑沟变宽，脑回变窄，侧脑室和第三脑室扩大。以50岁以后发病居多，女性略高于男性，多数为散在性，也有家族性。起病隐匿，最早最突出的症状是遗忘，尤以近事遗忘为最明显，继而出现进行性智能减退，反应迟钝，分析综合、理解判断力下降，语言重复和动作刻板。失语、失认、失用等局灶性症状较少。随着病程进展，痴呆日益严重，人格改变，定向障碍，卧床不起，多死于并发症。病程平均5～10年。神经学检查无局灶性体征，脑脊液基本正常，影像学检查示脑萎缩和脑室扩大。

本病与多发性脑梗死性痴呆相鉴别，区别在于后者通常有多次脑梗死发作史，男性较多，发病急，病程呈阶梯式进展，局灶性神经系统体征较明显，可伴有高血压和脑动脉硬化史，影像学检查可见多发性梗死灶。目前本病尚无有效治疗方法，临床上主要是控制病情进展。

165. 怎样鉴别老年忧郁症与血管性痴呆

老年忧郁症即假性痴呆，其与血管性痴呆的鉴别见表5。

表5　假性痴呆与血管性痴呆鉴别

病名	假性痴呆	血管性痴呆
发病期	明确	不明确
病程	短	长，呈隐匿性
病史	精神症状病史	无精神症状病史

续表

病名	假性痴呆	血管性痴呆
症状	喋喋不休叙述自己认知功能障碍	很少叙述
	简单操作不认真做	对各项操作认真努力做
	行为与认知功能障碍程度不符	行为与认知功能障碍程度符合
	很少晚间加重	常有晚间加重
	典型回答为不知道	回答接近但偏离正确答案
	难度相同问题的回答情况不一致	难度相同问题的回答情况基本一致
	记得疾病细节	不记得疾病细节
	经鼓励可表现出好的记忆力、注意力、计算力	注意力、计算力、记忆力均减退，鼓励不能提高
	情绪低落、固定深沉，可有妄想、罪恶感，猜疑	情绪波动表浅、易变

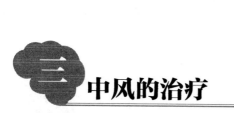

三　中风的治疗

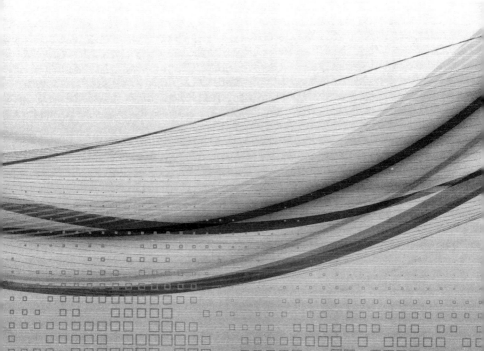

166. 怎样预防中风

预防中风应注意以下几个方面：

（1）防治高血压和动脉硬化等危险因素是对中风的最有效预防。延缓动脉粥样硬化发生，有效控制高血压病、糖尿病及高脂血症等原发病是预防中风的措施之一。

（2）出现中风先兆时应及时治疗。除了治疗上述所说的原发基础性疾病外，也可服用降低血黏度、抗血小板聚集、降脂、改善微循环类药物预防中风的发生，必要时进行静脉溶栓。

（3）避免某些诱发因素是预防中风发作不可忽视的措施。中风往往因情绪紧张、激动、过度劳累、暴饮暴食、严重失眠诱发，故须做到：

1）保持轻松愉快的情绪：俗语说"欲要百年无病，日日莫有愁容"，高血压病、高脂血症、冠心病患者要保持乐观的情绪，听音乐，打太极拳，气功锻炼，与亲朋好友交谈，都能保持良好的情绪，保持机体内阴阳平衡，气血调和，减少中风发病。

2）遇事勿怒：情绪激动往往会影响人的气血运行，七情中的怒、思、悲常易引起出血性中风，而喜、恐则易引起缺血性中风。老年人情绪抑制力差，较难忍耐不满情绪，可采用养花、养鸟、练书画、棋艺、读书等文化生活，转移注意力，调节情绪，保持健康的心理状态。

3）不可过劳过逸：过劳则耗气伤血，过逸则气血易于瘀滞，要提倡劳逸适度，动静结合。

4）饮食要有规律：老年人脾胃功能减弱，暴饮暴食更易诱发中风。平素饮食应以清淡易消化之食为主，限制高胆固醇、高糖、高盐饮食，忌肥甘厚味及辛辣之物。

5）节制情欲：老年人如房劳过度，则必竭阴精。阴精亏损则阳失阴恋，易发中风。所以节制情欲也是不可忽视的方面。

6）注意防热御寒：中风发病与季节、气候有明显的关系。冬夏季中风的发病率与死亡率高。这是因为老年人机体的自我调节能力差，在天气骤变，低温、高温都会引起体内内环境的改变，不能自动调节适应环境变化，尤其骤冷时应注意保暖，预防中风。

7）戒烟酒：研究证实，吸烟后人体脑血管会出现痉挛致血流缓慢，血黏度增加，大脑相对供氧不足，而酗酒则易使血压不稳，故脑血管病人应戒烟酒。

8）保持适当睡眠：足够的睡眠能使大脑得到充分休息，改善脑部氧供。整日嗜睡，久卧则伤气，气虚则血虚、血滞，易引起缺血性中风。

9）坚持体育锻炼：进行适当的体育锻炼，能促进细胞的新陈代谢，改善微循环，促使气血流通，提高机体应激能力及抗病力是防止各种疾病的一个重要保健方法。

167. 饮食对缺血性卒中的影响有哪些

美国一项大型高血压防治计划发展出 DASH 饮食模式，在这项计划的饮食原则：多吃全谷食物和蔬菜，这类食物富含纤维、钙、蛋白质和钾，有助于控制或降低高血压。适度吃瘦禽肉和鱼类将有益心脏。爱吃甜食的话，就多吃水果，拒绝饭后甜点。限制食盐摄入量，最好以辣椒等调味料和柠檬取代额外食盐。DASH 饮食模式可以有效预防高血压并有降压作用。

高血压是脑卒中的主要危险因素，DASH 饮食可以预防高血压，那么 DASH 饮食对缺血性卒中的风险有什么影响呢？在瑞典卡罗林斯卡学院营养流行病学研究室的一项前瞻性研究中，试验者对受试者采用饮食评价和食物频率问卷评估，研究结果显示 DASH 饮食与缺血性卒中风险呈负相关，与脑出血没有显著负相关，与蛛网膜下腔出血无关，即坚持 DASH 饮食可降低缺血性卒中的风险。

168. 对突然中风者应如何紧急处理

中风病发病急，变化较快，早期处理是否得当，抢救是否及时直接影响到患者生命及预后致残程度。所以脑血管病人的家属应有中风急救措施的相关常识：

（1）立即使病人就地平卧，保持安静，避免患者用力、情绪激动。

（2）如果患者意识不清，应让其头偏向一侧，这样可减轻舌后坠而压迫呼吸道，保持呼吸道通畅，并可使口腔分泌物流向一侧颊部，防止误吸呼吸道而引起吸入性肺炎。如果呕吐应及时清除口腔内容物，并及时清理口及咽喉分泌物，保证呼吸道通畅。

（3）如果测量血压提示血压过高应及时平稳降压，尽量避免患者情绪激动，以防脑出血病人血压过高而加重出血。

（4）如疑有心绞痛、心肌梗死时，立即给予舌下含化硝酸甘油或速效救心丸。

（5）如出现呼吸心脏骤停时，应立即施行心肺复苏术和人工呼吸。

（6）中风后如需搬运送往医院，应减少对患者的振动，避免随意搬动，以免加重出血，或拨打急救电话（120），请求专业人员的帮助。

169. 怎样治疗短暂性脑缺血发作

短暂性脑缺血发作（TIA），是由于颈动脉或椎－基底动脉系统的短暂性血液供应不足所致，局灶性脑缺血导致突发短暂性、可逆性神经功能障碍。临床表现为突然发病，几分钟～数小时的局灶性神经功能缺失，多在 1 小时内完全恢复，但可有反复的发作。

TIA 的治疗原则：①根据全面检查所出现的病因和诱因进行针对性的病因治疗；②治疗过程中发作并未减少或终止，考虑以脑栓塞为诱发因素时，可慎重选择抗凝治疗；③若病因主要是位于颅外的颈动脉系统，可结合病人的具体情况考虑外科治疗。治疗方法如下：

（1）病因治疗：尽可能查找 TIA 的病因，针对病因治疗。

（2）药物治疗

1）脑血管扩张剂及扩容剂：常用的有低分子右旋糖酐扩容，钙离子拮抗剂扩血管。

2）抗血小板聚集：可能会减少脑梗死的发生，对预防复发有一定疗效。研究表明预防性地服用阿司匹林，可显著降低缺血性中风的发病率，此外，氯吡格雷是一种新型血小板聚集抑制剂口服制剂。

3）抗凝治疗：如 TIA 发作频繁，程度严重可选用抗凝治疗，低分子肝素，必要时同时口服抗凝剂如华法林等。在使用抗凝剂治疗应注意以下几点：①严格掌握禁忌证：有出血性疾病或消化性溃疡活动期，严重肝、肾疾病，高血压，孕妇及产后，外伤后急性期和恢复期。②实时监测凝血功能、凝血酶原活动度。③治疗期内应注意有无出血并发症，需反复检查小便有无红细胞，大便有无潜血，密切观察可能发生的内脏出血。如有出血，应停止抗凝治疗。如为口服抗凝剂出血者给予维生素 K。如用低分子肝素出现出血时，则用硫酸鱼精蛋白对抗。④在抗凝治疗前先进行 CT 检查，排除脑出血。

4）钙离子拮抗剂：有防止脑动脉痉挛，扩张血管，维持红细胞变形能力等作用。

5）降纤酶：具有激活纤溶酶作用，为溶栓剂，临床应用于治疗 TIA 效果明显。

6）中医药治疗：多采用活血化瘀、通经活络的治则，常用川芎、水蛭、红花、土鳖虫、全蝎、地龙等及中成药制剂。

（3）外科治疗：原则上，如能明确诊断 TIA 是由于颅外动脉病变所致者，考虑外科治疗，手术目的是恢复、改善脑血流量，建立侧支循环和消除微栓子。由于颅内部分的动脉病变所致者，不宜外科治疗；由于颅外和颅内部分都有病变所致者，应根据具体情况，评估利弊，采取个体化治疗方案。

170. 脑血栓常用的治疗方法有哪些

（1）药物治疗：急性期治疗原则：①超早期治疗首先使公众提高脑卒中的急症和急救意识，了解超早期治疗的重要性和必要性。发病后立即就诊，若无禁忌证，力争在 3 ~ 6 小时治疗时间窗内溶栓治疗，并降低脑代谢控制脑水肿及保护脑细胞，挽救缺血半暗带区。②个体化治疗根据病人年龄、缺血性卒中类型、病情程度和基础疾病等采取最适当的治疗措施。③防治并发症如感染、脑心综合征、下丘脑损伤、卒中后焦虑或抑郁症、抗利尿激素分泌异常综合征和多器官衰竭等。④整体化治疗采取支持疗法对症治疗和早期康复治疗；对卒中危险因素如高血压糖尿病和心脏病等及时采取预防性干预减少复发率和降低病残率。

（2）外科治疗：幕上大面积脑梗死有严重脑水肿占位效应和脑疝形成征象者，可行开颅减压术；小脑梗死使脑干受压导致病情恶化的病人通过抽吸梗死小脑组织和后颅窝减压术可以挽救生命。

（3）康复治疗：应早期进行并遵循个体化原则制定短期和长期康复治疗计划，分阶段、因地制宜地选择治疗方法对病人进行针对性体能和技能训练降低致残率增进神经功能恢复，提高生活质量和重返社会。

171. 临床上脑血管病患者怎样进行溶栓治疗

时间窗内静脉溶栓是急性脑梗死目前国际公认的有效治疗方法。随着 CT、MRI 的普及，使时间窗内溶栓治疗已经成为可能。研究显示，缺血半暗带区，血流处于泵衰竭阈值上，神经功能缺损或基本丧失，但是神经元仍能存活，如果方法得当，时间及时，应用较早能避免半暗带区缺血坏死，而使患者不留后遗症，取得明显的治疗效果。潜在缺血半暗带区已明确证实能存活24小时，静脉溶栓治疗时间窗是个关键因素，时间越短越好。2015年神经内科指南指出，溶栓时间窗为4.5小时，因为4.5小时内脑动脉闭塞引起的脑组织改变尚不明显，属可逆性。后循环缺血可延长至6小时。

（1）临床常用的溶栓治疗药物有尿激酶、rt-PA。尿激酶为非选择性溶栓药物，对血栓部位及非血栓部位的纤维溶解均有影响。rt-PA选择性地作用于血栓形成部位，激活血栓部位的纤溶酶原，较少引起出血等不良反应，治疗后24小时内不得使用抗凝血药或阿司匹林，24小时后经CT检查显示无脑出血，即可换用抗血小板聚集治疗。

（2）降纤治疗：目前临床使用蛇毒类制剂，其生化作用是将纤维蛋白原转化为可溶性的纤维蛋白，降低纤维蛋白的血浆浓度，使血栓形成的底物减少。理论上降纤治疗的时间窗可延长至发病72小时，在6小时内存在溶栓风险或发病72小时内的患者均可予降纤治疗，但事实上只要患者纤维蛋白原大于4 g/L或患者患侧肢体肌力小于3级均可行降纤治疗。

（3）目前抗血小板聚集治疗的药物主要有阿司匹林、氯吡格雷，适用于不适合溶栓、降纤或者溶栓、降纤结束后的抗栓维持治疗。

172. 脑血管病介入取栓有哪些适应证和禁忌证

近年来随着介入材料和技术的发展，血管内治疗显著提高了闭塞血管再通率，延长了治疗时间窗，显示出良好的应用前景。血管内治疗包括动脉溶栓、机械取栓和急诊血管成形术。其中机械取栓和急诊血管成形术出现相对较晚，其优点包括：避免或减少溶栓药物的使用，对于大血管闭塞及心源性栓塞性卒中具有更高的再通率，成为急性缺血性卒中的重要的治疗手段。

目前认为，除治疗时间窗适度放宽外，遵循美国国立神经疾病与卒中研究所（NINDS）组织型纤溶酶原激活剂（t-PA）静脉溶栓治疗试验的纳入和排除标准，参考由美国介入与治疗神经放射学会和美国介入放射学会技术评价委员会共同制定的动脉内溶栓治疗急性缺血性卒中的研究标准，结合我国国情，制定如下适应证和禁忌证。

适应证：①年龄在18～85岁。②前循环：动脉溶栓在发病6小时内，机械取栓及血管成形术在发病8小时内，后循环：可延长至发病24小时内，进展性卒中机械取栓可在影像学指导下，酌情延长治疗时间。③临床诊断急性缺血性卒中，存在与疑似闭塞血管支配区域相应的临床症状和局灶神经功能缺损，且神经功能损害症状及体征超过60分钟不缓解。④美国国立卫生院神经功能缺损评分（NIHSS）在8～25分之间；后循环进展型卒中可不受此限制。⑤影像学评估：CT排除颅内出血，脑实质低密度改变或脑沟消失范围< 1/3大脑中动脉供血区域。⑥患者或患者亲属理解并签署知情同意书。

禁忌证：①最近3周内有颅内出血病史，既往发现脑动静脉畸形或动脉瘤未行介入或手术治疗。②顽固性高血压（收缩压持续≥ 180mmHg或舒张压持续≥ 110mmHg）。③造影剂过敏。④血糖在1.7mmol/L以下或血小板计数< 100×10^9/L。⑤最近7天内有不可压迫部位的动脉穿刺史；最近14天内有大手术或严重创伤病史；最近21天内胃肠道或尿道出血，最近3个月内存在增加出血风险的疾病，如严重颅脑外伤、严重肝脏疾病、溃疡性胃肠道疾病等；既往1个月内有手术、实质性器官活检、活动性出血；⑥疑脓毒性栓子或细菌性心内膜炎；⑦生存预期寿命< 90天；⑧严重肾功能异常。

173. 大面积脑梗死应该如何补液

大面积脑梗死后脑组织对各种有害刺激产生的非特异性反应，

导致血脑屏障通透性增加，脑组织毛细血管通透性增加，血浆成分和水分外溢，造成细胞外间隙或白质水肿，即血管源性脑水肿。同时脑组织能量代谢障碍、酸中毒和自由基反应，使细胞膜结构受损、转运功能障碍和通透性增加，水分大量聚集于细胞内，即细胞毒性脑水肿。当脑水肿超过生理调节的限度时可导致颅内压升高，从而影响脑血流循环和代谢，又可加重脑水肿，两者互相影响，互为因果，使颅内压继续升高。因此强调液体管理，尤其是减少大量静脉补液，对预防脑水肿迅速加重非常必要。入院后7天静脉补液量控制在每日500mL左右，其余以胃肠道补液为主，并量出为入，保持液体控制在每日100～600mL，直到患者平稳度过第7天才可放宽液体限制。尤其是前24～48小时，所有液体总量包括静脉和胃肠补液总量应该控制在1500mL以内，使得机体流失的液体多于补充的液体，预防脑水肿加重。

174. 脑出血急性期的治疗原则是什么

脑出血急性期的治疗原则：保持安静，防止继续出血，积极治疗脑水肿，降低颅内压，调整血压，改善循环，加强护理，防治并发症。

发病后，尽可能就近治疗，不宜长途搬运。如需搬动，亦尽量减少振动，以免加重出血。一般采用头高位，保持呼吸道通畅，昏迷病人应将头偏向一侧，便于口腔黏液或呕吐物流出。如分泌物不能流出，应随时用吸引器吸出，必要时进行气管切开吸痰，防止肺炎的发生，及时吸氧，尿潴留时应及时导尿。定时转换体位，防止褥疮发生，发病3日后神志仍不清楚，不能进食者应插鼻饲管进行鼻饲以保证足够营养。发病前后已有几日未排大便者应给予清洁灌肠。

一般脑出血后第2天开始出现脑水肿，3～5天达高峰，严重脑水肿可能引起脑疝，危及患者生命，因此抗脑水肿、降低颅内压是治疗脑出血的重要措施。应根据出血量及脑水肿严重程度，立即快速使用脱水剂，常用 20% 甘露醇静滴或静推，病情较重时可用呋塞米加地塞米松针剂静推，必要时加用甘油果糖静滴。在使用脱水剂时应注意监测水、电解质平衡、肾功能，防止出现水、电解质平衡紊乱及急性肾衰。

止血剂及凝血剂对脑出血无效，但若合并消化道出血时可给予甲氰咪胍等药物静滴；亦可鼻饲云南白药、三七粉、冰牛奶、冰盐水等。有凝血功能障碍者可给予 6-氨基己酸等药物静滴。在整个急性期，尤其是病人昏迷阶段应密切监测血压、呼吸及病人双侧瞳孔等情况，如出现呼吸功能不好时，可给予可拉明、洛贝林等呼吸兴奋剂维持。

此外在急性期亦应尽早配合中药治疗，如病人昏迷时可给予清开灵静滴或安宫牛黄丸等鼻饲以醒脑开窍，也可辨证投以汤药鼻饲以化痰开窍，对促进患者苏醒，促进血肿吸收有积极的治疗作用。对于出血量多、血肿较大的患者如无手术禁忌证，亦可考虑手术治疗或者 CT 引导下血肿清除术，以清除血肿，降低颅内压，挽救病人生命。

175. 脑出血后应该如何处理高血压

高血压是脑出血的主要原因，高血压脑出血时血压较平时明显升高，血压升高还有继发出血的可能，但血压下降过快降低脑灌注，加速脑损伤，脑细胞死亡，重者可导致病人死亡。治疗 1~2 周血压逐渐下降，以后相对稳定，与颅内压下降相平行，预后较好，否则预后差，死亡率高。

脑出血急性期，脑实质突然出现明显占位的血肿，造成脑室受压，中线结构移位。同时，颅内压急剧增高，致使以原有的血压水平难使血流进入颅内，颅内血流量减少，血压中枢受缺血的刺激而反射性地升高血压，以克服增高的颅内压，维持和保证适当的脑灌注压。而颅内肿瘤引起的缓慢升高的颅内压可以通过颅腔内结构的适应机理，维持相对正常的脑血流量，不容易发生血压的升高。因此部分专家不主张在脑出血时降血压，若血压降得过低，必然使脑血流量下降，脑组织缺血缺氧坏死，预后差。

脑出血早期血压升高较为常见，与不良预后关系密切。脑出血后血压升高可导致血肿扩大，脑水肿加剧；血压反射性升高有助于保证脑血流灌注，过度降低血压可能影响脑灌注。目前，许多脑出血治疗指南关于血压管理的意见是谨慎适度控制血压，将血压维持在相对较高水平。

脑出血病人使用降压药需首先考虑是否影响脑血流量。一般先肌注呋塞米，后静滴甘露醇，颅压降低后，血压随之下降。若颅压降低后血压仍高，可考虑使用血管紧张素转化酶抑制剂（ACEI），此类药物不影响脑血流量，有同时使脑循环自动调节的曲线上下限，同时降低的作用，危险性小。钙离子拮抗剂有扩血管作用，又能增加脑血流量，但降压幅度过大时可导致脑血流量低下，且因脑血管扩张，有诱发脑压升高危险。硝普钠、硝酸甘油有过度降压、扩张脑血管、升高脑压、降低脑血流量的作用，应慎用。β受体阻滞剂可使脑血流量下降，急性期不宜使用。α受体阻滞剂增加脑血流量，使自动调节曲线下降，但易出现过度明显降血压及体位性低血压。利血平有镇静作用，影响神经系统症状的正确评价。

总之，脑出血急性期以降低颅内压为主，一般很少使用降血压药物，若血压过高或平均动脉压过高时，或颅内压下降后血压仍高，应慎用或不用强烈降压作用的药物。

176. 脑出血的病人应该怎样补液

高血压脑出血是由于脑内小动脉硬化，玻璃样变，形成微动脉瘤，加之脑内动脉外膜不发达，缺乏外弹力层，中层肌细胞管壁较薄，在用力、情绪激动等因素引起血压骤然升高时可造成动脉血管破裂出血。由于出血后形成血肿压迫局部致脑内占位性病变，破裂血管不再出血而闭塞。

高血压脑出血急性期，由于血肿的占位效应，血管通透性增加、细胞毒效应及血肿挤压或血块阻塞脑室所致脑积水等综合因素，最终产生颅内压升高。若颅内压升高进一步发展会形成脑疝，脑疝的形成又加重脑水肿和颅内高压，引起严重的复杂的临床征象。故脑水肿、高颅压和脑疝是临床征象产生的病理基础，也是脑出血致死、致残的主要原因，因此治疗脑出血时，消除脑水肿，降低颅内压，直接关系到患者的生死存亡及功能恢复。此时脱水治疗放在首位。急性出血性病变也不宜输入过多的液体，输液总量应控制在 2000mL 左右为宜，具体根据血压和脱水药物应用剂量调整，一般几天后每日的输液量控在 1600 ~ 2000mL，以保持轻度脱水状态。

对于中枢高热或继发感染致发热者，会增加水分消耗，体温每升高 1℃，就应按失水量 15% ~ 20% 的比率增加补液量。伴有呕吐、出汗较多等情况，也应适当增加补液量，并应注意保持水、电解质平衡，根据监测电解质情况进行补充。若两天后病人仍处于昏迷状态不能进食，应鼻饲流食，补液量可相应减少。

177. 蛛网膜下腔出血为何会发生脑血管痉挛

脑血管痉挛是指脑动脉在一段时间内的异常收缩状态，常见于蛛网膜下腔出血病人。据统计，蛛网膜下腔出血后，脑血管痉挛的发生率达 16% ~ 66%，其发生时间一般多于蛛网膜下腔出血后 2 ~ 3 天，7 ~ 10 天达高峰，以后逐渐缓解。少数发生较晚（2周后），或持续时间较长（达数周至 1 个月）。个别发生于 30 分钟或 1 ~ 2 天内，即所谓急性脑血管痉挛。目前认为蛛网膜下腔出血后脑血管痉挛的发病机制有以下几个因素：

（1）机械性因素：当蛛网膜下腔出血时，出血的冲击，凝血块的压迫，以及脑水肿，脑室扩张的牵拉等，这种机械性刺激常常造成短暂的局部性脑血管痉挛。

（2）神经因素：蛛网膜下腔出血后，交感神经亢进致使去甲肾上腺素水平增高，后者同时引起高血压与心肌缺血的改变，同时交感神经功能亢进可引起脑血管痉挛。另外，蛛网膜下腔的血管上有一些蛛网膜丝伸进蛛网膜神经纤维结，当出血机械作用使血管移位或使蛛网膜下腔扩大时，或破入之血流入蛛网膜下腔时，这些神经纤维结即可引起血管收缩，导致血管痉挛。

（3）化学因素：①血管痉挛的神经介质：多数学者认为蛛网膜下腔出血时，散布于蛛网膜下腔的血小板裂解，释放收缩血管的神经介质儿茶酚胺类和5-羟色胺所致。②内皮素（ET）：近年来研究认为，蛛网膜下腔出血后患者的脑脊液（CSF）和血浆中ET含量升高，推测血管痉挛和迟发性脑缺血可能是ET使大脑动脉持续收缩所致。③其他因素：参与迟发性血管痉挛形成的因素更复杂，研究表明氧自由基、脂质过氧化物、胆红素代谢物、花生四烯酸以及乙酰胆碱等可以引起血管平滑肌持续性收缩、变性。而这些物质的异常释放又主要是因为红细胞进入蛛网膜下腔后释放出大量的氧合血红蛋白。因而有人认为急性痉挛是由血小板释放的5-羟色胺所致，慢性痉挛是由氧合血红蛋白所致。

总之，蛛网膜下腔出血后脑血管痉挛的原因，可能是血肿或血凝块对颅底动脉机械性牵拉、压迫，下丘脑释放的神经介质改变了交感神经张力，通过神经反射引起脑血管痉挛。体液中的血管收缩物质增多，如血栓烷素A、儿茶酚胺、血管紧张素、5-羟色胺增高是迟发性脑血管痉挛的主要原因。

脑血管痉挛是蛛网膜下腔出血致残和死亡的主要原因，因此，应积极进行抢救，及早预防。脑血管痉挛的早期仅为血管壁的可逆性收缩，后期可因坏死、增生而使血管壁肥厚，管腔狭窄。因此脑血管痉挛应尽早预防，一旦发展到后期很难逆转。

178. 怎样治疗蛛网膜下腔出血后脑血管痉挛

脑血管痉挛（CVS）是蛛网膜下腔出血（SAH）最严重的并发症，常引起严重的局部脑组织缺血或迟发性缺血性脑损害，甚至导致脑梗死，成为致死和致残的主要原因。临床上常从以下几个方面预防和治疗脑血管痉挛：

（1）早期手术治疗：蛛网膜下腔积血是导致 CVS 发生的根本原因，尽快清除血肿和治疗原发病是防治脑血管痉挛的关键。早期（72 小时内）动脉瘤夹闭的同时尽可能地清除蛛网膜下腔的积血能有效防止 SAH 后再出血和 CVS 等并发症。SAH 早期手术治疗的风险较大，晚期手术尽管相对安全，但由于 SAH 后早期的再出血发生率较高，部分患者可能会因再出血而死亡，因此目前多主张早期手术。在 SAH 后 CVS 患者接受血管内成形术治疗后，神经功能均获改善。最近有学者在血管球囊扩张基础上，置入颅内支架治疗永久性血管痉挛，取得了较好的效果，但材料昂贵，目前处于探索阶段，国内应用较少。

（2）腰穿放出脑脊液或进行脑脊液置换：用等量生理盐水置换并鞘内注射地塞米松，可迅速降低颅内压，减轻头痛、呕吐，缓解颈项强直，预防脑疝形成，改善脑脊液循环，防止蛛网膜黏连及正常颅压性脑积水，清除脑脊液中大量的血液，能减少蛛网膜下腔积血对血管壁的刺激以及氧合血红蛋白和血小板裂解释放的血管活性物质、5- 羟色胺、前列腺素等化学因子的刺激，缓解脑血管痉挛，减轻脑膜刺激。

（3）钙离子拮抗剂：钙离子拮抗剂有防治脑血管痉挛的作用，尼莫地平有很高的亲脂性，易通过血脑屏障，脑脊液的浓度要高于 12.5mg/L 治疗蛛网膜下腔出血才有效。

（4）保持颅内压正常，改善脑循环和代谢：持续性颅内压监护，适当给予脱水、吸氧，应用大剂量肾上腺皮质激素等。

（5）扩容、升压：严重脑血管痉挛病人，局部脑血流降低，血管自我调节能力失衡，受累动脉管腔狭窄，血管阻力增加；受累动脉及毛细血管极度扩张；扩容及提高心搏出量可大大改善缺血区的脑血流，可降低血黏度，改善微循环。纠正低血容量和降低血黏度；适当输血浆、白蛋白、低分子右旋糖酐或者丹参注射液等可改善脑灌注，减少或防止脑血管痉挛引起的缺血症状。但应注意：①扩容可升高颅内压；②对有微血管受损者，可引起出血性梗死，突然血压升高或致脑出血或动脉瘤再破裂；③可致心衰、肺水肿；④可引起血胸、心律失常、水电解质紊乱（低血钠等）。

179. 如何治疗多发性脑出血

所谓多发性脑出血是指脑内同时或几乎同时发生两个或两个以上病灶的脑出血。本病较少见，发生不同病因的患者，病灶分布不同，以高血压动脉硬化为病因的病灶主要集中在基底节区，同时出现多发性脑内血肿的好发部位以基底节多见，其次是丘脑、小脑、脑叶、外囊、脑干，多发性脑出血的病灶主要集中于脑叶，据统计，多发性脑出血死亡率亦比一般性脑出血明显增高。

多发性脑出血的主要病因为高血压、动脉硬化，其他如血管淀粉样变、动静脉畸形、血液病、脓毒性、无菌性栓子等。由于导致多发性脑出血的原因不同，在治疗措施上因人而异：①高血压性脑出血，原则上应与一般高血压脑出血相同，因病灶一般为多灶，需根据血肿大小的不同和部位不同采取相应措施，对威胁生命的大血肿采取必要的外科治疗，如小脑血肿超过 15mL，有梗阻性脑积水者，及时行小脑血肿清除术。如幕上血肿较大，占位效应明显，可采取钻颅血肿抽吸术或外科减压术。②多发性转移癌致多发性脑出血应采用止血及凝血剂，针对原发病采取治疗措施。③血管淀粉样变，由于脑内弥漫性血管病变，血肿清除不易止血，且术后易于再发脑出血，对血肿清除应持慎重态度。④血液病所致多发性脑出血者，即应积极治疗原发病。⑤多发性脑出血通常病情较重，各种并发症发生率高，病死率也高，应严密观察预防并发症的发生，一旦发病应积极应用针对性药物。

总之，多发性脑出血的治疗基本同一般高血压性脑出血，即应用脱水剂、降低颅内压，控制血压，抗氧化、改善循环、脑保护、电解质平衡、控制感染、积极治疗原发病，并注意其他并发症的预防和治疗。

180. 怎样治疗腔隙性脑梗死

腔隙性脑梗死是指大脑半球或脑干深部的小穿通动脉，在长期高血压的基础上，血管壁病变，导致管腔闭塞，形成小的梗死灶。脑梗死为直径 0.2 ~ 15mm 的囊性病灶，呈多发性，小梗死。其发病率相当高，占脑梗死的 20% ~ 30%。常见的发病部位有壳核、尾状核、内囊、丘脑及脑桥、少数位于放射冠及脑室管膜下区。在这些部位的动脉多是一些深穿支的小动脉，它们实际上是脑动脉的末梢支，又称终末支。由于深穿支动脉供血范围有限，所以单一支的阻塞只引起很小范围脑组织的缺血坏死，即形成所谓的腔隙。

基底节和脑干是许多神经纤维束走行的重要通路，是实现大脑与躯体神经联系的桥梁。如果腔隙性脑梗死发生在这些通路上，就会造成某些神经传导的阻断，产生运动、感觉或语言障碍等方面的症状。由于腔隙很小，有时单纯影响运动纤维或感觉纤维，而出现纯运动性偏瘫，或者仅出现没有偏瘫的半身感觉障碍。一般症状有头晕头痛、肢体麻木、眩晕、记忆力减退、反应迟钝、抽搐、痴呆，无意识障碍，精神症状和意识障碍少见。主要临床体征为舌僵、说话速度减慢，语调语音变化，轻度的中枢性面瘫，偏侧肢体轻瘫或感觉障碍，部分锥体束征阳性，而共济失调少见。

本病无颅压增高或生命体征的严重变化，治疗上根据患者年龄、病情程度和基础疾病等采取最适当的治疗。

（1）预防性治疗：对有明确的缺血性卒中危险因素，如高血压、糖尿病、心房纤颤和颈动脉狭窄等应尽早进行预防性治疗，对可能的病因积极预防。

1）应将高血压患者的血压控制在一个合理水平。血压过高，易使脑内微血管瘤及粥样硬化的小动脉破裂出血；血压过低，引起脑供血不足，微循环瘀滞，易形成脑梗死。因此应防止引起血压急骤降低，脑血流缓慢，血黏度增加以及血凝固性增高的各种因素。

2）积极治疗短暂性脑缺血发作。

3）注意精神心理卫生，许多脑梗死的发作与情绪激动有关。

4）养成良好的生活习惯，适度的体育活动。避免不良嗜好如吸烟、酗酒、暴饮暴食。以低脂肪低热量低盐饮食为主，保证足够优质的蛋白质、维生素、纤维素及微量元素。

5）中老年人要特别注意气压和温度的骤变，以及严寒和盛夏季节，避免发病。

6）注意脑血管病的先兆，如突然感到眩晕，摇晃不定；突发的一侧面部或上、下肢突感麻木，软弱乏力，嘴歪，流口水；短暂的意识不清或嗜睡等。

（2）对症治疗

1）急性期：①扩容，改善微循环，超急期亦可给予小剂量溶栓剂；②自由基清除剂；③扩血管；④神经细胞复活剂。

2）慢性期：控制危险因素如高血压、糖尿病、动脉硬化、高脂血症等。对高血压者慎用抗凝和长期抗血小板聚集治疗，以免诱发脑出血。

181. 怎样治疗混合型中风

所谓混合性中风是指发病 24 小时内相继出现出血和梗死两种病灶。为什么要提这样一个时间呢？因为中风的病理基础是可以向出血和梗死两个方面发展的，且二者是共存的。高血压动脉硬化病人的病理结果可有微动脉瘤、纤维素样坏死、管壁变薄，同时在另一处可见血管狭窄及闭塞。患者出现何种中风往往是由发病条件所决定的。临床上也存在出血或缺血这两种情况，但同时存在两个不同性质的病灶时，要确定这种病灶是新鲜的还是陈旧的。在影像上看梗死灶是新近发生的，梗死灶在应用溶栓、扩血管药过程中出现脑出血，属于药物所致的脑出血，不属于混合性中风。如果入院 CT 检查发现一个病灶，出院时复查又发现另外一个相对独立的病灶，这不是同时出现，也不属于混合性中风。

混合性中风的治疗原则：①稳定血压。高血压是中风发病的主要危险因素，控制高血压，把血压稳定在理想水平上，是防止再出血的关键。首先要降低过高的血压，但不宜降得太低，以防脑灌注不足。若血压过低，有可能加重脑梗死或出现脑供血不足的表现。②降低颅压。在混合性中风时，无论是出血灶还是缺血灶都会产生颅内压升高，因此脱水降颅压是混合性中风的有效的治疗措施。③防止并发症。常见的并发症是肺部感染、褥疮和尿路感染、电解质紊乱，应仔细观察，加强护理，早期预防，及时治疗。④加强支持疗法。当病人昏迷时，除静脉支持外，应尽早鼻饲，保证营养和能量供给。

治疗混合性中风时应注意：①对于大灶脑出血或大灶脑梗死可适当降颅压，如出血灶较小而不致引起颅内压升高者，可用温和脱水降颅压。在急性期以降低颅内压为主，不宜用强烈的降血压药物。②脑出血及脑梗死急性期，均因脑水肿、脑缺血、缺氧而致脑细胞代谢紊乱、神经元变性坏死，应用脑细胞活化剂改善脑细胞代谢，有助于保护脑细胞并恢复其功能状态。③如患者无凝血障碍，一般不需应用止血剂及凝血剂；溶栓、抗凝、扩血管不适合于混合性中风。如果病灶以梗死为主，可采用适量的扩容、扩血管。对血肿量大、引起明显占位效应者，需尽早行颅内血肿抽吸术或开颅血肿清除术。

总之，混合型中风应遵循：病灶以出血为主，则按脑出血治疗，但不用止血剂；如果病灶以梗死为主，以中性治疗为佳，不宜扩管、溶栓、抗凝。临床实践中应根据病人实际情况，选择最佳方案。

182. 怎样治疗颅内静脉血栓形成

颅内静脉血栓形成包括脑静脉血栓形成和静脉窦血栓形成两

大类，是脑血管病中的特殊类型。按病变性质分为炎症性（继发性）和非炎症性（原发性），炎症性又称为化脓性血栓或血栓性静脉炎和静脉窦炎。颅内静脉血栓占全部脑血栓的35%，任何年龄均可发病，青少年多见。

本病多见于感染、高热、颅脑外伤、全身衰竭、严重脱水、血液高凝状态、器质性心脏病、胶原性疾病。其治疗方法根据《2011年颅内静脉和静脉窦血栓形成（CVST）诊治指南》推荐如下：

（1）病因治疗：感染性血栓，应积极查找引起颅内静脉血栓的病因，及早使用敏感足量抗生素或外科手术清除原发化脓性病灶等；对非感染性血栓，在原发疾病治疗基础上，积极纠正脱水，降低血液黏度，改善局部血液循环，积极进行病因治疗。

（2）抗凝治疗：目的在于防止血栓进展，促进血栓溶解，预防肺栓塞和深静脉血栓形成，而与之相关的颅内外出血并无明显增高，无抗凝禁忌的患者及早接受抗凝治疗，伴发少量颅内出血和颅内压增高并不是抗凝治疗的绝对禁忌证。

1）急性期抗凝：①低分子肝素：可能引起的出血风险较小，且无须监测凝血指标，但作用持续时间较长；②普通肝素：应使活化部分凝血活酶时间（APTT）延长至少1倍；③已存在的颅内出血但血肿逐渐减少，可给予抗凝治疗。

2）急性期后抗凝治疗：多数脑静脉窦血栓（CVST）恢复较好，死亡率和复发率均较低，但儿童患者死亡率较高。急性期后抗凝治疗，急性期过后继续口服抗凝药物，尤其是儿童，使用华法林，INR应控制在2～3之间，对于原发性或轻度遗传性血栓形成倾向的CVST，治疗应持续6～12个月，对于发作两次以上或有严重遗传性血栓形成倾向的CVST，可考虑长期抗凝治疗，对于有可控制危险因素的CVST，如妊娠、口服激素类避孕药物，抗凝治疗可在3个月内推荐。推荐意见：①对于无抗凝禁忌的患者应及早接受抗凝治疗（Ⅱ级推荐，B级证据）；②伴发于CVST的少量颅内出血和颅内压增高并不是抗凝治疗的绝对禁忌证（Ⅱ级推荐，B级证据）；③急性期使用低分子肝素或肝素，急性期过后继续口服抗凝药物，疗程因血栓形成倾向和复发风险大小而定（Ⅳ级推荐，D级证据）。

（3）溶栓治疗：可直接溶解血栓，迅速恢复静脉回流，小样本非对照研究显示再通闭塞血管的同时，出血风险也明显增高。2008年的一项小规模前瞻性研究显示血管内溶栓有肯定效果，但伴有大的出血性梗死和即将发生脑疝的患者并不能从溶栓中获益。推荐意见：①不常规推荐使用全身或局部的溶栓治疗CVST（Ⅳ级推荐，D级证据）；②经足量抗凝治疗无效、且无颅内出血的重症患者，可在有监护条件下慎重实施局部溶栓治疗（Ⅳ级推荐，D级证据）。

（4）糖皮质激素：理论上糖皮质激素可减轻血管源性水肿，降低颅内高压，同时，糖皮质激素也可能促进血栓形成，抑制血栓溶解，甚至诱发CVST再发，已有基于研究试验的数据分析不支持糖皮质激素的使用，尤其是在无脑实质病变的CVST患者。推荐意见：①不常规推荐使用糖皮质激素治疗CVST，除非原发疾病有使用指征（Ⅲ级推荐，C级证据）；②CT/MRI未发现脑实质病变的CVST患者更应避免使用糖皮质激素（Ⅲ级推荐，C级证据）。

（5）机械取栓：临床回顾性系统评价显示出较单纯抗凝和溶栓更好的肯定效果，但有效性和安全性仍有待于进一步评估。推荐意见：①对于治疗前已存在颅内出血或其他方法无效的CVST患者，机械血栓去除术可能是一个可选择的方法（Ⅳ级推荐，D级证据）；②有创性的操作和明显的再闭塞事件限制了其广泛应用（Ⅳ级推荐，D级证据）。

（6）对症治疗：①痫性发作：预防性抗癫痫治疗适用于存在局灶性神经功能缺损以及影像学提示有脑实质损害的患者，在首次发作后应尽快使抗癫痫药物达到有效血药浓度以控制发作，急性期过后可逐渐减量，一般不需要长期抗癫痫治疗。②颅内压增高：抗凝治疗对静脉回流的改善可有效降低颅内压，大多数轻度脑水肿无须特殊处理。严重颅内压增高可给予头高脚低位、过度换气、甘露醇等降颅压治疗，糖皮质激素有加重血栓形成的倾向，不建议常规使用，内科治疗无效时可考虑开颅去骨瓣减压手术，孤立性颅内高压者可考虑腰穿放脑脊液或脑脊液分流术。

183. 怎样选择出血性中风的治疗方案

脑出血后组织破坏是不可恢复的，而脑内血肿的占位效应，往往可引起血肿周围水肿，严重者可压迫脑组织及脑疝形成而危及生命。因此选择手术清除血肿和脑室内积血块还是内科保守治疗，对降低病死率、减少致残率是十分重要的。一般来说少量脑出血保守治疗效果好，损伤小；中等量出血根据病情选择保守或微创手术；大量出血，外科手术优于内科治疗，大量出血内科疗效均不佳。是否手术一般根据出血部位、出血量、意识障碍程度、CT 分级等进行选择。

184. 椎 - 基底动脉系统短暂性脑缺血（TIA）的临床表现有哪些

椎 - 基底动脉系统短暂性脑缺血除具备短暂脑缺血的共同特征外，最常见的症状为眩晕，伴有恶心，呕吐，很少同时伴有耳鸣，可以有言语不清、视物模糊、复视、声音嘶哑、构音困难、吞咽障碍、一侧肢体共济失调、一侧脑神经麻痹伴对侧肢体瘫痪或感觉障碍，大脑后动脉供血不足可出现皮质盲和视野缺损。跌倒发作为基底动脉所特有，表现为患者突然跌倒在地上，短暂的意识障碍、四肢无力，但病人可自行站立。四肢无力和意识障碍，可能是由于脑干、皮质脊髓束和脑干网状结构短暂缺血所致。由于跌倒在地常可导致颅内出血。椎 - 基底动脉系统 TIA，可因颈部快速转动，过伸、过屈及血压过低而诱发。发生脑梗死的概率较颈内动脉系统 TIA 为少，一旦发生脑梗死则预后较差。

185. 怎样选择蛛网膜下腔出血的手术时机

蛛网膜下腔出血约占脑血管疾病的 10%，可由不同的病因引起，最常见的病因是颅内动脉瘤或动静脉畸形血管破裂。调查数据表明，蛛网膜下腔出血主要由动脉瘤破裂引起，因此蛛网膜下腔出血选择手术夹闭动脉瘤，防止再出血和脑血管痉挛的发生，可彻底治愈，但有一定弊端，手术时机的选择是目前研究的热点。

目前存在着早期手术和延期手术两类观点。所谓早期，是指动脉瘤破裂 3 天以内，超早期 6 小时以内，而延期手术指 4 ~ 21 天后或择期手术。主张早期手术的理由：①可防止动脉瘤早期再次破裂；②手术中清除脑底脑池中的血块，防止脑血管痉挛；③夹闭动脉瘤后可积极进行抗缺血治疗，如升压、扩容和血液稀释等。

不主张早期手术的理由是：①脑出血时动脉瘤暴露困难，脑创伤重；②手术中动脉瘤破裂的机会多；③手术如麻醉的准备较仓促，以上因素导致手术病死率及致残率高。Yasargil 指出，病人意识状况是选择手术时间的重要依据，他反对在出血和手术之间刻意地确定一个必须遵守的期限，只要病人的一般情况和年龄、循环、呼吸系统状况等和神经系统状况允许，要尽量做脑血管造影，使手术在再出血风险较大的时期以前施行。在 6 ~ 72 小时内如病情不宜于早期手术，则造影相应推迟，而延期或择期手术。

国内外均认可 Yasangil 的观点，提出动脉瘤出血后情况良好（属Ⅰ级，甚至低于Ⅰ级）应争取早期手术，而病情较重（Ⅲ~Ⅳ级）的病人，应等待病情好转或稳定后手术；Ⅴ级病人，病情危重，手术病死率高，是否手术及何时手术只能根据医生的判断决定。如果有一个威胁生命的颅内血肿，应紧急手术清除血肿，同时对动脉瘤进行相应的处理。

186. 颅内动静脉畸形的治疗方法有哪些

颅内动静脉畸形是一种先天性病变，是颅内某一区域的血管异常增多，临床较为罕见。一般动静脉畸形是一团扩张的畸形血管，大小不一，最多见于大脑中动脉分布的区域。本病的确诊依赖于血管造影及 DSA、MRA 等检查。小的脑血管畸形，特别是出血后，不易发现。

颅内动静脉畸形治疗方法种类：①保守治疗；②外科手术治疗；③血管内栓塞治疗；④放射治疗（γ 刀）；⑤栓塞加外科手术治疗；⑥栓塞加 γ 刀放射治疗。

术后病人有三大特征：癫痫发作、出血和头痛。首次症状常在 10 ～ 30 岁出现，约半数病人有多年的头疼发作史。首发癫痫的年龄平均为 25 岁，多为局限性发作。大约 70% 的病例曾发生一次或多次出血，通常为蛛网膜下腔出血，少数病人发生脑实质内出血，因此亦为导致中风的原因之一。约半数病人有头痛，多位于病变侧，部分病人呈典型偏头痛发作。头痛常在青少年即开始发作，持续多年，以后才逐渐出现癫痫发作或出血症状。此外，部分病人有不同程度的智力减退，少数病人可有精神症状，某些病人还有进行性偏瘫或肢体萎缩等。颅内压增高和头部血管杂音见于部分病例。

187. 脑血管病的最新治疗靶点是什么

中国卒中发病率和复发率居高不下，社会快速发展，空气污染成为新型卒中的危险因素。氧化应激促进动脉硬化进程，而高脂血症、高血糖、高血压、高龄、肥胖等传统因素及空气污染均可致氧化应激水平升高，中国国家卒中登记（CNSR）研究发现，氧化应激是斑块形成和易损的关键因素，SOS-Stroke 研究显示，急性缺血性卒中患者整体氧化应激水平明显高于健康人群，氧化应激成为卒中防治的新靶点。

最新指南表明，70% ~ 80% 血管事件是由易损斑块破裂引起的血栓形成，易损斑块使缺血性卒中患者发病率显著升高，显著增加同侧卒中风险，不论病变血管狭窄程度如何，及早识别易损斑块是诊疗关键，专家提出了 PAS（抗血小板药 + 他汀 + 普罗布考）治疗新方案。普罗布考是强效抗氧化剂，可减少心血管病事件发生并降低 LDL 水平。卒中防治过程应予以动脉粥样硬化性心血管疾病（ASCVD）患者有效完整的关键靶点干预。他汀可降低血脂水平，防止斑块形成。联合氧化应激治疗防止低回声易损斑块破裂，减少卒中复发。

颈动脉硬化狭窄是缺血性卒中的重要病因，研究数据显示，双联抗血小板聚集治疗能明显减少轻度颈动脉狭窄同侧卒中复发，具有逆转斑块，改善神经功能的趋势，而且安全性好，但该结论仍需长期、多中心、大样本随机对照研究中进行验证。

脑血管病是血管组织本身病变，卒中是中枢神经组织缺血或出血，对于非动脉硬化型脑血管病，主要病因包括：高血压相关脑小血管病、血管炎、淀粉样血管病、动脉瘤、血管畸形、动脉夹层和其他少见脑血管病。治疗上需要根据病因分类治疗，动脉硬化可用他汀、抗氧化治疗，血管炎可用免疫抑制剂治疗，遗传性脑血管病可用改善代谢缺陷与改善内皮细胞功能的药物。对于深静脉血栓采用低分子肝素抗凝、降颅压、去骨瓣减压术、碎栓取栓术。

188. 中医怎样治疗中风

中医认为中风是由于气血逆乱，导致脉络痹阻或血溢于脑，以突然昏仆、半身不遂、肢体麻木、舌謇语塞等为主要临床表现。其病因不外虚（阴虚、气虚）、火（肝火、心火）、风（肝风）、痰（痰湿）、气（气逆）、血（血瘀），其中以肝肾阴虚为其根本。

根据病情的轻重缓急，轻者但限于血脉经络，重者波及脏腑，所以临床常将中风分为中经络和中脏腑两大类，中经络通常无神志改变而病轻，中脏腑有神志改变而病重。临床上依据国家中医药管理局发布的《中医病证诊断疗效标准》进行分类辨证施治。

（1）中经络

1）肝阳上亢

主症：半身不遂，口舌㖞斜，舌强语謇，眩晕头痛，面红目赤，心烦易怒，口苦咽干，便秘尿黄，舌红或绛，苔黄或燥，脉弦有力。

治法：平肝潜阳，息风通络。

方药：镇肝息风汤加减。

怀牛膝20g　代赭石（先煎）30g　川楝子15g　当归12g
生白芍30g　生龙骨（先煎）30g　生牡蛎（先煎）30g　玄参30g
夏枯草30～60g　豨莶草30g　珍珠母（先煎）30g　天冬15g
黄芩15g　龙胆草6g

2）风痰阻络

主症：半身不遂，口舌㖞斜，舌强语謇，肢体麻木或手足拘急，头晕目眩，舌苔白腻或黄腻，脉弦滑。

治法：息风化痰，活血通络。

方药：半夏白术天麻汤加减。

天麻12g　钩藤30g　地龙30g　鸡血藤30g
胆南星6g　白术12g　石菖蒲12g　天竺黄12g
半夏12g　陈皮12g　川牛膝30g　豨莶草30g

3）痰热腑实

主症：半身不遂，舌强不语，口舌㖞斜，口黏痰多，腹胀便秘，午后面红烦热，舌红，苔黄腻或灰黑，脉弦滑。

治法：化痰清热通腑。

方药：星蒌承气汤加减。

全瓜蒌30g　胆南星6g　大黄（后下）8～15g　芒硝（冲）20g
枳实15g　川朴12g　天竺黄12g　竹茹15g

陈皮 12g　云茯苓 30g

4）气虚血瘀

主症：半身不遂，肢体软弱，偏身麻木，舌强语謇，手足肿胀，面色淡白，气短乏力，心悸自汗，舌质暗淡，苔薄白或白腻，脉细微或细涩。

治法；补气活血通络。

方药：补阳还五汤加减。

黄芪 30～120g　红花 6～9g　当归 12g　赤芍 20g

首乌藤 30g　木瓜 30g　地龙 30g　桃仁 12g

川芎 30g　云苓 30g　泽泻 30g　防己 12g

甘草 10g

5）阴虚风动

主症：半身不遂，肢体麻木，舌强语謇，心烦失眠，眩晕耳鸣，手足拘挛或蠕动，舌红或暗淡，苔少或光剥，脉细弦或涩。

治法：滋阴息风。

方药：大定风珠加减。

白芍 30g　阿胶（烊化）12g　生龟甲（先煎）15g　生地黄 20g

火麻仁 20g　五味子 12g　生牡蛎（先煎）30g　天冬 15g

生鳖甲（先煎）20g　川木瓜 30g　首乌藤 30g　甘草 10g

（2）中脏腑：中脏腑的主要临床表现是突然昏倒，不省人事。根据正邪病情轻重有闭证和脱证的区别。闭证以邪内闭为主，属实证，急宜祛邪。脱证以阳气欲脱为主，属虚证，急宜扶正。闭证分风火扰窍、痰火闭窍、痰湿蒙窍。主要表现为突然昏仆，不省人事，牙关紧闭，口噤不开，两手握固，大小便闭，肢体强痉。根据有无热象又有阳闭和阴闭之分，阳闭多有面赤身热，气粗口臭、躁扰不宁，苔黄腻，脉弦滑而数，阳闭包括风火蔽窍及痰火闭窍两型；阴闭多有面白色暗，静而不烦，四肢不温，痰涎壅盛，苔白腻，脉沉弦滑，为痰湿蒙窍型。脱证多目开口张，鼻鼾息微，手撒肢冷，汗多，大小便自遗，肢体软瘫，舌痿，脉细弱或微欲绝，即元气衰败型。

1）风火闭窍

主症：突然昏倒，不省人事，两目斜视或直视，面红目赤，肢体强痉，口噤，项强，两手握紧拘急，甚至抽搐，角弓反张，舌红或绛，苔黄而燥或焦黑，脉弦数。

治法：辛凉开窍（息风清火开窍）。

方药：羚角钩藤汤送服安宫牛黄丸或至宝丹。

羚羊角粉 1 ~ 2g　龟甲 2g　生地黄 20g　牡丹皮 15g

白芍 30g　柴胡 12g　菊花 12g　石决明 30g

夏枯草 30 ~ 120g　蝉蜕 12g　薄荷（后下）6g

2）痰火闭窍

主症：突热昏倒，昏愦不语，躁扰不宁，肢体强直，痰多息促，两目直视，鼻鼾身热，大便秘结，舌红，苔黄厚腻，脉滑数有力。

治法：清热化痰开窍。

方药：涤痰汤送服安宫牛黄丸或至宝丹。

制半夏 12g　制天南星 12g　陈皮 12g　枳实 12g

云茯苓 15g　人参 15g　石菖蒲 12g　竹茹 15g

甘草 10g

3）痰湿蒙窍

主症：突然神昏迷睡，半身不遂，肢体瘫痪不收，面色晦垢，痰涎壅盛，肢体逆冷，舌质暗淡，苔白腻，脉沉滑或缓。

治法：辛温开窍，豁痰息风。

方药：涤痰汤合苏合香丸（涤痰汤方药同上）。

4）元气衰败

主症：神昏，面色苍白，瞳孔散大，手撒肢冷，二便失禁，气息短促，多汗肢凉。舌淡紫或萎缩，苔白腻，脉散或微。

治法：益气扶阳，扶正固脱。

方药：参附汤加减，配合生脉饮。

红参（另炖）30g　炮附片（先煎）12g　煅龙骨（先煎）30g

煅牡蛎（先煎）30g　山茱萸 12g　五味子 15g

189. 为什么说活血化瘀是治疗中风的一个重要法则

研究表明，活血化瘀类药物有抗凝、抗血小板、扩血管、改善循环、抗钙超载、抗兴奋性氨基酸毒性作用，增加吞噬细胞的功能，促进血肿吸收，有利于减轻脑水肿。有临床资料表明，脑出血早期使用活血化瘀类药物明显有益。活血化瘀治疗脑出血，能有效降低脑出血后发病3个月的致残率，有效促进出血后7天内血肿吸收，改善脑出血患者神经功能缺损症状，提高脑出血患者生活能力。

由于动脉硬化性脑出血是血管壁病变与血压变化所致，并非凝血机制障碍所致，因此脑出血急性期，如果大量应用止血药可能引起凝血机制异常，出现新的梗死。中医认为，脑出血之血皆为"离经之血""贼血""恶血"，"离经之血，瘀于脏腑"，易使脑髓壅滞，肢体失和。然"离经之血"导致"瘀血不去，新血不生"，祛瘀血则应活血化瘀。临床实际使用中发现，益气化瘀法（生黄芪、当归、地龙、赤芍、红花、川芎）对脑内血肿的吸收和消退起促进作用，并减轻周围脑组织炎症反应及脑水肿，缓解颅内压力升高，改善局部血流循环，有利于神经功能的恢复。

大量临床资料证实在脑出血急性期给予活血化瘀方法疗效明显较单纯用西药好。活血化瘀中药具有改善循环，减轻脑水肿，加速神经功能恢复等作用，与西药脱水剂联合应用可以达到活血而不加重脑水肿，脱水而不致增加血流黏稠度，从而提高脑出血的临床疗效，降低死亡率和致残率。因此活血化瘀是治疗脑出血的一个重要法则。

190. 脑血管介入治疗主要适用于哪一类中风？优点有哪些

脑血管介入是一种微创手术，通过导丝、导管和球囊扩张等材料，在数字减影血管造影辅助下，经血管内导管操作诊疗病变血管，对狭窄或堵塞血管的病变进行诊断及微创治疗。脑血管介入能够准确判断与评估病变位置、类型、性质，有利于对狭窄或堵塞血管的病变进行诊断及微创治疗。重塑重度狭窄或闭塞的脑血管，有效恢复脑组织的血液灌注量，减轻脑组织缺血再灌注损伤程度，改善患者的神经功能。介入治疗能有效疏通阻塞血管，恢复脑组织供血、供氧，改善神经功能缺损状况。因此可见脑血管介入治疗主要适用于缺血性中风。

研究结果显示，脑血管介入治疗能够提高患者血管再通率，显著改善患者神经功能，且具有较高的安全性。介入治疗具有微创、安全有效、适应范围广、恢复快、操作简便等优势，治疗缺血性脑血管疾病的患者，近期病变血管再通率和神经功能改善均显著提高，并发症发生率下降，远期能够提高患者神经功能和日常生活能力，患者复发率和病死率显著下降。

191. 中风病人痰涎壅盛，中医如何鉴别及治疗

中风病人常见喉中痰鸣，舌苔滑腻，脉滑等痰涎壅盛之象，病人常因痰阻气道狭窄，呼吸时，气流通过狭窄的气道出现喉间痰鸣，影响呼吸而危及生命。中风病人痰涎壅盛，涉及肺、脾、肾三脏。脾者，为运化水湿不能，聚而成痰；关于肾者，肾不制水，水聚成痰；加之肝风内动，挟痰上涌，清窍被蒙，而致痰涎壅盛。临证分为本虚标实和标本皆实两种病机。

本虚标实者，正如张景岳所述："凡非风之瘫者，悉由中虚而然。非痰即水也，其本在肾，其标在脾。在肾者，以水不归源，水泛为痰也。在脾者，以食不化，土不制水也。"多见于脱证。标本皆实的病因病机，多见于闭证，可参张山雷在《中风斠诠》中所述："卒中之证，肝阳上扰，气升火升，无不挟其胸中痰浊，陡然泛溢，壅塞气道，以致灵性蒙蔽，昏瞀无知。盖气火之上乘，尚属无形，而痰涎之盘踞，是其证焉。窒塞喉关，声如曳锯有之，盘旋满口，两目流连者有之。"

二者鉴别治疗要点如下：

（1）浊阴上泛，上盛下虚，为肾阳不足，不能纳气，痰壅气道所致，属于本虚标实之证。

主症：喉中痰鸣，喘促，呼多吸少，痰涎较为滑稀，色白或色黄，神识昏蒙，四肢不温，脉微，多由实证转化而来。

治法：化痰降气，补肾纳气。

方药：二陈汤合三子养亲汤、参蛤散加减。

陈皮 12g　半夏 12g　茯苓 15g　苏子 12g

白芥子 12g　莱菔子 12g　人参 12g　蛤蚧 1 对

甘草 6g

（2）风火相煽，痰热上扰，为清窍被蒙，气道壅阻所致属标本皆实。

主症：神识昏蒙，面红目赤，烦躁，喉中痰鸣，喘促声粗，痰黄黏稠，不易排出，脉弦洪大。

治法：清热化痰、开窍。

方药：桑白皮汤合涤痰汤加减。

桑白皮 15g　黄芩 12g　黄连 20g　川贝母 10g

紫苏子 12g　焦栀子 18g　生石膏 30g　葶苈子 12g

九节菖蒲 12g　胆南星 10g　枳实 12g　半夏 12g

云茯苓 12g　甘草 6g

除了上述方药治疗外，还可选择一些中成药治疗，如鲜竹沥口服液，其具有清热化痰作用。对于神识不清，不能自动排痰者应注意配合使用吸痰器及时吸出痰液，对喉中痰鸣，黏稠难抽，口干舌燥者可配合雾化吸入疗法，氨溴索和氢化可的松联合雾化吸入对稀释痰液有一定效果。

192. 中风病出现语言障碍的原因有哪些？如何鉴别及治疗

语言障碍，又叫言语不利，语言謇涩，多是中风病的伴随症状，其发生率约为中风患者的 15% ～ 30%，中医认为出现语言障碍的原因大致与中风的发病原因相同，可由肝阳上亢、痰浊阻窍、风痰阻络、肾虚精亏所致，其病理机制与中风病之半身不遂相似，其临床鉴别要点如下：

（1）肝阳上亢，痰邪阻窍

主症：眩晕耳鸣，头痛目张，面色潮红，急躁易怒，少寐多梦，口苦，舌质红，苔黄，脉弦。

治则：平肝潜阳，化痰开窍。

方药：天麻钩藤汤或镇肝息风汤加减。

天麻 12g　钩藤 30g　石菖蒲 12g　远志 10g

胆南星 6g　天竺黄 12g　全蝎 12g　僵蚕 12g

生龙骨 30g　生牡蛎 30g　郁金 18g　夏枯草 30 ～ 90g

（2）风痰阻络

主症：眩晕，头重如蒙，胸闷恶心，口角流涎，苔白腻，脉濡。

治则：祛风除痰，宣窍通络。

方药：解语丹加减。

天麻 12g　全蝎 12g　胆南星 6g　白附子 9g

石菖蒲 12g　木香 10g　羌活 12g　僵蚕 12g

天竺黄 12g

（3）肾精亏虚

主症：精神萎靡，少寐多梦，健忘，腰膝酸软，遗精，耳鸣。若偏于阴虚者，五心烦热，舌质红，脉弦细数，若偏于阳虚者，四肢不温，形寒怯冷，舌质淡，脉沉无力。

治则：滋阴补肾利窍。

方药：地黄饮子加减。

生地黄 20g　巴戟天 20g　石斛 15g　肉苁蓉 30g

五味子 12g　云茯苓 20g　麦冬 12g　石菖蒲 12g

远志 12g　杏仁 12g　桔梗 12g　甘草 12g

193. 中成药在治疗中风病中有什么作用

中成药也是中药的一种，为方便病人应用而制。中成药在治疗中风时，若能选择得当，则能起到很好的疗效，但由于中成药种类繁多，不是每一种中成药都适合于所有的病人，因此应用中成药应讲究辨证施治。现将中风的中医辨证分型及中成药选择叙述于下，以供参考。

中风的发生，病机虽然复杂，但归纳起来不外虚（阴虚、气虚），火（肝火、心火），风（肝风、外风），痰（风痰、湿痰），气（气逆），血（血瘀）六端，其中以肝肾阴虚为根本。临床上根据神志的改变将中风分为中经络与中脏腑两大类。

（1）中脏腑：中脏腑的主要表现是突然昏倒，不省人事，伴有口眼㖞斜，半身不遂。以邪气内闭为主者，为闭证，属实证，急宜祛邪；阳气欲脱者为脱证，属虚证，急宜扶正固脱。此时必须中西医结合进行抢救。

1）闭证：如果病人体质强壮，突然昏倒，不省人事，牙关紧闭，口噤不开，两手握固，大小便闭，肢体强痉，声高气粗为阳闭，以镇肝息风、醒脑开窍为主，灌服安宫牛黄丸或至宝丹。如果伴有喉中痰鸣，静而不烦，痰涎壅盛者，为阴闭，应以豁痰息风、辛温开窍为主，可应用苏合香丸，配合开关散（乌梅、冰片、生天南星）擦在齿龈上，同时可配台中药针剂如清开灵注射液或醒脑静注射液静脉点滴。

2）脱证：如果病人突然昏迷，不省人事，血压下降，大汗淋漓，呼吸急促而微弱，四肢不温，二便失禁，脉微欲绝，属脱证，则当急于回阳救逆，敛阴固脱。此时可选用参附注射液或生脉注射液加入液体静滴或清开灵注射液稀释后静滴。血压低者立即给予肾上腺素。

（2）中经络：中经络者无神志改变，以半身不遂，舌强语謇，口舌喝斜为主，但根据症状、舌脉的不同又分为以下五型：

1）肝阳暴亢：除以上三主症外，伴有眩晕头痛，面红目赤，心烦易怒，口苦咽干，便秘尿赤，舌红绛，苔黄燥，脉弦有力，治以平肝息风、清热除烦，可选用具有清热平肝，镇惊安神之功效的中药，如代赭石、磁石、珍珠粉、猪胆膏、冰片、薄荷脑、半夏、酒曲、牛膝等。亦可选用天麻、人参、牛黄，珍珠、沉香、安息香等，有平肝息风、清热豁痰之功效。

2）风痰阻络：三主症兼肢体麻木或手足拘急，头晕目眩，舌苔白腻或黄腻，脉弦。治以化痰息风通络。可选用具有平肝降逆、息风化痰功效的牛膝、丹参、钩藤、地龙、郁金、制天南星、制附子、当归、全蝎、蜈蚣，白矾、黄芩、红花、石菖蒲、甘草、冰片、薄荷、牛黄。或具有平肝息风、化痰活血通络之功的麝香、羚羊角、三七、天麻、全蝎、忍冬藤、水蛭等，亦可选用具有补气养血，镇惊安神，化痰息风的牛黄清心丸。

3）痰热腑实：三主症兼见口黏痰多，腹胀便秘，午后面红烦热，舌红，苔黄腻或灰黑，脉洪大。可选用有化痰清热、息风通络、通腑泻热之功的麝香、三七、水蛭、乌梢蛇、赤芍、大黄、红花、川芎、天麻、全蝎、羚羊角、僵蚕、鸡血藤、胆南星、生地黄、当归、黄芪、葛根、豨莶草等。

4）气虚血瘀：三主症兼肢体软弱，半身麻木，手足肿胀，面色淡红，气短乏力，心悸自汗，舌质暗淡，苔薄白或白腻，脉细缓或细涩，口服可选用活血化瘀，益气通络之功的中药：川芎、当归、红花、人参等出血性中风慎用，亦可选用具有补气活血之功效的补阳还五汤加减。

5）阴虚风动：三主证兼见肢体麻木，心烦失眠，眩晕耳鸣，手足拘挛或蠕动，舌红或暗淡，苔少或光剥，脉细弦或数。可选用杞菊地黄丸或六味地黄丸口服，此二药有补益肝肾、滋阴潜阳之功效。

194. 中药对脑血管介入治疗再狭窄有什么作用

缺血性脑血管病的介入治疗虽起步较晚，但由于其在临床上显示出显著的优越性，在短时间内取得快速的发展和长足的进步，成为治疗缺血性脑血管病的重要手段之一。然而，与冠状动脉介入治疗一样，脑动脉介入术后同样面临再狭窄的难题。研究表明，再狭窄是缺血性脑血管病早期复发的独立危险因素，严重影响脑血管病介入手术的远期疗效。研究发现中药通过抗炎，抑制血管平滑肌的增殖和迁移，抑制金属基质蛋白，改善血管内皮等机制防治脑血管介入术后再狭窄，干预介入治疗后再狭窄的多个病理环节，在介入治疗再狭窄问题上取得较好的疗效。

195. 脑血管病为何会出现胃肠道出血？怎样治疗

自从 1932 年 Cushing 首次报道了严重颅内疾病可引起胃及十二指肠糜烂和溃疡，称为应激性溃疡，常见于急性脑血管病、颅脑外伤、脑炎等。急性脑血管病并发上消化道出血以脑出血时较多，蛛网膜下腔出血及大面积或多发性脑梗死在急性期亦可出现。为急性脑血管病的严重并发症之一，死亡率高，并且与脑血管病的严重程度成正相关，凡合并消化道出血者，预后亦差，病死率高。消化道出血时间多在脑出血 24 小时以内，出血部位主要在胃及十二指肠上部，严重者也可引起食道下部、空肠、回肠出血，黏膜糜烂、出血，逐渐变为溃疡。

脑血管病并发消化道出血的治疗：

（1）积极治疗原发病，控制高颅压，必要时外科手术清除颅内血肿。

（2）昏迷病人小心下鼻饲管，动作轻柔，先抽出积血，再注入药物。

（3）立即停用糖皮质激素及抗凝药物。

（4）H$_2$ 受体拮抗剂的使用：甲氰咪胍，雷尼替丁口服或注入胃管或加液体中静点。

（5）凝血酶 800 ~ 2000U 稀释后口服或鼻饲，每 1 ~ 6 小时 1 次，直至血止。

（6）冰盐水 100mL 加去甲肾上腺素 2 ~ 4mg 口服或鼻饲 3 小时 1 次。

（7）奥美拉唑 20mg，2 次 / 日，口服或鼻饲，亦可静脉点滴。

（8）中药白及粉 2g，大黄炭 2g，三七粉 2g 或云南白药口服或鼻饲，鼻饲时应注意稀释以防堵管。

（9）全身支持疗法，如输注成分血、白蛋白等，注意水、电解质平衡。

196. 中风病人合并发热的原因有哪些

中风病患者临床上常合并有发热症状，虽然发热的原因不同，但所有发热一般均在卒中后 1 ~ 2 天后开始出现。中风病患者发热的原因如下：

（1）感染性发热：此类发热的特点是多在卒中后数天开始，体温呈递渐升高。多不规则，伴有呼吸、心率增快，白细胞总数增多。多见于昏迷患者，感染部位常为呼吸道、泌尿系、口腔和皮肤褥疮。感染病菌为细菌或真菌，也有混合感染。

（2）中枢性发热：见第 192 题。

（3）吸收热：脑出血和蛛网膜下腔出血时，由于血肿吸收而引起发热，常在病程 3 ~ 10 天之间出现，体温 38℃以上，很少超过 39℃以上，无感染及间脑受损证据。

（4）脱水热：多由于大量使用脱水剂、利尿剂，补水不及时，造成脑组织严重脱水，脑细胞和体温调节中枢受损引起发热。表现为发热伴有脱水，意识障碍加重，皮肤干燥，尿量减少，尿比重增高，红细胞压积增高，血清钠升高等，补充水分后体温降至正常即可确诊。

197. 什么是中枢性高热？脑血管病合并中枢性高热如何治疗

中枢高热是指丘脑下部体温调节中枢发生故障所致的发热。急性脑血管病时中枢性高热主要是由于丘脑下部受损，皮肤血管不能扩张散热和汗腺不能发汗而致。多见于大脑半球内侧较大出血和脑室出血或丘脑出血，或颅内压显著增高特别是有脑疝形成时，使丘脑下部受压迫而缺血或继发性出血所致，常为病情危重的征象之一。病初即出现高热者也可见于脑干出血，为病变阻断了下丘脑体温调节控制，也与网状结构受损引起的血管舒缩障碍有关。

中枢性高热的特点：①体温持续在 39 ~ 40℃以上；②无感染中毒征象，不伴寒战和血象改变；③躯干皮肤温度高而肢体温度不高，躯体不出汗；④没有与体温改变相一致的心率改变；⑤一般退热药如解热镇痛剂无效，不能降温。

脑血管病合并中枢性高热的治疗：

（1）积极治疗原发病。

（2）物理降温：通常可用 50% 酒精于大动脉处涂擦，或戴电子冰帽、盖冰毯等。电子冰帽可使头部处于 0 ~ 4℃低温环境，在脑损害严重缺血缺氧的病理高峰期，可降低脑组织耗氧量，延长脑细胞生存时间，在降低头部温度的同时，有效降低了全身温度，改善血管的通透性，减轻脑水肿等。

（3）药物降温：①冬眠药物可用于高热且躁动不安的患者，以抑制患者活动，减少热量产生，降低体温，使机体代谢、耗氧量减少而处于人工冬眠状态，但有血压下降过度和呼吸抑制的副作用。②将 1g 阿司匹林加入 100mL 冰水中灌肠。③中药安宫牛黄丸或紫雪丹口服或鼻饲；或清开灵或醒脑静注射液加液体中静点。④针刺曲池、合谷、外关、大椎、尺泽等穴，强刺激不留针，亦可用退热药于双侧曲池或合谷行穴位注射。

198. 中风合并肺水肿或肺炎如何防治

急性脑血管病，尤其是脑出血伴有意识障碍者容易并发肺部感染和肺水肿。中风引起的急性肺水肿，临床上称为中枢性肺水肿或神经源性肺水肿，可造成严重缺氧和心排出量的锐减，导致血压下降，休克死亡，属于临床急症，其发生机制尚不清楚。

现代医学认为由于脑血管病或脑肿瘤、外伤、颅内压增高，影响到下丘脑，使其功能紊乱，从而引起电解质及内分泌功能紊乱，血浆儿茶酚胺含量增高，造成肺血管及全身血管的收缩，从而引起肺血流动力的改变，外周血管总阻力增加，左心负荷过度，心输出量下降，左房扩大，从而使肺动脉回流受阻而导致肺水肿。

中风并发肺炎的原因如下：

（1）脑血管病人多为老年人，发病后机体防御功能更低下。

（2）发病前即存在肺部基础疾患。

（3）由于机械辅助呼吸导致医源性感染。

（4）滥用抗生素和糖皮质激素等导致菌群失调和二重感染。

（5）发病后在医院交叉感染。

（6）颅内压增高，脑缺氧损害下丘脑，使内脏自主神经功能紊乱，肺动脉高压，肺毛细血管结构破坏，血浆渗入肺间质，随后进入肺内影响气体交换；且引起严重的肺水肿、肺瘀血，器官内瘀积大量分泌物，细菌易在其中繁殖而引起肺炎。

（7）意识障碍，咳嗽反射消失，吸烟及气管内分泌物或吸入物不能充分排出，发生吸入性肺炎。

（8）急性脑血管病早期未能及时清除口腔分泌物和食物残渣，吸入到气管或支气管，导致肺部感染。

（9）气管切开后气管分泌物不及时清除，也是并发肺炎的重要原因。

合并肺水肿应紧急处理迅速采取有效措施减轻肺水肿，可给予呋塞米、地塞米松等急性期治疗。

预防肺炎的发生是提高急性脑血管病救治成功率的关键手段之一，预防和治疗方法如下：

（1）鼓励清醒病人咳嗽，医护人员要指导患者腹式呼吸以加深呼吸，定时拍背，侧卧位，以利于排痰。吸痰是保持神志不清的患者呼吸道通畅的重要措施。吸痰时根据患者呼吸时喉部痰鸣音轻重而决定吸痰次数，吸痰动作要轻柔，负压不能过大，吸痰时应将手捏住吸管转动和上下移动，以利吸出周围的痰液，适当刺激也可引起患者自行咳嗽。注意咳出痰的颜色、量和气味。

（2）每天肺部听诊，发现湿啰音应及时用药。

（3）气管切开后，由于上呼吸道失去了滤过作用，空气直接进入气管，再加上病人体质较弱，易致气管和肺部感染，应注意：①套管口盖双层无菌生理盐水纱布，以湿气滤过空气；②套管每日更换2次，痰多有结痂者要随时更换；③及时吸痰，常规方法吸痰，每次不超过15秒，2次之间间隔3~5分钟，并留置吸痰管在气管内，6~24小时更换一次，待痰鸣音出现时再行置管，可配合内注药，如定期注入抗生素，α-糜蛋白酶，碳酸氢钠和生理盐水混合液；④注意翻身拍背；⑤气管湿化。

（4）做好口腔护理，及时清除口腔内分泌物、食物残渣、血液及呕吐物等，摘除义齿，每日清洁口腔。

（5）对昏迷、真性球麻痹者不要过早进食，3天不进食者下鼻饲管。

（6）发生肺部感染后，除以上多种护理外，应可根据培养加药敏试验及时应用抗生素，在未出结果前可根据经验用药，此后根据痰培养药敏试验结果再调整敏感抗生素。

199. 脑血管病合并癫痫的原因是什么？如何治疗

脑血管病是继发性癫痫的原因之一，癫痫的发病形式，出血性脑血管病多为大发作，缺血性脑血管病多为局限性发作。

出血性脑血管病继发癫痫多发于脑血管病早期，且多为首发症状，而缺血性脑血管病继发癫痫多在疾病的晚期，一个月乃至数年仍有 33.7% 的病例有癫痫发作记录。另有资料表明，出血性脑血管病并发癫痫复发者并不多，约占 7.7%，缺血性脑血管病约占 1.8%。

据报道，颈动脉闭塞合并癫痫发作占 20%，大脑中动脉闭塞合并癫痫发作占 17.3%。癫痫发作的形式以大发作常见，占 53.3%~72%，多见于脑出血及蛛网膜下腔出血，局限性发作占 27.9%~46.5%，癫痫持续状态占 7.9%。

关于脑血管并发癫痫的原因，一般认为是急性缺氧、脑水肿、出血使皮质神经元大量异常放电所致。在脑血管恢复期，如癫痫反复发作，患者年纪较轻，不可忽略脑动脉畸形，DSA 常可明确病因；另外一部分病人在恢复期发生癫痫，后行 CT 或 MRI 对比急性期 CT 或 MRI 发现，部分病人出现脑穿通畸形，即原来的病灶接近侧脑室，但还有一定距离，经一段时间内，病灶同侧脑室穿通，CT 上病灶与脑室的低密度几乎一致，说明脑脊液经过穿通支进入病灶内，造成渗透性脑水肿，即称为脑穿通畸形，这种情况下可能会使偏瘫加重，也可能出现癫痫发生，脑血管后癫痫是因为脑内病灶形成中风囊，即胶质瘢痕形成。蛛网膜下腔出血并发癫痫是脑血管痉挛所致。

对于脑血管疾病并发癫痫除积极治疗原发病外，尚需选用抗癫痫药物治疗：

（1）大发作：首选丙戊酸钠，可选用苯妥英钠、卡马西平等。

（2）部分发作：首选卡马西平，其次苯妥英钠等。

（3）部分发作发展成全身大发作：首选卡马西平，其次为苯妥英钠、丙戊酸钠等。

（4）癫痫持续状态：必须在最短时间内终止发作，首选安定肌注或静滴，成人 24 小时量不超过 100mg。癫痫基本控制后改用长效抗癫痫药物，逐渐减量。癫痫持续状态可引起脑水肿，可用 20% 甘露醇静注以消除脑水肿，且应保持呼吸道通畅，防止缺氧，必要时气管切开，并预防和治疗各种并发症。

200. 抗癫痫药物的治疗时间应该注意什么

（1）急性期癫痫发作，经抗癫痫药物治疗后不再发作者，出院时即可停药，不需要长时间用药；但病人反复发作者，用药时间要长，需长期抗癫痫治疗。

（2）脑血栓形成病人并发癫痫有两种情况：①急性期过后观察 2～3 年，没有癫痫发作，其特点是梗死灶虽不太大，但意识障碍较重，一次发作以后不再发，今后不需抗癫痫治疗。有的病人急性期也不需要抗癫痫治疗，只需治疗原发病。②既往有癫痫，而发病后癫痫发作，在以后 2～5 年仍有发作，其特点是意识障碍不重，但局灶症状较重，梗死灶相对较大，癫痫发作次数在急性期较多，后遗症期需要继续抗癫痫治疗。

（3）蛛网膜下腔出血病灶表浅，癫痫灶比较明显，可能发作次数不多，但抗癫痫药物使用时间应长，恢复期用药时间也要长，以后逐渐停药，以减少复发，若停药造成癫痫复发，癫痫发作损伤脑细胞，且再用药不易控制。

201. 中医如何鉴别及治疗癫痫

中医认为癫痫的病变部位在头，属内风证，总的病因病机可涉及痰、火、惊、风、气、血和先天因素几个方面，中风伴发癫痫则以肝风痰浊及精神因素为主。患者多肝阳上亢，肝风内动，触及宿痰，风扰七窍，心神被扰可致癫痫发作；若中风后患者情绪急躁，肝火偏旺，热动生风，煎熬津液，结而为痰，风动痰升，阻塞心窍则癫痫发作；若中风日久，肝肾阴虚，阴不敛阳，脑失所养，亦可致癫痫发生。

不同原因导致的癫痫，可根据临床症状进行鉴别诊断，并根据不同证型给予不同方药治疗：

（1）中风肝风痰浊致癫痫者，发作前常有眩晕、头沉、胸闷乏力等症，舌苔白腻，脉多弦滑。治疗常选用定痫丸加减以涤痰息风止痉、开窍镇心安神。药用天麻、全蝎、僵蚕、琥珀、茯神、远志、竹沥、黄精、胆南星、半夏等。

（2）中风肝火痰热致癫痫者，发作时突然昏仆，牙关紧闭，两目上翻，四肢抽搐，口吐涎沫。此型患者平素情绪急躁，心烦失眠，口苦口干，便秘，舌红苔黄脉数，方选龙胆泻肝汤合涤痰汤加减以清肝泻火、化痰开窍，药可选用半夏、南星、枳实、石菖蒲、龙胆、木通、生地黄、钩藤、地龙、竹茹等。

（3）中风肝肾阴虚所致者，平素常伴睡眠不宁，头晕目眩，记忆力差，二目干涩，舌红，脉细数。方选杞菊地黄丸加减以滋补肝肾、养血安神，药可选用枸杞子、菊花、生地黄、牡丹皮、茯神、山茱萸、泽泻、酸枣仁、远志等。

202. 服用抗癫痫药应该注意什么

临床上抗癫痫治疗过程中，应注意以下几点：

（1）患者必须遵医嘱按时按量服药，不能擅自少服、漏服和多服，也不能突然停药。

（2）对于癫痫病患者及其家属要认真讲解癫痫的用药原则，不可自行更换药物或剂量，增加药物或是减少药物都需要医生的指导。

（3）必须坚持长时间的治疗，至完全控制癫痫发作达两三年之后，脑电图正常，方可逐渐停药，患者自行停药、间断及不规律服药等很容易诱发癫痫。

（4）注意观察患者对药物的不良反应，因此癫痫患者在服药后不但要定期体检，还应该每两三个月检查肝功能。

（5）还要注意患者用药的相互作用，抗癫痫药物与其他药物合用时，要注意治疗癫痫的效果的变化，同时要在医生指导下增加药量或减小药量。

203. 中风后出现肢体浮肿的原因是什么？如何进行治疗

中风后瘫痪肢体多有肿胀，多见于大面积脑梗死患者，一部分病人起病后数小时即可发生，持续约 2 小时可自行消退，另一部分病人则可持续数月，甚至数年，以致影响功能锻炼和恢复。中风后瘫痪肢体出现浮肿的原因主要是神经损伤后致血管舒缩功能障碍。中风后肢体浮肿的治疗原则：

（1）一部分病人可自行缓解，无须特殊治疗。

（2）长期水肿不消退者可采用以下方法：①抬高患肢并使之处于功能位置，这样有利于静脉血液回流和患肢功能恢复；②加强患肢的按摩及被动和主动锻炼，以促进血液循环；③可用硫酸镁溶液热毛巾外敷患肢；④可选用中药黄芪、当归、红花、川芎、地龙、防己、泽泻、云茯苓等，以活血通络、利水消肿；或在辨证基础上加用通络利水中药，必要时应用利尿剂缓解症状。

（3）个别情况下，由于瘫痪肢体血管舒缩功能障碍，局部碰撞部位可诱发血浆渗出而形成水疱，破溃处易感染，可用无菌针头吸取渗出液后加压包扎，并注意保护肢体。

204. 脑血管高渗状态形成的机制是什么？如何处理

高渗性非酮症糖尿病昏迷，简称高渗昏迷，可继发于各种严重脑病，约 2 / 3 病例于发病前无糖尿病史，急重症脑血管病由于应激性血糖升高，常规使用甘露醇、呋塞米、糖皮质激素或输入大量葡萄糖（甚至高渗糖）而致大量失水，血容量降低以至细胞内脱水。渗透性利尿使失水多于失盐，低血容量又引起继发性醛固酮分泌增多，排钠减少，使血钠升高。以上病理生理改变导致高血糖、高血钠和高血浆渗透压以及低血容量和细胞内脱水。病人意识障碍加重，血压正常或降低，高热，但尿量增多。此时血糖常在 33mmol/L 以上，血钠在 145mmol/L 以上，血浆渗透压在 350mmol/L 以上。

单纯高渗性昏迷病情危重，死亡率高，重症脑血管病并发高渗昏迷者死亡率更高。高血糖可增加脑梗死的病死率和脑水肿程度，具有残留侧支循环的缺血区对高血糖较易受损，血糖越高，死亡率越高，出血性中风伴高血糖者预后差，致死、致残率显著高于血糖正常者。应激性高血糖是与中风严重程度相平行的应激状态，应激性高血糖与中风预后有关。重症中风发病急且病情重，脑组织受损严重，致使中风后糖代谢紊乱，糖酵解途径增强，乳酸等酸性产物大量堆积，两者呈现恶性循环，血糖增高者 CT 梗死面积大。若已确诊为高渗状态，则按以下治疗：

（1）补液：先输入 0.45% 生理盐水，在中心静脉压监护下调整输液速度，或同时从胃管补充水分。当血浆渗透压下降至 330mmol/L 时，改用等渗盐水。当血糖下降至 13.9mmol/L 时，可开始输入 5% 葡萄糖，同时输入钾盐。输液过程中应警惕滴速过快导致心衰。

（2）应用胰岛素：一般主张小剂量胰岛素持续静滴，随时监测血糖，至血糖降至 13.9mmol/L 时，给予 5% 葡萄糖对抗胰岛素。

（3）抗感染：可先根据经验选用抗生素，药敏结果出来之后，根据药敏结果选用敏感抗生素。

（4）循环和呼吸的处理：注意血压、心率，如血容量补足后，心输出量未改善，可用多巴胺或多巴酚丁胺。呼吸为无效呼吸时，及时气管插管或气管切开，确保呼吸通畅，进行血气监测。

（5）营养支持：酌情输注血液制品，不能进食者，应鼻饲或者静脉输入热量和营养。

（6）有酸中毒者应给予碳酸氢钠，纠正酸中毒。

205. 如何治疗糖尿病并发脑血管病

糖尿病（DM）是缺血性脑卒中的危险因素，因 DM 促进动脉粥样硬化，使脑血管病发病率增加 2 ~ 6 倍，另据统计 DM 病人中约有 2.5% 死于脑血管病。DM 患者不仅是大中小动脉粥样硬化，而且有微血管基底膜增厚的改变，基底膜糖类沉积，脂肪样和透明样变性，微血管内皮细胞功能失调，长期患 DM 的病人脑血流自动调节受损，局部脑血流量下降，此外，DM 时血浆内因子增加，血小板黏附力增加，对二磷酸腺苷、肾上腺素、胶原纤维、花生四烯酸的敏感性增加，这些炎症介质具有强烈的收缩血管作用，并促使血小板聚集，血栓形成，而前列环素的生成减少。DM 时红细胞聚集性增强，变形能力减弱，以上诸因素使 DM 患者血液处于高凝状态，导致脑梗死发病率增加。

DM 性脑梗死以女性较多，病情一般较轻，CT 表现多发性基底节内囊区小的梗死灶，因此偏瘫常较严重，CT 表现轻而临床瘫痪严重，且不易恢复，容易复发。这主要是因为 DM 病变主要在小动脉，梗死灶常在白质深部，且较少有侧支循环。一旦发生脑梗死后，由于高血糖可使神经元内山梨醇和果糖积累，诱发细胞内高渗而加重细胞缺氧及水肿，另外血糖过高，在卒中的基础上，就更容易诱发高渗昏迷，加重卒中后神经元损伤。

治疗上与一般梗死的扩容、溶栓、抗凝、抗血小板聚集、降纤、控制血压、降血脂、活化细胞等相同外，还应注意：①积极控制原发病：胰岛素可控制高血糖和纠正各种代谢异常，虽然并发脑梗死的多为非胰岛素依赖型糖尿病（NIDDM），但胰岛素能通过抑制谷氨酸等兴奋性神经介质的释放，同时提高儿茶酚胺的浓度，由此降低脑内兴奋性神经递质的浓度，而减轻缺血性脑损害。胰岛素能迅速有效地缓解高血糖，并容易掌握剂量，避免口服降糖药增加体内酸性代谢产物。②控制血压：首选对心、肾有益的血管紧张素转换酶抑制剂，对糖代谢无不良影响。③补液：以生理盐水为宜。④意识障碍者尽早使用脑细胞活化剂。⑤ DM 易继发感染，因此应尽早预防性使用抗生素。⑥颅内压不高者应尽量避免常规使用激素、甘露醇、呋塞米等影响糖代谢的药物，必要时监测血糖。⑦恢复期重视 DM 的治疗，即严格控制饮食，加强体育锻炼，降糖药物使用以及预防再次梗死的药物应用。

206. 脑血管病出现呃逆的原因是什么

呃逆是由于多种原因使膈神经受刺激导致膈肌痉挛所引起的气逆上冲，令人难以自制的一种症状。正常人也可发生，多见于受风、饮食、精神刺激引起，但为时短暂。很多中风病人亦常出现顽固性呃逆，治疗多比较棘手。

从神经解剖角度看，丘脑下部为自主神经皮质下高级中枢，与生理内脏神经活动密切相关。脑干是呼吸、循环中枢，支配胸腹腔脏器副交感功能的迷走神经起始于此，其他如大脑的边缘叶、岛叶、海马回、杏仁核、网状结构、纹状体等都可以影响内脏神经功能而产生呃逆。

207. 治疗呃逆的方法有哪些

（1）适当加压按摩胸锁乳突肌侧端，或颈部放置冰袋，或饮适当冷水等物理疗法。

（2）0.2% 普鲁卡因 15 ~ 20mL，行颈部膈神经封闭。

（3）氯丙嗪口服或肌注，或 25mg 足三里穴封闭。

（4）东莨菪碱 0.3mg 皮下注射或内关穴封闭。

（5）冬眠疗法。

（6）氟哌啶醇口服，每次 2 ~ 4mg，每日 3 次。氟哌啶醇是抗精神失常药物，根据我们临床观察，用于中风后顽固性呃逆效果良好。

（7）中药疗法（详见第 208 题）。

（8）针灸疗法，取穴可选内关、足三里，或加膈俞。

208. 中医对中风后呃逆的认识和治疗是什么

（1）病因病机：中医认为呃逆总由胃气上逆动膈而成，而引起胃失和降的病理因素，则有寒气蕴蓄，燥热内盛，气郁痰阻及气血亏虚等方面。

1）寒气蕴蓄：过食生冷或寒凉药物，则寒气蕴蓄于胃，循手太阴之经上行，袭肺，胃气失于和降，气逆而上，复因腹间不利，故呃声短而频，不能自制。

2）燥热内盛：过食辛热煎炒之品，或过用温补之剂，燥热内盛，阳明腑实，气不顺行，亦可动膈而发生呃逆。

3）情志不和，气郁痰阻：中风后情志抑郁，气机郁滞，津液凝聚，痰浊内生，肝郁乘脾胃，痰气上冲动膈而生呃逆。

4）正气亏虚：中风后正气亏耗，气血不足，脾肾受损，脾胃虚弱，胃失和降而上逆，肾气亏损而失于摄纳，气逆于上动膈而生呃逆。

（2）辨证治疗

在治疗上中医讲究辨证治疗，在辨证上应首先分虚实、辨寒热。总的治疗原则是和胃降气平呃。临床常见证型、临床表现、治则方药如下：

1）胃中寒冷

主症：呃声沉缓有力，膈间及胃脘不舒，得热则减，得寒愈甚，食欲减少，口中不渴，舌苔白润，脉象迟缓。

治法：温中祛寒止呃。

方药：丁香散加减。

丁香 12g　柿蒂 30g　高良姜 12g　吴茱萸 8g

肉桂 10g　川朴 12g　枳实 12g　半夏 12g

云茯苓 15g　甘草 6g

2）胃火上逆

主症：呃声洪亮，冲逆而出，口臭烦渴，喜冷饮，小便短赤，大便秘结，舌苔黄，脉象滑数。

治法：清降泄热止呃。

方药：竹叶石膏汤加减。

淡竹叶 15g　石膏 30g　麦冬 15g　沙参 15g

半夏 12g　柿蒂 20g　竹茹 15g　大黄 12g

枳实 12g 甘草 6g

3）气机郁滞

主症：呃逆连声，常因情志不畅而诱发或加重，伴有胸闷，纳减，脘胁胀闷，肠鸣多气，舌苔薄白，脉弦。

治法：顺气降逆。

方药：五磨饮子加减。

木香 12g 乌药 10g 枳壳 12g 沉香 12g

丁香 8g 代赭石 30g 川楝子 15g 郁金 15g

焦栀子 8g 甘草 6g

4）脾胃阳虚

临床表现：呃声低弱无力，气不能续，面色苍白，手足不温，食少困倦，舌淡苔白，脉沉细弱。

治法：温补脾胃，和中降逆。

方药：理中丸加减。

人参 12g 白术 12g 干姜 12g 吴茱萸 10g

丁香 8g 刀豆子 10g 旋覆花 15g 代赭石 30g

甘草 6g

5）胃阴不足

临床表现：呃声急促而不连续，口干舌燥，烦躁不安，舌质红而干或有裂纹，脉象细数。

治法：生津养胃止呃。

方药：益胃汤加减。

沙参 15g 麦冬 15g 玉竹 15g 生地黄 20g

枇杷叶 12g 石斛 12g 柿蒂 30g 竹茹 15g

云茯苓 15g 甘草 6g

总之，上述所列只是临床常见证型处方举例，临床中病情千变万化，治疗不应拘泥。但万变不离其宗，治疗中都应在方药中加入平胃降逆止呃之药，丁香、柿蒂具有温胃散寒、降逆止呃的作用，是临床治疗呃逆常用之药，传统用法丁香用量较小，临床实践中最大剂量至 30g 用于治疗顽固性呃逆取得了良好效果。中风

后呃逆一般均较顽固，必要时可配合针灸、西药治疗，采用中西
医结合的方法。

209. 什么是震颤麻痹？临床表现有哪些

　　震颤麻痹又名帕金森病，是一种较常见的锥体外系疾病，以运
动减少、肌强直、震颤和体位不稳为主要症状。原发性震颤麻痹的
最重要病变是黑质变性。脑炎，脑动脉硬化，颅脑损伤，基底节肿
瘤或钙化，一氧化碳、二硫化碳、锰、汞、氰化物、利血平、酚噻
嗪类及抗抑郁药等中毒均可产生与震颤麻痹类似的临床症状或病理
改变，统称为震颤麻痹或帕金森综合征。临床表现如下：

　　（1）隐匿起病，逐渐发展。

　　（2）震颤：先出现于肢体的远端，通常从一手开始，随病情
进展延伸到同侧下肢、对侧上下肢，下颌及舌肌一般最后受累。
震颤为静止性震颤。随意运动时减轻，情绪紧张时加重，睡眠时
完全消失。

　　（3）强直：可表现为头前倾、躯干俯曲、上肢肘关节屈曲、
腕关节伸直、前臂内收、下肢髋及膝关节均略为弯曲。

　　（4）运动障碍：面肌运动减少可呈"面具脸"，面部无表情，
少眨眼，两目轻视，上肢不能做精细动作，书写困难，字越写越
小，即写字过小症；行走时手臂正常摆动减少或消失，起步困难，
步伐小而前冲，不能及时止步及转身，即慌张步态；口、舌、腭、
咽部肌肉运动障碍引起说话缓慢、语言单调、流涎等。

　　（5）自主神经功能紊乱：在本病中常见皮脂腺和汗腺分泌增多，
部分患者有精神衰退。伴脑部器质性病变者，尚有智能减退甚至痴呆。

　　（6）一般无客观感觉障碍，腱反射一般无特殊改变。

210. 血管性震颤麻痹的治疗有哪些

　　血管性震颤麻痹综合征或称动脉硬化性帕金森综合征，临

床上将多发性腔隙性脑梗死、基底核腔隙性状态、淀粉样血管病、皮质下白质脑病尤其是纹状体的腔隙卒中所致帕金森综合征称之为血管性帕金森综合征。这些患者除有帕金森氏综合征的症状外，还有高血压、动脉硬化病史，常表现为假性球麻痹、痴呆，查体有锥体束征和腱反射亢进，病人以步态障碍为突出症状。对于血管性震颤麻痹的治疗，一般应从以下几个方面着手：

（1）防治脑动脉硬化。采用降血脂，降血液黏度，抗血小板聚集，改善微循环的方法增加脑血流量，改善脑供血供氧。

（2）改善脑细胞代谢。可以采用脑细胞活化剂，营养脑神经等药物。

（3）注意体育锻炼。震颤麻痹者的一个典型特点是运动减少，应鼓励病人树立与疾病抗争的信心，尽量增加活动，不能因为动作困难而减少锻炼。

（4）如果病人肌强直，体位不稳，较重影响生活时，可以选用一些抗震颤药物如多巴丝肼、吡贝地尔缓释片等。

（5）可以配合中药治疗，采用舒筋活血、化瘀通络、补肾健脑之法辨证施治（详见第211题）。

211. 中医对震颤麻痹的认识和治疗有哪些

震颤麻痹属于中医肝胆系疾病颤证的范畴。虽然《内经》中无颤证之名，但《素问·至真要大论》所谓"诸风掉眩，皆属于肝"中的掉眩，即指颤振，并强调与肝关系密切："肝主风，风为阳气，阳为动，此肝气太过而克脾土，脾主四肢，四肢为诸阳之末，木气鼓之则动，经谓风淫末疾者，此也。"追至清代，医家张路玉提出"颤振"之名，认为该病主要是风、火、痰为患，并以脾胃虚弱，心气虚热，心虚火盛，肾虚，实热积滞分别立方。总之，本病多系本虚标实，虚实夹杂，涉及肝、脾、肾三脏，且以肝为重点。多由肝肾阴亏，气血不足，筋脉失养，虚风内动而致；

或风火夹痰，互阻络道而成。其病因病机分述如下：

（1）肝肾阴亏：是颤证常见的原因，尤以年老者为多。若摄食不慎或为疾病所伤，肝肾阴虚，肝主藏血，骨主藏精，精血聚耗，以致水不涵木，风阳内动，筋脉失养，而致颤动或拘急强直等。

（2）气血两虚：由气虚血亏造成虚证，临床多见，脾主运化，为气血化生之源，若饮食失节，劳倦太过或思虑内伤，心脾俱损，致气血两虚，筋脉失荣，则筋脉胸动。

（3）痰热动风：多因五志过极，肝火太盛，而克脾土，脾主四肢，而四肢为诸阳之末，风火盛而脾虚，津液不行，痰湿停聚，风火盛而挟痰，壅阻络道而发为颤证。临证时变化多端，可以单独发病，但也多相兼为病。

震颤麻痹的治疗当益肾调肝，补气养血，清热化痰兼以息风，此为本病治疗大法。盖震颤麻痹多由肝肾亏虚、气血不足、痰热互阻、肝风内动为患。治疗如下：

（1）肝肾不足

治法：滋补肝肾，滋阴息风。

方药：大补阴丸合六味地黄汤加减。

组成：熟地黄、山药、山茱萸、泽泻、龟甲、生地黄、黄柏、知母、枸杞子、菊花、牡丹皮、赤芍等。

（2）气血两虚

治法：益气养血，息风活络。

方药：八珍汤合天麻钩藤饮加减。

组成：党参、白术、茯苓、甘草、黄芪、黄芩、生地黄、天麻、钩藤、石决明等。

（3）痰热动风

治法：清热化痰息风。

方药：导痰汤加竹沥合天麻钩藤饮加减。

组成：竹沥、厚朴、天南星、枳实、茯苓、陈皮、半夏、牛膝等。

212. 脑动脉硬化的诊疗措施有哪些

动脉硬化就是动脉壁部分变厚或是变硬，动脉壁弹性变得低下的状态；动脉壁内顺血流纤维性肥厚、脂质沉积、纤维性硬化巢、粥瘤，甚至钙化、溃疡、血栓等复合物病变形成，被视为动脉粥样硬化。脑动脉硬化是全身动脉硬化的一部分，为中风病最常见的病因之一，常见于 50 岁以上老年人，由于动脉硬化的早期发现对治疗有着至关重要的意义，动脉硬化检查方法有以下几种：

（1）脉搏波传导速度（PWV）：PWV 是一种利用动脉壁的硬度与两点间的脉搏传导速度相关的原理的检查测评动脉硬化程度的方法。动脉硬化，则 PWV 变快。

（2）颈动脉超声波检查：是从颈动脉的超声波断层图像来测算出动脉内膜和中膜厚度的和，也就是颈动脉内膜中膜厚度（IMT）的值，增大为异常，并探查血管壁内局部血流、是否有不稳定粥样硬化斑块，以此对动脉硬化进行评估。

（3）眼底检查：视网膜的细小血管容易发生硬化，可以直接观察到。现在多用眼底照片和荧光眼底造影的方法观察动脉硬化病变程度。

（4）彩色超声多普勒检查：除颈动脉以外，腹部、下肢近端动脉瘤和末梢动脉闭塞症等诊断中均可使用彩色多普勒方法。尤其是测量血流速度，适用于诊断接近体表的血管病变，能直接显示血流，间接显示动脉管腔，并能直接确定病变的位置和范围。在动脉狭窄病变中，可见正常管壁的 3 层结构消失、内膜不光滑或毛糙、连续性消失、增厚。在动脉粥样硬化的患者，动脉内壁可见大小不等形态各异的强回声结节或斑块，管腔有不同程度的狭窄。

（5）脚踝血压的测定（踝 / 臂指数：ABPI）：ABPI 可用于诊

断闭塞性动脉硬化症，ABPI 值不足 0.9 时就可以怀疑是狭窄或是闭塞。脚踝关节血压不足 50mmHg 就是重症。高龄人士、糖尿病患者、重度吸烟者的 ABPI 较低。

（6）电子计算机 X 线断层扫描检查（CT）：CT 能够清楚地了解血管是否钙化、是否存在血管内血栓、有无大动脉夹层和瘤样病变等，对多普勒难以检测的部位进行诊断，可以全面的观察大血管与周围组织器官的关系。

（7）磁共振成像检查（MRI）：MRI 没有辐射，对人体损害小，检查前无须特殊准备。MRA 可以检查血管的狭窄、闭塞、扩张、瘤样病变。

（8）数字减影血管造影（DSA）：图像清晰，分辨率高，对观察血管病变，血管狭窄的定位测量，为诊断及介入治疗提供真实的立体图像，主要用于了解全身动脉的扩张、狭窄、闭塞、侧支循环、血管壁等情况。

（9）红外体表温度测定：主要用于下肢闭塞性动脉硬化症和慢性静脉环流不全等疾患，体表温度下降视为异常。

（10）血液流变学检查。

在预防治疗上可采用以下措施：①饮食：详见脑动脉硬化病人饮食注意事项。②抗血小板聚集、降血脂、扩血管药及维生素类。③活血化瘀中成药。

213. 高血压脑病治疗及注意事项有哪些

高血压脑病发病急，变化快，如不及时紧急治疗，可因脑疝、颅内出血或持续抽搐死亡。及时平稳降压，症状可在数小时或 1～2 天内完全恢复。治疗原则是：尽快降血压，控制抽搐，减轻脑水肿，降低颅内压。分别如下：

（1）迅速降血压：一般应争取使血压迅速降至 160/100mmHg 左右或接近病人平时血压水平，不宜降得过低，以免发生脑供血障碍而梗死。

（2）抗脑水肿：降低颅压可用20%甘露醇200mL快速静滴，每6～8小时一次。也可用甘油果糖、白蛋白、血浆、呋塞米等。

（3）控制抽搐：抽搐严重者首选地西泮10mg静推，亦可使用苯巴比妥钠、苯妥英钠等。

214. 常用的降压药有哪几类

高血压是出血性中风最常见的病因之一，目前国内外推荐首选使用的降压药有五大类：

（1）血管紧张素转换酶抑制剂ACEI（普利类）：该药通过抑制血管紧张素Ⅰ转换为血管紧张素Ⅱ。单药治疗60%～70%都有降压效果，大多1小时内见效，但需几周才能达到最大降压效应。与利尿剂、钙拮抗剂、α受体阻滞剂联合应用，可增加降压效应，与β受体阻滞剂合用，增效不明显。该药可减少左心室肥厚；增加胰岛素敏感性，减少胰岛素抵抗；减少肾病的微量白蛋白尿，延缓肾损害的进展；抗氧化，抑制动脉硬化，改善心脏功能，治疗心力衰竭。该药主要副作用是引起刺激性干咳。

（2）血管紧张素Ⅱ受体拮抗剂ARB（沙坦类）：主要有替米沙坦、缬沙坦（代文）等。ARB是一种与ACEI作用机理相近的降压药，ACEI是抑制血管紧张素转换酶，ARB是完全阻断血管紧张素Ⅱ的形成。该药可以防止左心室肥厚，对已肥厚的左心室可能会使其逆转；对动脉硬化血管有一定的重塑作用；能够减少蛋白尿，对肾脏也有除降低血压外的保护作用，与ACEI一起使用保护作用更好；还可以治疗心力衰竭，它对于心脏病的死亡和猝死率的下降优于ACEI，两种药同时使用，可进一步增强对心脏的保护作用；对血脂和血糖无不良影响，还有增加尿酸排泄的作用。该药副作用少，对于肾功能障碍应慎用。

（3）钙离子拮抗剂CCB（地平类）：主要通过阻滞钙通道，扩张血管，松弛血管平滑肌，达到降压效果，可同时降低收缩期和舒张期血压，降低收缩压更明显，降压效果较强；它同时舒张冠状动脉血管，可以治疗心绞痛；还可逆转高血压所致的左心室肥厚；对糖、脂代谢和电解质无明显影响，长期使用无耐受性。

（4）β受体阻滞剂（洛尔类）：该药降压同时还有减慢心率的作用；对心脏的保护作用强，可降低心肌的耗氧量，减少心肌梗死后面积的扩大，对于高血压伴有心力衰竭和心律失常时该药的治疗效果更好。但该药可降低患者对低血糖的反应，使用时要增加检测血糖的频率。

（5）利尿剂（噻嗪类）：通过扩张血管等作用，降压效果达80%，是降压药的主力军。对于左心室肥厚和心力衰竭有肯定的治疗作用。利尿剂中的某些种类对糖代谢和脂代谢有不利影响，有些尚可增加血尿酸的浓度，糖代谢紊乱及糖尿病患者、痛风患者和高脂血症患者慎用。

（6）肾上腺能α受体阻滞剂（唑嗪类）：该药除了有降压作用，还可以改善前列腺增生症状，降低胆固醇，对电解质、肝功、糖代谢和尿酸的排泄没有影响。它是伴有脂代谢紊乱和前列腺疾病的老年高血压患者优先选择的药物。其副作用是容易引起体位性低血压，长期使用容易产生耐药性，单独服用容易导致水钠潴留。

高血压引起心、脑、肾、眼等重要脏器的损害，原发性高血压一般需要终生服药，降压的目的主要是预防靶器官相关并发症的发生发展。

215. 怎样服用降压药

原发性高血压应长期规范化治疗，将血压控制在合理水平，可使中风发病率和死亡率下降32%～50%，冠心病发病率和死亡率下降11%～40%，老年人高血压治疗获益更显著。控制血压需要遵循以下原则：

（1）最低剂量：可根据病人具体情况，慎重选用一种，从小剂量开始，观察2周，疗效不佳时逐渐加量或合用另一种降压药，若加至较大量仍无效时应换药。监测血压，调整药物，以最少种类坚持服用，最小剂量获得满意降压效果，把血压控制在适当水平。

（2）分步降压：高血压病的治疗目的主要是保护靶器官（心、脑、肾、眼）的功能，提高病人的生活质量。因此在治疗中，降压宜缓慢、平稳，不可骤降。老年人中尤其是长期血压维持较高水平的患者，血压不宜降得过低，以免出现心、脑、肾的供血不足，加重靶器官的损害，血压骤降引起重要脏器灌注不足，出现中风、急性心肌梗死、肾功能不全等疾病，有冠心病及心肌缺血者，舒张压不宜低于 85mmHg。有肾功能不全者舒张压应维持在 100 ～ 90mmHg，低于 90mmHg，则肾小球滤过率下降，易造成肾损害。

（3）避免药物不良反应：老年高血压患者往往伴有多种疾病，在选择药物治疗时，必须全面考虑避免使用对伴随疾病产生不良反应的降压药物。如高血压伴有冠心病、心绞痛或急性心肌梗死时，首先选 β 受体阻滞剂，但伴有冠脉痉挛性心绞痛或变异型心绞痛时，不宜用 α 受体阻滞剂，合并心衰时，优选血管紧张素转换酶抑制剂及利尿剂；合并支气管哮喘及慢性阻塞性肺气肿时，优选钙拮抗剂，忌 β 受体阻滞剂，合并脑血管病时，优选钙拮抗剂和 β 受体阻滞剂，忌用中枢性降压药及 α 受体阻滞剂；合并肾功能不全时，优选钙拮抗剂、祥利尿剂，慎用 ACEI，忌用噻嗪类利尿剂；伴有糖尿病、高脂血症时，优选 ACEI、钙拮抗剂、β 受体阻滞剂，忌用 α 受体阻滞剂、利尿剂等；伴有心肌梗死时忌用硝苯地平，尤其不能大剂量使用。

（4）长期坚持治疗：原发性高血压病，凡血压超过正常范围，均需终生药物治疗。需用药物治疗者，应严密监测血压，根据血压情况不断调整药物的维持剂量，即使血压已维持在正常范围，也要坚持服药，不得骤停或骤减剂量，以免引起血压大范围波动，加重心、脑、肾等器官的损害。

如果糖代谢、脂代谢正常，又没有痛风的高血压患者，首选利尿剂；对于有轻度肾损害者，可首选 ACEI 或 ARB；使用 ACEI 出现刺激性干咳时，可改用 ARB；对于有高血压伴前列腺肥大者，

可选用 α 受体拮抗剂；对高血压伴有心率衰竭和心律失常者，可选用 β 受体阻滞剂，但对于心率过慢者，则不宜选此药。如果用一种药已经不足以控制血压，可以增加剂量或与另一种降压药联合应用，以联合应用为好。

216. 中风后直立性低血压的机制是什么？如何治疗

中风病人在恢复期可出现直立性低血压，表现为头晕、恶心、呕吐、血压下降、甚至晕厥。中风后直立性低血压的机制：①急性期长期卧床，肌肉软弱无力，关节挛缩，心功能减退，血容量减少等，姿势血压调节反射功能不全；②丘脑下部和脑桥血管运动中枢受损，正常的血管收缩反应功能丧失；③并发的心肌损害，心搏出量减少；④丘脑下部前叶功能也受损，血管加压素等递质分泌减少；⑤伴自主神经受累的周围神经病，特别是由糖尿病引起的周围神经病；⑥药物的影响，如降压药、抗精神药、利尿剂和抗组织胺药物等。

治疗方法如下：①中风发生后，急性期定时翻身，变换体位，保持良好体位，稳定后立即进行被动或主动活动，不断给予维持肌肉和血管张力运动；②及早下床或起坐动作，进行锻炼；③较重病人可逐渐增加床头抬高角度。并配合针灸和补气活血中药治疗。

217. 钙离子拮抗剂对缺血性脑血管病有何作用

钙离子拮抗剂，是一组能够阻止病理状态下细胞膜的钙通道，防止细胞内钙超载。可选择性扩张脑血管，增加缺血区血流量，对脑缺血、缺氧等损伤有保护作用。现已广泛地应用于治疗缺血性脑血管病。

Ca^{2+} 是细胞内重要的阳离子，在调节细胞代谢、活性、兴奋性、平滑肌和骨骼肌收缩、腺体分泌、神经递质释放及维持内环境稳定等方面起重要作用。Ca^{2+} 是参与细胞表面生物电现象和细胞内生化过程的主要成分。正常情况下，细胞外 Ca^{2+} 浓度比细胞内大 10000 倍，因而 Ca^{2+} 易进入损伤的细胞内。

在缺血性脑血管病时 Ca^{2+} 的正常梯度迅速改变，细胞内游离钙骤增，可达正常的 200 倍，Ca^{2+} 超负荷可导致：① Ca^{2+} 向血管平滑肌内转移，引起脑血管痉挛，加重脑缺氧；② Ca^{2+} 向神经元内转移，加速已衰竭的神经元死亡；③ Ca^{2+} 激活磷脂酶，水解膜磷脂，破坏生物膜并释放 AA，使血小板聚集；④ Ca^{2+} 激活 ATP 酶，使 ATP 消耗降解，并可产生许多缩血管物质和自由基等有害物质。Ca^{2+} 可激活蛋白酶，分解神经丝和膜蛋白引起神经细胞功能丧失。阻止 Ca^{2+} 跨膜内流，因而抑制钙超载是清除上述有害因素产生的关键。

钙离子拮抗剂对缺血性脑血管病作用：

（1）扩张血管，增加脑血流量：钙通道阻滞剂阻止 Ca^{2+} 跨膜内流，消除或缓解平滑肌收缩，抑制去甲肾上腺素、5-HT、TX-A2、儿茶酚胺等所引起的脑血管收缩。

（2）保护脑细胞，避免缺血后神经元去极化：阻止 Ca^{2+} 内流及贮钙细胞器线粒体和内质网同释放 Ca^{2+} 进入细胞液中，可减少神经元中毒死亡，减轻组织损害。

（3）抗动脉硬化作用：实验证明钙通道阻滞剂有预防动脉粥样硬化作用。

（4）维持红细胞变形能力：红细胞变形能力是微循环中影响血黏度的重要因素，钙通道阻滞剂阻止 Ca^{2+} 异常跨膜内流入血细胞内，维持红细胞变形能力，降低血管阻力和血黏度，改善微循环。

（5）抗血小板聚集：钙通道阻滞剂能通过抑制肾上腺素受体、血栓素受体，而抑制肾上腺素、TX-A2 引起的血小板聚集，改善微循环。

218. 兴奋性氨基酸在缺血性中风中的作用是什么

兴奋性氨基酸爆发性释放使其受体过度启动，脑缺血损伤级联反应产生，导致突触后神经元过度兴奋、最终坏死，从而产生兴奋性毒性，致使神经元细胞逐渐死亡，脑组织损伤，是导致脑细胞坏死与凋亡的初始动因。解除兴奋性氨基酸的兴奋性毒性，对于缺血性中风的神经保护作用有积极的影响。其受体拮抗治疗，按氨基酸受体类别可分为 NMDA 受体及非 NMDA 受体两类。兴奋性氨基酸受体拮抗剂能明显地减少缺血性神经元的损伤，如 NMDA 受体竞争性拮抗剂，能减少脑缺血时海马区神经元的损伤。有研究显示，静脉注射 NMDA 受体对家兔大脑中动脉局部脑缺血时造成的新皮层神经元损伤有明显保护作用。

219. 中风偏瘫的治疗有哪些

随着脑血管疾病的发病率不断上升，脑血管疾病的致残率已成为当今医学界关注的热点。如何帮助偏瘫患者早日康复，回归社会是人们关注的焦点。采用运动疗法、按摩、针刺综合疗法治疗中风偏瘫，将现代康复与传统针刺、按摩疗法相结合，明显提高了疗效。

运动疗法是通过主动运动、被动运动来改善关节活动度，放松肌肉，纠正躯体畸形和功能障碍。中风偏瘫患者经运动疗法进行步行功能训练后，运动能力明显提高，减少可能出现的各种并发症，减少残疾给患者功能活动带来的不利影响。患者尽可能生活自理，提高生活质量。按摩可促进局部血液和淋巴循环及新陈代谢。改善皮肤营养和肌肉张力，保持肌肉和韧带的伸缩性，防止肌肉萎缩。体针具有疏通经络、调和气血的作用，有利于肢体气血流通，促进肢体恢复。头针具有见效快，疗效高的优点，头为诸阳之会，诸经皆归于脑。针刺头部刺激区会起到通经活络，促使肌肉群被动收缩，改善血液循环，防止肌肉萎缩，恢复机体运动功能的效果。

220. 怎样治疗脑心综合征

脑心综合征（BHS）指脑卒中继发心脏损害，伴有类似急性心肌梗死、心肌缺血、心律失常和心力衰竭的症状和体征，表现为心脏功能紊乱及心电活动改变，出现心电图及心肌酶谱的改变，使治疗变得更为复杂，甚至出现矛盾，严重影响患者的预后。临床上称之为脑心综合征，是卒中急性期常见的严重并发症之一。

治疗脑心综合征时，应首先治疗原发病，并在及时纠正心律失常、心肌缺血的同时，动态关注心电图和心脏损伤的实验室指标，做到实时有效地判定心脏损害，从而给予针对性的治疗和康复。

221. 怎样预防脑过度灌注综合征

脑过度灌注综合征是颈动脉血管内治疗后发生的一种罕见但病死率极高的并发症，可发生于颈动脉内膜切除术、颈动脉支架成形术或颅内动脉支架成形术后。目前尚无指南推荐的脑过度灌注综合征的有效治疗方法，临床主要以预防为主。脑过度灌注综合征的预防主要依靠严格控制血压、完善围手术期影像学检查、制定合理的手术策略和时间等。准确判断脑血流自动调节能力和脑血流储备能力是预防术后脑过度灌注综合征的关键，一旦发生应紧急处理。针对脑水肿，可以应用甘露醇和高渗盐水降低颅内压，但其潜在效果和对远期预后的影响尚不明确。其他药物，如激素和巴比妥类药对部分脑水肿患者也可能有效。不推荐预防性应用抗癫痫药物（AEDs），但是如果脑电图显示单侧周期性放电（LPDs）或临床已有癫痫发作，可以应用抗癫痫药。对于脑出血患者，应根据出血部位和程度决定是否手术清除血肿，消除占位效应。

222. 中风后出现肩手综合征怎样治疗

中风后肩手综合征的发病机理可能是中风影响了运动中枢前方的血管运动中枢，直接引起患肢的交感神经兴奋性增高及血管痉挛反应，产生局部组织营养障碍，出现肩胛周围、手及腕部水肿、疼痛，而疼痛刺激又进一步经末梢感觉神经传至脊髓，引致脊髓中间神经的异常兴奋性，造成血管运功性异常的恶性循环。治疗方法：

（1）积极治疗中风。

（2）注意患处的保暖，指导患者患肢的功能锻炼。

（3）药物可选用改善微循环及神经营养剂，局部可用曲池穴位封闭或用普鲁卡因行神经节阻滞。

（4）中药治以活血化瘀、通络止痛、利水退肿。方用补阳还五汤加减：黄芪 30g，桃仁 12g，红花 10g，当归 12g，地龙 30g，赤芍 20g，川芎 12g，延胡索 30g，桂枝 12g，防己 15g。

（5）针灸或推拿。

（6）微波治疗。

223. 如何治疗烟雾病

烟雾病又叫脑底异常血管网病（moyamoya 病）是以颈内动脉远端或大脑前动脉、大脑中动脉起始段慢性进行性狭窄或闭塞以及颅底异常血管网形成为特征的脑血管疾病。临床上成年人常常以颅内出血发病，青少年以脑缺血、脑梗死为表现。减少脑梗死和颅内出血再发并改善预后，治疗方式包括保守治疗和手术治疗。

（1）保守治疗：烟雾病急性期、病情较轻或手术风险大的患者一般进行药物治疗。不论是缺血型或出血型烟雾病，急性期使用依达拉奉均能起到脑保护作用；对于病情严重者，如颅内压高的患者可酌情予以脱水降颅内压处理，出现癫痫的患者可予以抗癫病等对症支持处理。此外，对于缺血型烟雾病患者，早期给予阿司匹林、阿加曲班，可以预防血栓形成。对于围手术期病情稳定的缺血型烟雾病患者，治疗原则大体与其他脑梗死患者相同，即抗血小板、降脂、控制血糖及血压、控制体重、戒烟限酒等治疗。

（2）手术治疗：①颅内外血管吻合搭桥术：主要有颞浅动脉－大脑中动脉吻合术及脑膜中动脉－大脑中动脉吻合术。②间接血管搭桥术：STA、硬脑膜、颞肌、帽状腱膜等组织均可作为供体组织，手术方式包括颞肌贴敷术、帽状腱膜贴敷术、脑－硬脑膜－动脉贴敷术、脑－硬脑膜动脉－颞肌贴敷术以及多点钻孔手术。③直接血管搭桥术：即 STA–MCA 端侧吻合术，该术式由 Donaghy 等在 1968 年首次用于烟雾病治疗。④联合血管搭桥术：即直接血管搭桥和间接血管搭桥联合进行，是目前治疗烟雾病的主流手术方式，应用广泛。

224. 中医对脑血管病的治疗有什么优势

脑血管病是由多种机制、因素及多个环节共同作用的结果，因此，单一药物、疗法仅可作用于疾病的某些环节，并不能逆转疾病全过程，改善脑循环，实现保护脑细胞的作用。中医治疗缺血性脑血管病，从疾病的发病机制的和因素多环节的控制疾病的进展，能改善患者的神经功能，缓解临床症状，其安全性高、不良反应较少。结合中医药治疗能更好地保护脑组织，并有助于改善患者预后。

225. 西医对预防中风有什么建议

众所周知对中风危险因素的控制和治疗是预防中风的最好办法。中风二级预防主要是戒烟酒、合理膳食、适量运动、保持良好心态、睡眠以及应用抗血小板剂（阿司匹林或氯吡格雷）。临床研究表明，氯吡格雷比阿司匹林更能有效预防，且性价比高，副作用少，得到国内外知名专家认可，可单独应用，必要时可联合应用，房颤者需长期抗凝治疗。他汀类药物降脂抗动脉硬化，对动脉血栓性中风有很好的预防作用，将 LDL 降低至 2.6mmol/L 以下更有效。对于血压高者应用长效降压药将血压控制在合适的范围，对于糖尿病患者应用口服降糖药或胰岛素控制好餐前及餐后的血糖。对于血管明显狭窄或动脉瘤、动静脉畸形患者可采用介入治疗或外科手术治疗。

226. 常用的溶栓药物有哪些

目前用于溶栓的药物主要有以下 2 种，第一代溶栓药：尿激酶；第二代溶栓药物：重组组织型纤溶酶原激活剂（rt-PA）。rt-PA 能有效溶解血栓且对凝血功能影响小，其出血风险小，但是价格昂贵。尿激酶具有疗效显著、无抗性、价格相对便宜等优点，因此被临床广泛使用。rt-PA 用于发病 3 小时以内效果最佳，最迟不超过 4.5 小时。尿激酶的应用，也是用药越早，效果越好，最好早期即发病 6 小时内应用。因血栓老化后无论是 rt-PA 还是尿激酶都难于起作用，且易引起出血。

使用时应注意以下几点：①严格选择适应证，年龄，排除脑出血，无出血素质、无肝肾功能障碍，治疗前后应检测血小板数目、出凝血时间、凝血酶原时间、纤维蛋白原、肝肾功能。若发生出血，立即停药，并使用降纤溶药物；②时机问题：争取 6 个小时以内；③剂量问题：根据个体经验，小量有效则不用大量；④治疗有效者不要骤然停药，停药后还要使用其他作用较弱的抗凝药物，巩固疗效，避免复发。

227. 重组组织型纤溶酶原激活剂（rt-PA）的治疗作用特点有哪些

重组组织型纤溶酶原激活剂（rt-PA）是目前广泛应用于脑梗

死溶栓治疗的药物，具有安全性、有效性，但是溶栓后也容易发生血管再闭塞、出血等并发症。脑梗死的病理生理学机制有血栓形成、栓塞及血流动力学紊乱，溶栓治疗是脑梗死一个根本性的治疗方法，有研究表明，发病6小时内是缺血治疗的时间窗，6小时内溶栓，既可缩小病灶，又可使神经功能恢复好，且较为安全，与其他药物相比，rt-PA是第二代溶栓药物，对人体无抗原性，是一种主要由血管内皮细胞产生的丝氨酸蛋白酶，能选择性地与血栓表面的纤维蛋白结合，且溶栓作用局限于血栓形成部位，特异性更强，半衰期较短，溶栓效果较好。

228. 脑卒中救治的关键是什么

从缺血的病理方面看，脑大血管闭塞后5分钟，每延长1分钟，神经元死亡约200万，损伤的突触长度达近12km，因此在卒中的救治中提出了"时间就是大脑"（Time is brain）。从临床获益方面看，治疗越早，患者获益越多，因此卒中救治本质就是与时间的一个竞争。

卒中发病率高，严重影响民众健康，造成严重的社会负担及经济负担，因此卒中救治是利国利民的重大健康工程，卒中救治中争取时间仍然是世界范围内卒中救治的关键，需要大家的共同参与和配合，包括提高民众健康意识，加强卒中单元绿色通道的开通建设和管理，临床实践证明，建立院内绿色通道明显提高了卒中救治水平，建立及优化区域性卒中救治网络，缩短发病到救治的时间，急救电话拨打到患者接受治疗的时间明显缩短，静脉溶栓率显著增加，大大提高了卒中的救治率。

229. 阿司匹林在防治缺血性中风中有什么作用

缺血性中风形成的机理：动脉内膜损伤后，胆固醇沉积于内膜下层，引起血管壁脂质透明变性，进一步纤维增生，动脉变硬弯曲，管壁增厚，血小板以及血液中其他有效成分如纤维素等黏附于受损粗糙的内膜上，形成动脉管壁血栓。

阿司匹林具有抗血小板聚集的作用，可抑制环氧化酶，抑制花生四烯酸转化为血栓烷素 A2，后者促进血小板聚集、血管收缩。服用阿司匹林：①减少短暂性脑缺血发作，可减轻神经功能缺损和完全性卒中的发生率；②改善完全性卒中的病程；③降低卒中病人的病死率；④减轻卒中的严重程度。

阿司匹林应用于有缺血性脑血管病临床诊断依据及相关危险因素的病人，但有副作用和禁忌证：阿司匹林会诱发溃疡和出血倾向，因此有严重高血压、溃疡病、严重肝肾损伤、出血倾向、脑出血病史应慎用。

230. 怎样合理运用各种国内《卒中指南》指导临床工作

卒中已成为我国居民的首位死因，药物治疗是其中一项主要的防治措施。为进一步规范临床诊治，国内相关指南对卒中药物的具体应用提供了推荐意见，然而不同指南之间在证据的来源、推荐意见和方法学等方面略有差异，在一定程度上影响了临床医生的决策。临床指南是缩小当前最佳证据与临床实践之间差距的决策工具，高质量的指南可直接为临床工作者提供决策依据，规范医疗行为，提高服务质量，改善患者结局，科学配置医疗资源。随着对卒中发病机制研究的深入，药物治疗卒中的靶点趋于清晰，该领域的临床研究随之迅速进展，为临床指南提供了大量的证据。检索近 5 年国内卒中指南，对其中药物治疗部分的推荐内容和证据等级进行对比和总结，得出如下结论：

（1）国内指南对急性缺血性卒中给予静脉溶栓药物的时间窗虽各有推荐，但可以看出目前溶栓时间窗在逐渐扩大，然而结合推荐强度和证据等级，最有效的仍是在超早期内（＜4.5 小时）使用 rt-PA 进行静脉溶栓，且越早溶栓，获益越大；另一方面，在国内最新的指南中可以看出溶栓的适应证在逐渐增多，然而最终是否获益难以在上述指南中寻求出肯定的结论，尚需更多的研究来验证。

（2）基于氯吡格雷用于急性非致残性脑血管事件高危人群的临床研究结果，双抗药物对于轻型卒中患者的疗效明确，成为国内最新指南一致推荐的治疗方案。

（3）心源性卒中的抗凝启动时机仍是目前临床医生关注的热点。

（4）由于缺乏更多高质量和更大范围的临床试验，故在一定程度上限制了神经保护剂在临床中的推广和使用。

（5）各指南对于缺血性卒中后的血压管理尚未达成完全一致的观点，但均基于个体化原则。

（6）虽已有研究结果为指南推荐卒中早期使用他汀药物提供证据，但由于缺少卒中急性期使用他汀药物的相关研究，故而影响了该条建议在指南中的推荐强度。

（7）临床实践的有效与否与指南推荐意见的强弱并不一致，仍需更多高质量和更大范围的临床试验以提供最强有力的证据。

（8）在指南的方法学质量方面，我国卒中指南需要提升的空间较大，应主要从参与人员、严谨性、应用性和独立性4个方面进行改进。

231. 中风急性期监测血糖水平的意义是什么

急性期脑卒中患者在应激情况下，组织对胰岛素的敏感性降低，皮质醇、肾上腺素等激素的异常分泌状态能够导致胰高血糖素分泌增加，进一步造成血糖升高。已有研究显示，高血糖状态能够加重脑组织的损伤，包括脑水肿、脑梗死等，使患者病死率增加，严重影响患者的预后。为探讨血糖水平和临床结局的相关性，临床研究结果显示，随着入院血糖水平的升高，急性期脑卒中患者发生死亡的风险有升高的趋势，而急性期脑卒中患者发生残疾的风险无明显变化。研究表明血糖过高或者过低均可加重脑水肿。急性期脑卒中患者发病后的血糖与临床结局相关，血糖越高预后越差，因此在发病早期检测患者血糖情况，对临床指导治疗和对改善患者预后具有重要参考价值。

232. 急性脑血管病为什么会出现脑水肿

急性脑血管病无论是缺血性，还是出血性脑血管病，都会造成脑水肿，严重者可导致脑疝，甚至死亡。急性脑血管病时脑水肿的产生机理：

（1）血管性水肿：主要是由于血脑屏障受损，脑毛细血管通透性增加，血浆成分和水分外溢，主要发生于毛细血管内皮细胞及其紧密连接处。

（2）细胞毒性水肿：主要由于脑缺血、缺氧，ATP耗尽，而导致 $Na-K^+$ 泵功能衰竭，脑组织能量代谢障碍和自由基连锁反应致使生物细胞膜的运输功能障碍，引起水和电解质紊乱。无血管损伤，水肿液主要聚积于细胞。

（3）间质性脑水肿（又称脑积水性脑水肿）：因脑室表面结构和通透性的改变，使部分脑脊液挤入附近白质。脑水肿时表现为头痛、恶心、呕吐及视乳头水肿，严重时可出现瞳孔大小不等或散大。

233. 介入治疗后脑血管侧支循环的建立程度与预后有什么关系

缺血性脑卒中主要是由于脑血栓、脑栓塞及腔隙性脑梗死等引起脑组织局部区域血液供应障碍，导致相应区域出现神经功能障碍的一类脑血管疾病。研究显示，当脑供血动脉出现严重狭窄或闭塞时，血流形成侧支循环使缺血组织获得不同程度灌注，增加缺血性脑卒中后缺血半暗带血供，减少脑梗死的发生保护脑组织，能改善预后。

数字减影血管造影（DSA）被认为是评估脑内外动脉及侧支循

环的金标准，能够测定血管狭窄程度和范围，清楚显示侧支循环结构及其代偿供血区域。DSA 检查脑动脉硬化狭窄患者的侧支循环建立情况，研究显示：脑血管侧支循环建立能够减少介入治疗脑动脉硬化狭窄患者临床症状，预后良好，且患者临床症状与侧支循环建立类型、数量及完善程度密切相关，并对患者介入治疗及疗效判断具有重要指导意义。

234. 脑血管病怎样选用介入治疗

介入治疗，又称血管内治疗，是目前公认的脑血管病重要治疗方法之一。脑血管病介入治疗的适应证有脑动脉畸形、颅内动脉瘤、硬脑膜动脉静脉瘘、椎动脉瘘、Calen 静脉瘤、颈或椎动脉主干其主要分支狭窄、脑血栓形成等。

脑血管病介入治疗的方法有微粒栓塞术、开孔球囊栓塞术、可脱性球囊栓塞术、血管扩张成形术、微螺旋栓塞术、电解铂金微螺旋圈栓塞术、超选择性动静脉内溶栓术等。

不同的脑血管病可采用不同的方法：①脑动脉畸形可用球囊栓塞术；②脑动脉瘤可采用可脱式球囊栓塞术，用球囊闭塞动脉瘤或采用微螺旋圈栓塞术，用铀金或钨微螺旋闭塞动脉瘤；③对脑血栓形成可采用超选择动静脉溶栓，注入尿激酶、链激酶、东菱克栓酶等；④颈或椎动脉主干或分支狭窄可用血管扩张成形术。介入治疗可根治脑动静脉畸形或脑动脉瘤出血。

目前国内治疗所用导管大多为进口微导管，经股动脉或颈动脉途径穿刺，行全脑血管造影检查，明确诊断，若适合介入治疗，造影后在投影监视下选择插入微导管治疗，促使神经功能的恢复。

235. 为什么应用电子冰帽可以治疗急性脑血管病

电子冰帽，是采用世界上先进的半导体制冷新技术，性能稳定可靠，制冷降温迅速，特别是恒温控制精度高，体积小，噪声低，还具有一定的电场效应。临床上用于治疗急性脑血管病、颅脑外伤、顽固性高热等，可减少后遗症，有利于病人康复。

大量的动物实验和临床应用均表明亚低温具有明确的脑保护作用，亚低温治疗作用机理包括以下几个方面：

（1）降低脑组织氧耗量和代谢，延缓 ATP 消耗，减少乳酸生成和酸中毒。

（2）保护血脑屏障。

（3）减轻脑水肿，降低颅内压和抑制炎症介质生成。

（4）抑制内源性毒性物质的产生。

（5）维持体内的离子平衡。

（6）减少细胞结构蛋白的破坏，促进脑细胞结构和功能恢复。

（7）亚低温减少缺血再灌注损伤。

亚低温疗法有不可忽视的缺点：①复温休克：复温过程中，由于血管扩张，回心血量减少，血压下降而出现低血容量休克。故复温速度不宜过快，一旦出现休克，可给升压药物，增加外周血管阻力。②复温后颅内压升高，其原因可能与复温太快有关。此外尚有心律失常，中枢神经系统感染等。

236. 高压氧为什么能治疗脑血栓

脑血栓形成时，血流受阻，脑细胞缺血、缺氧和水肿，有氧代谢障碍，无氧代谢增加，乳酸升高，ATP 生成减少，细胞钠泵停运，发生脑细胞水肿，导致血氧弥散困难，加重脑缺血、缺氧，形成恶性循环。在此过程中，缺血、缺氧半暗带的脑组织能量代谢降低，神经机能低下，通过高压氧治疗可使该部位的脑细胞恢复正常功能。

高压氧治疗脑血栓有以下作用：①降低颅内压：在高压氧下，血氧含量增加，氧分压增高。开放的毛细血管中的高氧分压与闭塞的毛细血管中的低氧分压之间的梯度可促进氧的弥散，脑组织血管丰富，可以从正常的脑组织向缺血缺氧的脑组织供氧，纠正了脑缺氧状态，脑组织能量代谢恢复，脑细胞肿胀减轻，从而降低颅内压。②降低血黏度：减轻血小板聚集，促进血栓的溶解吸收，改善微循环，有利于缺氧区血液循环的恢复。③促进昏迷患者的苏醒和生命机能活动维持，高压氧下颈动脉血流降低，椎动脉血流增加，网状激活系统和脑干的血流量不减少，氧分压增加，因此有利于苏醒和生命机能的维持。④反盗血：高压氧可使正常脑血管收缩，血液流入梗死区域增多，提高病变部位的血流灌注。

临床研究表明，发病 1 ~ 6 天内应用高压氧治疗效果更佳，可明显改善患者预后，提高生活质量，为急性脑梗死患者高压氧治疗有效治疗时间窗。

对脑出血的病人，理论上高压氧有轻度的缩、舒血管作用，不利于止血。挪动患者以及在行高压氧治疗时患者可能会因加压引起不适，出现躁动，有增加出血量的可能性，患病后条件允许应尽早行高压氧治疗，但应强调脑出血患者生命体征稳定，并排除颅内活动性出血的情况下才能辅以高压氧治疗。面对患者时必须具体情况具体分析，权衡利弊，合理选择高压氧治疗的适应证及治疗时机。并做好与患者家属的沟通工作，让家属知道早做高压氧治疗的利与弊，争取家属配合，提高脑出血治疗的疗效。

237. 自由基对脑血管病有什么影响

脑梗死后由于组织缺氧、缺血，造成代谢紊乱，自由基生成。自由基可使氨基酸主链断裂，透明质酸解聚，细胞膜膜脂质过氧化，细胞崩解，线粒体变性，细胞不可逆变性、死亡。自由基产生过多，清除不及时，就会造成机体损害。因此，在治疗脑梗死时应减少自由基的产生和清除自由基对神经元的损害。抗自由基反应的途径包括：①自由基可自然终止反应，如自身相互碰撞停止反应；②酶促防御系统的作用，如过氧化物歧化酶，谷胱肽氧化酶等可终止自由基反应；③自由基清除剂如维生素 E、维生素 C、ATP、辅酶 Q_{10} 等的应用。

临床上常用的抗自由基的药物有：

（1）自由基产生抑制剂：钙通道拮抗剂、别嘌醇。

（2）自由基清除剂：依达拉奉、糖皮质激素。

（3）酶类：超氧化物歧化酶 SOD。

（4）维生素类：维生素 C 和维生素 E。

（5）镇静剂；巴比妥类。

（6）巯基化合物；辅酶 Q10、谷胱甘肽。

（7）辅助中药：川芎、人参。

238. 中风病如何选择针灸治疗

中风无论是急性期、恢复期还是后遗证期，都可选用针灸治疗，并能取得较好的疗效，当然须讲究辨证施治。

（1）中脏腑

1）以证型取穴：①闭证：治则是开窍启闭。取十二井穴放血，针水沟、涌泉、太冲、丰隆、风池、内关、照海等强刺激，留针30分钟。中风阳闭实证患者，平日体质强壮，突然昏迷，不省人事，牙关紧闭，两手握固，邪入心窍时，应首选针灸急救，针百会及水沟穴或用三棱针取大椎、委中或尺泽穴，针刺放血；若身强之体，舌强不语时，则针刺金津和玉液穴放血；若目闭鼻塞之人，加刺迎香穴放血。②脱证：治则是回阳固脱，针灸取穴神门、关元、气海、足三里，每穴灸 15 ~ 20 分钟。

2）以症状取穴：①牙关紧闭者，取下关、颊车穴针刺，或针刺大椎穴。大椎穴强刺激用泻法，颊车穴轻刺激用补法。②昏迷不省人事，取水沟、合谷、百会、涌泉、十宣及中冲等穴。水沟强刺激，用雀啄手法，以双目湿润为度，余穴用平补平泻，十宣、中冲放血。③抽搐，取穴有长强、大椎、风府、内关、水沟、申脉、后溪、太冲、承山等穴。长强、大椎、水沟强刺激用泻法，余穴用平补平泻法。④握拳不开，取合谷、曲池、列缺、劳宫、后溪。合谷、曲池用泻法，余穴用平补平泻法。⑤舌强难语或完全失语，取哑门、金津、玉液、廉泉、列缺。金津、玉液点刺放血，哑门穴针刺后要有放射感为宜，廉泉向舌根方向刺，列缺向上斜刺。

（2）中经络

1）偏瘫的治疗：①肩臂手腕不能转动抬举。取肩髃、肩贞、曲池、少海、尺泽、足三里、内关、外关、腕骨、合谷、列缺等。少海、尺泽可选择泻法，余穴均用平补平泻。②上肢发凉麻木，手指触物无知觉，手指麻木不仁。取肩井、肩贞、曲池、外关、支沟、后溪、上廉、合谷、列缺、小海等。均用平补平泻法。③下肢不能屈伸伴麻木。取环跳、委中、犊鼻、腰阳关、足三里、三阴交、后溪、昆仑、血海等。委中、三阴交用泻法，其余穴用平补平泻法。④下肢关节疼痛伴下肢发凉。取犊鼻、委中、环跳、风市、太溪、承山、足三里、三阴交、阳陵泉等。委中、三阴交用泻法，余穴用平补平泻法，另加艾灸。

2）失语的治疗：取廉泉、水沟、印堂、天柱、哑门、风府、风池、腕骨、金津、玉液、神门、内关、通里、三阴交、涌泉等。针刺廉泉至皮下后先向舌根方向进入2寸左右，再提针至皮下，再向左右两侧斜刺2寸左右，然后出针。风府、风池、腕骨、天柱用补法，印堂、内关用泻法，涌泉点刺，余穴平补平泻。可交替取穴。语言謇涩者可取金津、玉液及舌面进行点刺，舌肌萎缩及舌下络脉瘀斑者，可点刺舌下络脉放血，软腭反射消失者可点刺软腭，咽反射消失并且饮水呛咳者可点刺咽部黏膜。

3）耳针：耳针是治疗中风的一种辅助疗法，有益于急性期病情的控制，恢复期病情的康复。取脑、皮质下、肾、肝、三焦。针刺或压籽均可，伴失语者，加心、口、舌、咽。

4）头针：头针是针刺头皮的某些特定区域以防治疾病的一种方法，对脑血管病治疗效果很好。

头针的定位与主治：①运动区：相当于大脑皮质中央前回在头皮上的投影。上点在前正中线的中点向后移0.5cm，下点在眉弓线和鬓角发际前缘相交处。运动区上 1/5 是下肢、躯干运动区，主治对侧下肢瘫痪；中间 2/5 是上肢运动区，主治对侧上肢瘫痪；下 2/5 是面运动区，亦称语言运动区，主治对侧中枢性面瘫、运动性失语、流涎、发音障碍。②感觉区：在运动区向后移 1.5cm 的平行线，上 1/5 是下肢、头、躯干感觉区；中 2/5 是上肢感觉区；下 2/5 是面感觉区，主治对侧上、下肢躯干、面部的麻木及感觉异常。③语言二区：从枕骨结节后下方 2cm 处，引一平行于前后正中线的直线，向下取 3cm 直线。主治命名性失语。④语言区：从耳尖直 11.5cm 处，向后引 4cm 长的水平线。主治感觉性失语。⑤运动区：从顶骨结节起向下引一垂直线同时与该线成角为 40° 的前后两线，三线长度均为 3cm，主治对侧偏瘫。⑥足运动区：在前后正中线的中点旁开左右各 1cm，向后引 3cm 的水平线。主治对侧下肢瘫、麻木。⑦额区：a. 额中线：即额正中发际内，在发际上 0.5cm，即神庭穴向下 1 寸，主治神志不清、舌强等。b. 额旁上回：目上视，瞳孔直上发际上 0.5 寸，即头维穴，循经向下 1 寸，属足少阳经，主治肝胆郁热之证。⑧顶区：a. 顶中线：头顶部正中线，自百会穴向前至前顶穴。属督脉经，主治瘫痪麻木、高血压等。b. 顶颞前斜线：头颅侧面即自前顶穴起，止于悬厘穴，上 1/5 主治下肢运动异常，中 2/5 主治上肢运动异常，下 2/5 主治中枢性面瘫、运动性失语、流涎等。c. 顶旁 1 线：在头顶部，顶中线外侧 1.5 寸处，即自通天穴起，沿经往后针 1.5 寸，主治瘫痪，麻木等。d. 顶旁 2 线：在顶旁 1 线外侧，两线相距 0.75 寸，即自正营穴起，沿经往后针 1.5 寸，属足少阳胆经，主治运动性失语。

　　头针的操作方法：患者取坐位或卧位。用 1.5 ~ 2.5 寸的不锈钢毫针，针与皮肤呈 30° 夹角，以进针快，捻针快，起针快的"三快"为特点，不提插。瘫痪病人一般每日或隔日 1 次。以连续 10 ~ 15 次为 1 疗程，休息几日，再开始下一疗程。

　　5）水针：水针又称穴位注射。主治中风偏瘫。取曲池、肩贞、手三里、外关、环跳、风市、血海、足三里、三阴交。取川芎嗪注射液、B 族维生素注射液 2 ~ 3 针，每穴注射 0.5mL，隔日或每日1次。7天为一疗程。

239. 中医对脑水肿的认识有哪些

中医学中虽无脑水肿的病名，但认为其可相应地发生于中风的不同阶段，是中风的病理产物之一。凡致中风的一切因素（尤以痰浊与血瘀多见）均可致脑水肿。其病机是痰浊、血瘀等随气血并走于上，脑脉受阻，气血不通，则络脉胀极而血溢，脑髓受迫，水津不能通过脉络而行，癖积脑中，则为脑脏水肿，正如明·王肯堂所云"瘀则水停""瘀则津渍外渗，则成水也。"。此外，由于肝肾阴虚，肝阳上亢，血菀气逆，形成上盛下虚之证，上盛则脑部血脉暴胀，下虚无以制上则加重上虚，从而使水津外渗于脑，也致脑水肿发生。临床表现可见剧烈头痛、呕吐、目瞪、舌淡、脉缓等症。

240. 脑水肿的临床表现有哪些

脑水肿可引起以下症状和体征改变：

（1）脑水肿（高颅压）的基本表现是头痛、呕吐、视乳头水肿，称为"颅压增高三联征"。①头痛：中风后脑水肿的病人，头痛剧烈，并伴有喷射性呕吐，早期头痛可呈周期性、搏动性，很快呈撕裂性，夜间或清晨较重。头痛多以前额为主或满头痛。后颅窝病变时，以后枕部头痛剧烈，且头痛出现较早。头痛产生的原因主要是脑膜、血管的神经受到刺激、牵拉或压迫。②呕吐：脑水肿的第一个重要症候是呕吐，多发生于清晨，与饮食无关，呈喷射样。呕吐是由于第四脑室底部的呕吐中枢受刺激或兴奋阈值降低所致。③视乳头水肿：视乳头水肿早期先发生于视乳头鼻侧，边缘模糊不清，视乳头色泽红，视网膜静脉增粗与搏动消失，继续发展为视乳头生理凹陷消失，血管迂曲呈蛇形，视乳头肿胀隆起，乳头周围有时见"火焰状"出血。急性脑水肿可在数分钟内出现视乳头高度水肿、出血。但有时在急性颅内压增高时不一定出现视乳头水肿。所以，视乳头水肿是颅内压增高的典型而具有诊断价值的体征，有视乳头水肿者意味着有颅内压增高，但没有视乳头水肿并不能否定颅内压增高的诊断。

（2）神经系统和精神方面的表现：颅内压增高可以出现情感障碍，如兴奋、躁动不安、易激惹等，进一步发展可出现表情淡漠、嗜睡；逐渐表现出不同程度的意识障碍。弥漫性颅内压增高可无神经系统定位体征，但常常有一侧或双侧外展神经麻痹，由于外展神经麻痹，眼外直肌瘫痪，眼球外展受限，病人常有复视的主诉。外展神经麻痹并无定位诊断的价值，被称为"假定位体征"。此外，有时尚有频繁的癫痫发作，主要是由于脑组织缺氧或水肿，使大脑皮质的运动中枢受到刺激所引起，脑干网状结构受到刺激或损害时，可出现去大脑强直或癫痫发作。

（3）循环和呼吸系统的改变：血压上升，心率缓慢，脉缓而有力，呼吸深而慢等是机体在颅内压增高时，为尽可能地保证脑组织的血液供应而出现的一系列代偿性改变。随着病情加重，脑干尤其是延髓功能衰竭，血压下降，心率快而弱，呼吸不规则，最后呼吸停止。脑疝形成为颅内压增高最危险的后果，关于脑疝的发生机理和表现详见有关脑疝部分。

241. 怎样治疗脑水肿

缺血性中风病人由于血管的闭塞造成供血区的脑细胞缺血缺氧，ATP耗尽，泵功能衰竭，造成脑组织能量代谢障碍，自由基连锁反应，使生物膜的运输功能发生障碍，引起水和电解质代谢紊乱，脑细胞出现肿胀，形成脑水肿。最新研究表明，血脑屏障被破坏、缺血缺氧因素、血肿分解释放出多种有毒活性物质、各型炎性因子及补体生成增多、水通道蛋白等均在脑水肿形成过程中发挥重要作用。脑水肿是不同致病因素共同作用促使脑组织中水分异常增多的一种病理状态。治疗脑水肿的方法有高渗脱水药物治疗、MMP 抑制剂、补体抑制剂、凝血酶抑制剂、抑制红细胞降解产物毒性、抗炎治疗、水通道蛋白 – 4 激活与抑制剂，干细胞移植等。临床上主要方法有：

（1）缩减体积：即脱水治疗。脱水治疗可减少脑组织内的水分，减轻脑水肿，缩小脑体积，改善脑供血供氧情况，防止和阻断颅内压增高的恶性循环的形成和发展，是降低颅内压的重要方法之一。脱水方法有渗透性脱水和利尿性脱水两大类。

1）渗透性脱水：静脉注射或口服高渗性药物后，血浆渗透压增高，水肿的脑组织及脑脊液中的水分被吸收入血管内，经肾脏排出体外，同时因血浆渗透压增高及通过血管的反射作用，可使脉络丛的过滤和分泌减少，脑脊液产生减少，从而使颅内压降低。当药物在血中浓度逐渐降低时，血与脑脊液之间的渗透压差逐渐缩小，至渗透压达到平衡时降压作用消失。当血中药物浓度继续降低，出现相应的渗透压差，颅内压又回升，即所谓"反跳现象"。

常用的渗透性脱水药物：①甘露醇：脱水作用强，发生作用快而持久，无明显副作用，因此是首选的高渗性脱水剂，用药后 10 ～ 20 分钟出现降压作用，30 分钟降到最低水平（可使颅内压降低 50% ～ 60%），约 1 小时后逐渐回升，4 ～ 8 小时达到用药前的水平，可根据需要重复使用。注意及时补充 K^+、Na^+、Cl^-、Ca^{2+}，维持电解质平衡，钾的补充尤为重要，一般可按每次给 20% 甘露醇 250mL，静脉补钾 1.0g。大剂量长期使用甘露醇可能引起肾脏损害。②甘油果糖：是一种较好的脱水药，一部分在肝脏内转化为葡萄糖，可提供一定热量，另一部分由肾脏排出，产生脱水作用。很少有电解质紊乱和反跳现象，相比甘露醇，甘油果糖作用更缓和持久。③山梨醇：作用逊于甘露醇，用法和剂量与甘露醇相同。④高渗葡萄糖：效果较差，仅能维持 1 ～ 2 小时，且有反跳现象，可与其他渗透性脱水药交替使用，增加降颅压效果，减少副作用。

以上均为晶体性脱水剂，胶体性脱水剂的脱水作用较缓慢而持久，常用的有：①血浆：为胶体性脱水剂，主要用于脑水肿合并液体入量丢失而有休克者。②血清白蛋白：也是胶体性脱水剂，适用于脑水肿合并休克时，其维持渗透压的功能相当于全血浆的5倍，此外，还有补充机体白蛋白的功能。

2）利尿性脱水：这类药物能抑制肾小管对 Na^+、K^+、Cl^- 和水的重吸收，产生利尿作用，使循环水量减少，组织水分溢出，从而降低颅内压力。但其降颅压作用较弱，且易引起电解质紊乱，一般与渗透性脱水剂同时使用。常用药物有呋塞米、氢氯噻嗪片、螺内酯、氨苯喋啶。使用利尿性脱水剂应注意：①脱水药物降颅压作用时间有限，并有反跳现象，故需重复或联合用药。②脱水药只能起到短时间降颅压的作用而缓解症状，根治尚需根除病因，以中断恶性循环。③有严重失水及休克者禁用，避免过度脱水及电解质紊乱。④肾功能不全者禁用。此外，激素能改善和调整血脑屏障功能与降低毛细血管的通透性，改善脑微循环，减少脑灌注压，有利于脑血管的自身调节，可预防及治疗脑水肿。对神经组织损害较少的脑水肿如脑瘤或脑脓肿周围的脑水肿效果较明显。地塞米松的降颅压作用强，水钠潴留的副作用弱，是首选制剂。糖皮质激素有导致消化道出血和增加感染机会等副作用，应注意观察。

（2）减少脑脊液量：弥漫性颅内压增高可以作腰椎穿刺，释放一部分脑积液以达到减压的目的。对有阻塞性或交通性脑积水病人，可行脑脊液分流术。对紧急病人可行脑室引流术，以缓解高颅压。

（3）缩减血容量：①充分给氧或高压氧，以增加氧分压，使脑血管床的总体积减少。②过度通气，排出二氧化碳，以降低 $PaCO_2$ 达到与上述增加 PaO_2 的同样目的。③气管切开，改善呼吸道阻力，从而加速脑血液的回流，减少脑静脉瘀血。

以上各种疗法应根据病情轻重缓急及程度不同灵活应用。除此以外，应加强护理，预防各种并发症，以减少脑水肿的发生，增加营养，提高病人自身抗病能力。

242. 什么是脑疝？常见的脑疝有哪些

颅内部分脑组织向压力较低的部位移位现象，称为脑疝。导致脑疝形成的主要原因是颅内压力增高和颅内占位，但只有颅内压严重增高或急剧增高时才会发生脑疝。脑疝也是出血性脑血管病常见的并发症之一。当颅内某一部位有占位病变时，该分腔的压力要比邻近分腔的压力要高，于是压力高的部位脑组织向压力低的部位挤压，移位，形成脑疝。临床上常见的脑疝有：

（1）小脑幕裂孔疝：由于病灶侧的颞叶沟回部分的脑组织被挤入小脑幕裂孔内而形成。因被挤入的脑组织是颞叶海马沟回，所以也称颞叶（海马）沟回疝。由于天幕上的脑组织被挤压到天幕裂孔以下，使中脑动眼神经、大脑后动脉受压，血液循环受阻。

（2）枕骨大孔疝：也叫小脑扁桃体疝，是由于后颅窝病变或颅腔内高压时，小脑扁桃体被挤入枕骨大孔并嵌顿而产生。

（3）大脑镰下疝：见于一侧大脑半球额顶区的占位性病变。大脑半球内侧面的扣带回及邻近的额回经大脑镰的游离缘移向对侧，大脑前动脉及其分支胼周动脉、胼缘动脉可被压而部分阻塞，引起病侧大脑半球内侧面后部的梗死，这些脑疝的共同特点是脑干被挤压移位，脑脊液循环受阻，使颅内压更得不到调整。

243. 各型脑疝有何临床表现

（1）小脑幕裂孔疝：小脑幕裂孔疝常见于一侧大脑半球特别是额、颞叶的占位病变，使颞叶内侧的海马及沟回等结构疝入小脑幕裂孔。紧临裂孔或通过裂孔的结构如动眼神经、大脑后动脉、中脑及其供应血管都受到挤压和移位，造成直接的机械损伤或由于血液供应受阻而受损。病人表现为意识逐渐不清，患侧动眼神经部分或完全麻痹，出现病侧瞳孔扩大，光反应消失，眼球外展，上睑轻度下垂，对侧肢体不全瘫痪，自主运动减少，肌力减退，肌张力增高，腱反射亢进及锥体束征阳性。随着移位的增加，中脑压迫加重，可导致脑内动眼神经的进一步损害而致双侧瞳孔散大，昏迷加深。同时，中脑的偏向位移也加重，使中脑的对侧大脑脚部分被挤压于较坚韧的小脑幕游离缘上而产生脑疝同侧的肢体瘫痪。当脑干发生轴性移位时，供应脑干的深穿支动脉受到牵引，部分小支断裂，部分闭塞，引起脑干实质内的出血及小梗死，双侧均发生小脑幕裂孔疝时，脑干受到四周病组织的压迫，使之前后径增长，横径缩短．形成梨状脑干。脑干内部的小血管因受到牵拉而变窄，甚至闭塞，更易引起脑干出血及梗死。中脑与下丘脑之间的联系中断，出现一系列自主神经功能紊乱的表现，由于导水管及环池被堵塞，脑脊液外流阻力增加，出现脑积水，进一步促使幕下颅内压增高，加速了脑干的轴性移位。在疝入小脑幕裂孔的脑组织四周留下一道裂孔边缘所造成的压迹称为 Kemohan 压迹。严重的可使疝入组织发生嵌顿时坏死。大脑后动脉可在裂孔边缘外被压闭塞，导致病侧的枕叶坏死。如果小脑幕裂孔的口径较小，当周围组织已将裂孔处的空间都已填塞，可形成一道阻止脑干继续下移的障碍，幕上压力再增高，而不致使脑干继续下移而引起枕骨大孔疝。总之，如果小脑幕裂孔较大，这里无法形成阻挡层，脑干将随着幕上压力的增高不断下移，最终形成枕骨大孔池。因此，手术治疗颅内压增高，不宜行小脑幕裂孔切开术。

（2）枕骨大孔疝：枕骨大孔的前后径约为 35mm，横径约 30mm，有延髓、双侧椎动脉、副神经通过。延髓在孔的前部正中，后部为小脑延髓池。在正中矢状切面上，可见小脑延髓池呈三角形，上界是小脑蚓部的下端、蚓垂及小脑扁桃体。底部为延髓背侧，下后方为枕骨鳞部的硬脑膜和环枕膜。小脑延髓池与第四脑室两侧的桥小脑池及脊髓蛛网膜下腔相连。延髓是中枢神经重要的传入和传出通路，第 9 ~ 12 对脑神经核都集中于此，是呼吸、循环及内脏生理活动的重要功能枢纽。当颅后窝有占位病变时会引起局部颅内压增高，或当颅内其他部位有占位病变时则引起幕上颅内压不断增高。颅内蛛网膜下腔包括小脑延髓池的体积逐渐缩小，两侧小脑扁桃体邻近的小脑组织可经枕骨大孔向下疝入椎管。延髓虽较小脑扁桃体的位置固定，也有不同程度的向下轴性移位。如果颅后窝的病变偏于一侧，则小脑扁桃体的下幕亦偏于一侧。这时延髓除了轴性移位外，还可有偏向移位。下移的脑组织被压于枕骨大孔坚硬的骨缘上形成一清楚的环形压迹。严重时可引起血供障碍，导致病人猝死。在延髓有轴性移位时，颈神经根受到牵拉，可引起颈后部疼痛及颈项强直。延髓内各脑神经核的功能紊乱可使心动过缓、血压上升、呼吸变慢等。第四脑室底部激惹引起反复呕吐、吞咽困难、面部麻木异样感等症状。由于前庭神经核的影响，部分可有眼球震颤及平衡障碍。但病人的意识状况常保持清醒，瞳孔亦很少改变。这时如果出现一个足以使颅内压突然增高的诱因，如咳嗽、呕吐，挣扎、呼吸道不畅或做腰椎穿刺、压颈试验、脑室内注射药物或气体等均可使脑疝加剧而致呼吸骤停、昏迷，继以循环衰竭而死亡。在病人睡眠过程中，由于易出现阵发的呼吸睡眠暂停，亦可导致病人睡眠时猝死。

（3）大脑镰下疝：大脑镰下疝见于一侧大脑半球额顶区的占位性病变。大脑半球内侧面的扣带回及邻近的额回经大脑镰的游离缘移向对侧，大脑前动脉及其分支胼周动脉、胼缘动脉可被压而部分阻塞，引起病侧大脑半球内侧面后部的梗死，出现对侧下肢轻瘫、排尿障碍等症状。

244. 脑疝有什么危害？应该怎么治疗

脑疝的危险不仅是疝入的脑组织发生瘀血、出血、水肿和软化，以及脑池堵塞，更重要的是疝入物压迫附近的脑组织，尤其是脑干和血管、脑脊液通道等，引起继发性的脑血液和脑脊液循环的严重障碍以及生命中枢的功能障碍，并形成恶性循环。脑疝有多种，常见的是小脑幕裂孔疝和枕骨大孔疝。其临床表现已于前述。

脑疝是颅内压增高引起的严重状况，必须紧急处理，脑疝的治疗有以下几个方面：

（1）内科保守治疗：除必要的病史询问与体格检查外，应立即给予降颅内压治疗，由静脉输给高渗降颅内压药物以暂时缓解病情。包括高渗脱水剂、利尿剂、糖皮质激素，适当控制入水量，维持呼吸道通畅，预防高碳酸血症，适当降低血压，降低头部温度，防止感染等。药物用量：① 20% 甘露醇注射液 250 ~ 500mL 静注，4 ~ 6 小时一次；②地塞米松针 20mg 静注或加甘露醇内静注，每 6 小时一次；③呋塞米 40mg，4 ~ 6 小时一次，静脉滴注。甘露醇可减少脑脊液容量，使脑组织迅速脱水，降低血黏度，增加血流量，提高脑灌注量；地塞米松可解除细胞内水肿，保护细胞膜；呋塞米可使排尿量增多，减少血循环量。配合使用可降颅压和解除脑干中线结构的受压移位。

（2）脑室引流：脑疝时，可立即行脑室引流，短期内有效降低颅内压，使患者恢复呼吸，恢复瞳孔大小，达到抢救患者生命的目的。或用套管针穿刺后留置引流管引流，并可调节流速。必要时可做脑脊液分流术，包括脑室脑池分流术、脑室腹腔分流术、脑室心房分流术等。

（3）外科手术或穿刺吸除血肿：根据必要的诊断性检查，明确病变的性质及部位，根据具体情况进行姑息性手术。小脑幕切迹疝时可行颈肌下减压术。枕骨大孔疝时可做枕下减压术，这种减压术常造成脑组织的大量膨出，对脑的功能损害较大，故非迫不得已不宜采用。在开颅术中遇到脑组织大量膨出，可部分脑叶切除以达到减压目的。颅内血肿可行手术清除血肿或穿刺碎吸，对于血肿破入脑室者，可先吸收脑实质内出血，再根据出血量行一侧或双侧脑室外引流，配合定期冲洗。

245. 昏迷的分类及原因有哪些

昏迷是觉醒状态与意识内容以及躯体运动均完全丧失的一种极严重的意识障碍，对强烈的疼痛刺激无反应状态。昏迷的发生，提示患者的脑皮质功能发生了严重障碍，主要表现为意识完全丧失，随意运动消失，对外界的刺激反应迟钝或丧失，但患者还有呼吸和心跳。昏迷是病情危重的信号，为严重中风病人常出现的症状之一。

意识存在依赖于大脑皮层结构和功能的完整性使皮质维持一定的兴奋性，造成机体的清醒状态，解剖基础是特异性及非特异性上行投射系统。各种外界刺激作用于相应感觉器官的神经末梢，产生神经冲动，除投射到相应皮层感觉区外，发出侧支，激活脑干网状结构的非特异性上行投射系统，通过丘脑非特异性核团，弥散作用于大脑皮层，从而维持清醒状态。

按刺激反应及反射活动等可分为：

（1）浅昏迷：随意活动消失，对疼痛刺激有反应，各种生理反射（吞咽、咳嗽、角膜反射、瞳孔对光反应等）存在，体温、脉搏、呼吸多无明显改变，可伴谵妄或躁动。

（2）深昏迷：随意活动完全消失，对各种刺激皆无反应，各种生理反射消失，可有呼吸不规则、血压下降、大小便失禁、全身肌肉松弛、去大脑强直等。

（3）中度昏迷：痛刺激的反应消失，生理反应存在，生命体征正常。

（4）极度昏迷：又称脑死亡。病人处于濒死状态，无自主呼吸，各种反射消失，脑电图呈病理性电静息，脑功能丧失持续在24小时以上，排除了药物因素的影响。

任何原因所致皮层病变及脑干网状结构病变皆可导致昏迷。常见昏迷的病因如下：

（1）颅内疾患：

1）脑血管病：①出血性：脑出血、蛛网膜下腔出血；②缺血性：脑血栓形成，脑栓塞。

2）高血压脑病。

3）颅脑外伤。

4）颅内感染：脑炎、脑膜炎、脑脓肿。

5）颅内肿瘤。

6）脱髓鞘病：多发性硬化。

（2）感染中毒性脑病。

（3）代谢与内分泌障碍：尿毒症性昏迷、肝性昏迷、垂体性昏迷、甲状腺危象、糖尿病性昏迷、低血糖昏迷。

（4）水、电解质紊乱：低钠血症、低氯性碱中毒、高氯性酸中毒。

（5）外源性中毒：工业毒物中毒、农药、药物中毒。

（6）物理性损害：日射病、热射病、触电。

（7）缺氧：肺心病、心搏骤停等缺氧性脑病。

246. 昏迷的检查方法和意义有哪些

昏迷病人的神经检查的内容与方法，与一般神经检查基本一致，但因伴意识障碍的特殊性，检查重点是要明确是否有脑膜刺激征、颅内压增高征、脑的局灶性神经体征、功能障碍的部位和性质，从而了解有无颅内病变及其病变的部位和性质。

（1）脑膜刺激征：主要表现为颈项强直、凯尔尼格征和布鲁津斯基征，阳性者见于蛛网膜下腔出血、脑膜炎、脑疝。检查昏迷患者有无脑膜刺激征是急救者必须进行的操作步骤之一，但注意患者肌张力呈高度增强（角弓反张）时，有时会与脑膜刺激征混淆，此外有时深昏迷患者脑膜刺激征可以消失。

（2）瞳孔检查：双侧瞳孔缩小呈针尖样，常见于有机磷、吗啡、安眠药中毒和脑桥出血；双侧瞳孔散大见于乙醇、阿托品类物质及氰化物中毒、低血糖昏迷、癫痫发作、脑室出血和晚期脑血肿以及过度昏迷；瞳孔时大时小见于脑水肿或早期脑疝；双侧瞳孔不等大见于脑疝。但要注意询问患者有无青光眼史、白内障史、眼部手术史及安装义眼史等，以免造成误诊。

（3）反射检查：①脑干反射：角膜反射、下颌反射、瞳孔对光反射、掌颏反射、眼心反射等；②浅反射：角膜反射、咽反射、腹壁反射、提睾反射和肛门反射等；③深反射：桡骨膜反射、肱二头肌反射、肱三头肌反射、霍夫曼征、膝反射及跟腱反射；④病理反射：巴宾斯基征、奥本海姆征、戈登征等。

（4）其他：心电图、血氧饱和度、血糖测定等对昏迷的诊断有一定的帮助。

247. 昏迷的原因有哪些

　　昏迷的原因多种多样，中风病昏迷十分常见，故遇到昏迷病人应全面询问病史，进行仔细全面的内科及神经系统检查及实验室检查，综合分析所得到的资料，才能得出正确的结论。常见昏迷的病因有：

　　（1）头颅外伤后昏迷者，应考虑脑挫裂伤，颅内血肿等。

　　（2）有毒物接触史者，应疑为中毒。如瞳孔高度缩小，呼吸缓慢，考虑吗啡中毒；瞳孔轻度缩小，全身肌肉松弛，无热，无脑膜刺激征，可疑为巴比妥类药物中毒；昏迷病人如瞳孔散大，面部潮红，可能为颠茄类药物中毒。

　　（3）癫痫病史，癫痫发作后昏迷者为癫痫后昏迷。

　　（4）平素健康的正常人，在高温的环境里工作时突然昏迷，多为中暑所致。

　　（5）有糖尿病史，血糖升高者为糖尿病酸中毒所致昏迷，如饥饿或注射胰岛素后可为低血糖昏迷；有慢性肾炎、浮肿、高颅压、蛋白尿者应考虑为尿毒症性昏迷；有肝脏病史，伴肝脾肿大、黄疸为肝性昏迷；有肺心病患者，颜面、口唇发绀者为肺性脑病，脑缺氧所致昏迷。

　　（6）高血压病人，突然抽搐，意识障碍，腰穿脑脊液正常或颅内压增高可诊断为高血压脑病；如伴有脑膜刺激征、血性脑脊液，应诊断为蛛网膜下腔出血；高血压，突然偏瘫昏迷，血性脑脊液者为脑出血。

　　（7）有高血压、动脉粥样硬化或风湿性心脏病史者偏瘫昏迷，脑脊液正常，多为脑梗死（少数为出血）。

　　（8）病人发热、头痛、呕吐，脑膜刺激征阳性，脑脊液有炎性改变者应诊断为各种脑炎、脑膜炎；如仅有发烧、意识障碍、脑脊液正常或脑压偏高，伴有其他脏器感染的体征，应诊断为感染所致的中毒性脑病。

（9）头痛、呕吐、视神经乳头水肿，有或无神经系统体征皆应考虑颅内占位，需进一步行脑血管造影或 CT 检查。

248. 怎样进行昏迷的病因学诊断

昏迷的病因学诊断详见表6。

表 6　昏迷的病因学诊断

类别	病名	临床表现	检查结果	其他
不伴有脑膜刺激征或脑脊液正常	巴比妥中毒	体温低，血压低	尿中有巴比妥	中毒史
	吗啡中毒	瞳孔缩小，呼吸减慢	尿、胃内有吗啡	
	酒精中毒	体温低，血压低，皮肤红，呼气酒精味		
	CO 中毒	皮肤呈樱桃红色	血中有 CO 血红蛋白	
	尿毒症	库斯莫尔呼吸，氨味	尿蛋白，BUN 升高，CO_2 结合力下降	肾脏病史，缓慢发生
	糖尿病酮症酸中毒	脱水，库斯莫尔呼吸，烂苹果味	血糖升高，尿酮升高 CO_2CP 下降	糖尿病史
	肝昏迷	黄疸腹水，肝臭	肝功能异常	肝病史
	高血压脑病	头痛，抽搐，血压高	脑脊液正常，脑压高	热性环境
	循环衰竭	血压低，脉弱，发绀		
	严重感染性中风	高热，呼吸快，脉洪大		
	癫痫	抽搐发作，舌咬伤		反复发作

续表

类别	病名	临床表现	检查结果	其他
有脑膜刺激征，无局灶性神经体征	蛛网膜下腔出血	头痛，呕吐，脑膜刺激征	血性脑脊液	
	脑膜炎	发热，头痛，呕吐，脑膜刺激征	脑压高，蛋白细胞数高，糖和氯化物下降	逐渐发病
	脑炎	头痛，呕吐，脑膜刺激征	脑压高，蛋白细胞数高，糖和氯化物正常	可有抽搐或神经症状
有局灶性神经系统体征	脑出血	高血压，偏瘫	血性脑脊液	高血压史
	脑血栓形成	偏瘫，失语	脑脊液正常	老年人
	脑栓塞	急性偏瘫，失语	脑脊液正常	心脏病史
	脑外伤	外伤体征，耳鼻孔出血	脑压增高，血性脑脊液	外伤史
	颅内占位	头疼，呕吐，视乳头水肿	脑压增高	逐渐加重

249. 中风后昏迷的处理原则是什么

中风后昏迷提示病情危重，须及时正确处理，才有可能挽救病人生命，处理原则如下：

（1）病因治疗：由于脑水肿、颅内高压、脑疝是中风后昏迷的主要原因，故应采取有效措施治疗脑水肿，降低颅内压，纠正脑疝（详见脑水肿的治疗）。缺血性中风引起的昏迷应积极抗凝溶栓治疗，防止血栓进展，减少梗死范围，出血性中风引起者应防止继续出血。

（2）防治并发症：①支气管和肺部感染：昏迷病人容易引起肺部感染，可根据经验和药敏结果选用抗生素。②防止呼吸骤停：昏迷病人呼吸中枢兴奋性下降，气体交换不良，容易出现呼吸骤停，可用呼吸兴奋剂，必要时用呼吸机维持。③酸中毒：因缺氧无氧代谢产物蓄积，H^+进入细胞内而产生代谢性酸中毒，但亦可因呼吸功能不全，CO_2排出受阻而致呼吸性酸中毒。治疗时应改善呼吸道通气并补液纠正酸中毒。④水、电解质失衡：脱水药物应用及进食减少等都可导致水、电解质平衡失调，故昏迷病人应准确记录液体出入量，及时测定电解质指标，以确定补液量及各种电解质补充量，对脱水病人尤应注意补钾。⑤氮质血症：昏迷病人由于失水、饥饿，分解代谢增强，血液浓缩而产生氮质血症。⑥心功能不全及血压降低：昏迷病人常由于缺氧和毒性物质作用使心血管、呼吸中枢受累，严重者导致心功能不全，血压下降。因此昏迷病人必须维持正常的心率及血压。

昏迷病人一般长时间缺氧，血管扩张，血压下降，纠正这类休克首先应选用缩血管药物如肾上腺素或去甲肾上腺素。

（3）苏醒疗法

1）中药：①可在辨证施治基础上先用化痰开窍醒脑的中药，水煎后鼻饲。②中成药可选用安宫牛黄丸、至宝丹、紫雪丹鼻饲，有清热化痰开窍醒脑等作用。③静脉滴注可选用清开灵、醒脑静等醒脑开窍。

2）脑细胞活化剂：可选用胞二磷胆碱、奥拉西坦、丁苯酞等药物。

3）苏醒剂：①纳美芬为中枢兴剂，能迅速促醒。②纳络酮为吗啡受体拮抗剂，能有效地拮抗内啡肽对机体产生的不利影响。在脑卒中应激情况下，常伴有β-内啡肽释放增加，使用纳洛酮后可使昏迷和呼吸抑制减轻。一些严重的脑卒中病人，在呼吸机维持下维持心跳循环，但可能已经脑死亡，失去抢救的价值，故早期确定脑死亡对于抢救和脏器移植都具有重要意义。

250. 什么是脑死亡

脑是由延髓、脑桥、中脑、小脑、间脑和端脑6个部分组成，延髓、脑桥和中脑合称脑干。人体的呼吸中枢位于脑干，因此脑干功能受损会直接导致呼吸功能停止。神经细胞一旦坏死就无法再生。所以，脑干遭受无法复原的伤害时，脑干就会永久性完全丧失功能，以致呼吸功能不可逆的丧失。随后，身体的其他器官和组织也会因为没有氧气供应，而逐渐丧失功能。脑死亡，是颅内结构的最严重损伤，一旦发生，即意味着生命的终止。多年来，关于脑死亡的判定标准经过多次修订，其中大多参照"哈佛标准"。

（1）不可逆的深度昏迷。

（2）无自主呼吸。

（3）脑干反射消失。

（4）脑电波消失（平坦）。

凡符合以上标准，并在 24 小时或 72 小时内反复测试，多次检查，结果无变化，即可宣告死亡。但需排除体温过低（＜32.2℃）或刚服用过巴比妥类及其他中枢神经系统抑制剂两种情况。

251. 晕厥的分类有哪些

晕厥是脑血管病的一个常见症状。由于一过性大脑皮层广泛性缺血导致皮层功能高度抑制而出现短暂性的意识丧失称为晕厥。晕厥可由各种原因引起，基本分以下六类：

（1）血管舒缩障碍性晕厥：包括血管反射性晕厥、直立性低血压、颈动脉窦综合征。

（2）心源性晕厥：包括急性心源性脑缺血综合征、阵发性心过速、阵发性房颤、病态窦房结综合征、主动脉瓣狭窄、某些先天性心脏病、反射性心搏骤停、心绞痛及急性心肌梗死、心脏瓣膜病、主动脉弓综合征（缩窄性大动脉炎）。

（3）脑源性晕厥：包括脑动脉粥样硬化、一过性脑缺血发作、偏头痛、慢性铅中毒性脑病、颅脑损伤后。

（4）反射性晕厥：包括咳嗽晕厥、排尿性晕厥、仰卧位低血压综合征、舌咽神经痛晕厥、吞咽性晕厥。

（5）延髓性晕厥：包括脑干病变、镇静剂抑制血管运动中枢。

（6）血液成分异常性晕厥：包括低血糖、过度换气综合征、低氧血症。

252. 常见晕厥的临床特点有哪些

（1）血管抑制性晕厥：此型晕厥最常见，多因疼痛，情绪紧张、恐惧、气候异常、不良刺激，通过迷走神经反射，引起皮肤、肌肉的血管扩张，外周阻力下降，回心血量减少，心输出量降低，导致广泛性脑缺血。多见于年轻体弱的女性，有明显诱因，如听到悲痛消息、恐惧、轻微出血、各种手术、天气闷热、久站、饥饿、妊娠等。其诊断要点为：①晕厥发作多有明显诱因，晕厥前有短暂的前驱症状（头晕、恶心、面色苍白、出汗等），一般持续几分钟。②晕厥常发生于直立位或坐位，在前驱症状发作之后突然意识丧失，持续数秒钟至数分钟不等，可摔倒，血压下降，一般收缩压显著下降，心率缓慢而微弱，40～50次/分，脑电图出现慢波，恢复快，无明显后遗症。

（2）直立性低血压：多见于少年及老年人，一般认为由卧位至坐位或立位的体位改变引起，血压下降超过15mmHg时即可诊断。临床常见：

1）直立性调节障碍：多见青春期以前或妊娠妇女，长期站立血液蓄积在下肢，回心血量减少，心输出量减低，脑供血不足而致晕厥。临床表现为精神紧张，活动后心悸、气喘，站立时头昏、目眩、面色苍白、恶心，血压明显下降。

2）症状性直立性低血压：常发生于神经系统的各种脑病如多发性硬化、震颤麻痹、脊髓空洞症、横贯性脊髓炎、吉兰巴雷综合征等，内分泌系统疾病如糖尿病，垂体功能低下等，慢性消耗性疾病及各种癌症，药物如降压药、镇静药、交感神经阻滞剂等的副作用。

3）特发性直立性低血压：又称小脑萎缩症。其特点为中年男性多发，病理改变进行性和波动性；起病后血压下降，伴有阳痿、性功能减退、括约肌功能障碍、无汗等自主神经功能改变，病理中出现震颤麻痹综合征，小脑性共济失调及锥体束征。

（3）颈动脉窦综合征：有晕厥或伴有抽搐病史者，用指压颈动脉窦的方法可诱发，称之为颈动脉窦综合征。多因颈动脉硬化或栓塞、颈动脉体瘤或附近炎症、淋巴结肿大、肿瘤压迫等。发作时脑电图出现高波幅慢波，临床上普鲁卡因封闭颈动脉窦使发作减轻或消失，此类病人应避免衣领过高、过紧及突然转动头部。

（4）心源性晕厥：是由于心脏停搏、严重的心律失常、心肌泵血、心血排出受阻等原因引起血液动力学紊乱，导致脑缺血而致晕厥。直立位时无前驱症状的晕厥，卧位性晕厥均提示心源性晕厥，可由以下心脏病变引起：急性心源性脑缺血综合征（因心脏停搏导致脑缺血，一般停搏1分钟即可晕厥）、阵发性心动过速、阵发性房颤、病态窦房结综合征，主动脉瓣狭窄，某些先天性心脏病如法洛四联征、室间隔缺损等，心绞痛与急性心肌梗死。

（5）脑源性晕厥：是由于脑内血管或主要供应脑部血液的血管发生循环障碍，一过性广泛性脑供血不足所致，可由脑动脉粥样硬化、短暂性脑缺血发作、脑血管痉挛偏头痛、慢性铅中毒性脑病等引起。

（6）咳嗽晕厥：多见于中年以上的男性，原发病主要为慢性气管炎和阻塞性肺气肿。多在剧烈干咳时，突然意识丧失、跌倒，几秒至几分钟内完全恢复。因剧烈咳嗽，使胸腔内压升高，心脏血液的静脉回流减少，心搏出量减低，收缩压下降，脑供血不足而致晕厥。

（7）排尿晕厥：排尿时突然发生血压降低，产生一过性意识丧失的现象。多发生在青中年男性，常发生于夜间或清晨从床上起来排尿，膀胱收缩而产生强烈的迷走神经反射，导致心脏抑制和节律失常。

（8）吞咽性晕厥：多因食道、胃疾患、迷走神经脱髓鞘疾患等刺激迷走神经末梢，通过迷走神经导致心律失常、血压下降、晕厥发作。此症男性多于女性，中年发病，发作与食物性质有关，固体性、冷食、酸性食物易发生，发作时多伴有吞咽神经痛。

（9）延髓性晕厥：是由于脑干病变，药物直接或间接影响脑血管运动中枢所致，脑干病变，脑瘤，血管运动中枢附近肿胀、受压，中枢神经脱髓鞘或变性病变，吉兰巴雷综合征等，或安定剂、镇静剂、安眠剂、抗抑郁剂等药物对血管运动中枢的作用均易引发延髓性晕厥，病人预后较差，发作时可引起死亡。

（10）血液成分异常性晕厥：血液成分的改变，可使脑组织代谢的基本物质缺乏，虽然脑血流量正常，仍有晕厥发作，如低氧血症、低血糖症、过度换气综合征（该症为引起"昏厥"，而非纯晕厥）。

晕厥的防治应根据不同的病因区别对待。应尽量避免各种诱因，如精神刺激、疲劳、长时间站立等。出现前驱症状时应立即采取卧位以免发作，对体位性低血压，应鼓励病人步行和做力所能及的体力活动，提高身体素质，避免长期卧床和突然的体位变动。睡眠时头部抬高，避免用镇静剂、安眠剂等。

253. 晕厥的治疗方法有哪些

晕厥一旦发作时，应让患者立即取仰卧位或头低足高位，松解衣领，可用针灸或掐刺水沟、涌泉穴。对不同病因导致的晕厥应采用不同的方法治疗。

（1）脑源性晕厥：主要是治疗原发病，如防治动脉硬化、控制短暂性脑缺血发作、缓解脑血管痉挛等。

（2）血管抑制性晕厥：可皮下注射肾上腺素 0.25 ～ 0.5mg，亦可静脉注射 50% 葡萄糖 40 ～ 60mL。心率缓慢持续时间较长，可肌注阿托品 0.5mg，卧位 30 分钟左右。此种晕厥，更应注意加强体育锻炼，增强体质，避免过劳、紧张等刺激。

（3）直立性低血压：主要根据病因治疗，一般措施包括睡高床头，穿紧身裤、弹力袜；药物方面可用拟交感神经药，中药可口服补中益气汤、生脉饮等，运动方面可练气功、太极拳等增强体质。

（4）颈动脉性晕厥：应视发作类型和原因之不同而异。对心脏抑制型（迷走型占70%，系由迷走神经受刺激兴奋所致），表现为心率显著减慢（窦性心动过缓、窦性停搏或房室传导阻滞），心脏收缩功能不全以及血压下降可用阿托品类药物治疗。对于血管舒张型（减压型）由于反射性血管扩张，可造成血压下降，但心率无明显变化，此型少见，可用升压药麻黄素或肾上腺素治疗。对于心源性发作时心率和血压均无明显改变，是由于一时性脑血管痉挛所致，可用镇静剂治疗。必要时可进行颈动脉周围普鲁卡因封闭，颈动脉按摩疗法和神经切断术。平时应避免衣领过高，过度及突然转动头部。

（5）排尿性晕厥：应采取坐位或蹲位小便，排尿不要太用力。可用抗胆碱药物或拟肾上腺素类制剂以对抗心动过缓，解除迷走神经对心脏的抑制。

（6）心源性晕厥：如发生于房室传导障碍，应使用心脏起搏器；如晕厥继发于心房纤颤或其他室上性心动过速时，可应用洋地黄；如晕厥是由于阵发性室性心动过速（或）室性纤颤引起时，可单独应用普鲁卡因或与肾上腺素受体阻滞剂合用，如治疗无效时，可同时使用起搏器，对某些类型的梗阻性或先天性心脏病进行手术治疗。

254. 眩晕常见的原因有哪些

眩晕是中风的症状之一，中风是引起眩晕的一个主要原因。据文献统计，在门诊眩晕病人中脑血管病引起的眩晕约占88%。眩晕的常见原因如下：

（1）前庭周围性眩晕：梅尼埃病、迷路炎、内耳药物中毒如对第八对脑神经有损害的链霉素及奎宁、良性位置性眩晕、晕动病。

（2）前庭中枢性眩晕：①脑血管病：椎－基底动脉供血不足、迷路卒中、小脑后下动脉血栓形成、颈椎病等、锁骨下动脉盗血综合征、脑动脉粥样硬化征、小脑出血。②颅内占位：听神经瘤、小脑肿瘤、第四脑室肿瘤、其他部位肿瘤。③颅内炎症：后颅凹蛛网膜炎、小脑脓肿。④颅内脱髓鞘及变性疾病：多发性硬化症、延髓空洞症。⑤癫痫。

（3）其他原因的眩晕：①眼源性：眼外肌麻痹、视物不正等。②心血管病变：高血压、低血压、心律失常、心衰等。③全身中毒：代谢性、感染性病变。④各种原因的贫血。⑤自主神经功能紊乱等。

255. 眩晕的诊断依据是什么

（1）眩晕的程度：眩晕剧烈者首推梅尼埃病，梅尼埃病以眩晕为突出症状，其次为前庭神经元炎，小脑后下动脉血栓形成（延髓外侧综合征）、椎－基底动脉供血不足、迷路炎、链霉素中毒等也可出现剧烈的眩晕。脑动脉硬化致全身性疾病引起的眩晕，其程度一般较轻，且较少以眩晕为主要表现。

（2）眩晕的性质以及相伴的体征：反复发作的眩晕见于梅尼埃病、椎－基底动脉供血不足等；持续或进行性加重的眩晕见于链霉素中毒、听神经纤维瘤等；眩晕的发作与位置有明显关系者多见于良性阵发性位置性眩晕（每当头部处于一定位置时发生眩晕），第四脑室及某些颅后凹的肿瘤常在头部突然改变位置时出现眩晕，严重颈椎病引起眩晕常在头颈部侧转时诱发。

（3）眩晕与耳鸣、耳聋的关系（后二者为耳蜗症状）：由于前庭与耳蜗接近，故前庭器官病变所致的眩晕、耳聋及耳鸣都相当明显。中枢性眩晕可伴有或不伴有耳蜗症状。椎－基底动脉供血不足时，若病变部位靠近内耳动脉，则病者在眩晕发作时可伴耳鸣及耳聋，但程度较轻。而大脑颞叶或顶叶病变引起眩晕时，耳鸣及耳聋较早伴随出现。

（4）眩晕与恶心、呕吐：恶心、呕吐经常伴随眩晕出现，最常见于梅尼埃病、晕动病，是自主神经功能紊乱的症状；颅后凹肿瘤的眩晕与呕吐可同时出现，系肿瘤压迫（或颅内压增高压迫）

第四脑室底部的呕吐中枢所致；小脑后下动脉血栓形成时临床表现为眩晕与恶心、呕吐同时出现。

（5）眼球震颤：眼球震颤是眩晕患者的重要体征，有助于鉴别诊断。垂直性震颤多为前庭神经核损害的特征，提示病变在脑干；眼球震颤与眩晕每在头部处于一定位置时出现者，是位置性眩晕的特点；梅尼埃病的眼球震颤在眩晕发作时明显，与眩晕的消长一致。

（6）共济失调：伴有共济失调的眩晕，其病变最可能在小脑或脑干，如小脑后下动脉血栓形成、小脑出血、颅后凹肿瘤、蛛网膜炎、椎 – 基底动脉供血不足等。

（7）前庭功能检查和听力测定：周围性眩晕患者其试验结果往往异常；中枢性眩晕患者除了听神经纤维瘤的前庭功能试验有异常表现外，其他多正常。听力测定如属神经性耳聋，须做重震试验，阳性者提示病变在内耳，必要时选择性地做头颅、内耳道、颈椎 X 线或 CT，或脑电图、多普勒以协助眩晕的病因诊断。

256. 常见的眩晕疾病有哪些

（1）良性阵发性位置性眩晕：又称耳石症，在临床上最为常见，此症多见于 40 ～ 60 岁，以女性居多，眩晕与头位有关，起病突然，持续 20 ～ 30 秒，伴有恶心、面色苍白等症状，开始为持续性眩晕，数天后缓解，转为发作性眩晕。当头处于某一位置时即出现眩晕，可持续数十秒，转向或反向头位时眩晕可减轻或消失。眼球震颤为旋转性或水平旋转性和易疲劳性，呈良性，自限病程，一般为数周和数月，可复发，体位试验阳性是其唯一的阳性休征。

（2）梅尼埃病：1861 年 Meniere 医生首次发现，这种眩晕症称梅尼埃病。病因不明，一般认为由于自主神经功能紊乱引起迷路动脉痉挛，继而使内淋巴产生过多或吸收障碍，导致迷路水肿及内淋巴系压力增高，从而引起内淋巴腔扩大及内耳末梢缺氧、变性等病理变化，主要表现为发作性眩晕、渐进性耳聋、耳鸣三联征，多见于中年人，发作伴有恶心、呕吐、出汗、面色苍白、眼球震颤等，间歇数天、数月、数年不等。诊断标准为：①反复发作性眩晕、耳聋、耳鸣伴有恶心、呕吐；②发作期可见水平眼球震颤；③有明显的缓解期；④前庭功能减退；⑤可除外其他疾病。

（3）前庭神经元炎：前庭神经元炎病变位于前庭神经核至末梢的部位。病因尚不清楚，发病年龄 20～50 岁，病前可有发热及上呼吸道感染病史，多数呈急性起病，真性眩晕，伴有恶心、呕吐，自发性水平型眼球震颤，30% 自述耳胀、耳鸣、耳闷压迫感，但无听力减退。前庭功能试验呈一侧或双侧减退。自限病程，多为 6 周左右。

本病应与梅尼埃病相鉴别：梅尼埃病有听力减退，本病则无；梅尼埃病眩晕持续时间短，反复发生，本病则相反；梅尼埃病无前驱症状，本病则有上呼吸道感染等病史。

本病治疗除针对眩晕本身治疗外，应给予抗病毒治疗，如阿昔洛韦、利巴韦林等药物。

（4）耳毒性抗生素中毒：引起第 8 对脑神经损害的药物以链霉素为最常见。各种药物对听神经损害部位不尽相同，有偏重于耳蜗，有偏重前庭，或两者皆有。链霉素、庆大霉素主要损害前庭神经；链霉素、卡那霉素、新霉素、万古霉素主要影响耳蜗神经。临床主要表现为眩晕，自觉外物有摇晃、动荡的感觉。其次是步态蹒跚，行走不稳，一般无自发性眼球震颤。前庭功能试验显示异常，闭目难立征，症状可持续数月甚至数年，影响耳蜗神经者主要表现耳鸣、耳聋。有链霉素中毒家族史者应慎用，中毒后及时停药，应用各种 B 族维生素及神经细胞活化剂。

（5）椎-基底动脉系统缺血性病变：有眼球震颤而不伴神经系统其他症状和体征。按临床表现分为：①短暂缺血发作型：发作无定时，可一日内数次或数日 1 次，一般数分钟至半小时缓解或消失。轻者仅有眩晕、不稳，重者频繁发作进展为完全性迷路卒中。②进展性卒中型：发病后眩晕、耳鸣、耳聋持续进展加重，数日后达高峰。③完全性卒中型：发病后数小时眩晕、不稳、耳鸣、耳聋达高峰，明显眼球震颤。数周后症状可逐渐减轻。常遗有听力障碍头晕。

（6）其他病变也可导致眩晕，如：小脑出血、颈部病变、颅内肿瘤、颅脑外伤、药物或毒物中毒、炎性脱髓鞘疾病等。

几种常见眩晕疾病的鉴别详见表7。

表7　几种常见眩晕疾病的鉴别诊断

疾病	眩晕	耳聋	耳鸣	前庭试验	眼震	神经体征	病理过程
梅尼埃病	重度发作	神经性单侧	单侧	病侧+	规律、水平，随眩晕消失	无	数小时，数天
前庭神经元炎	中、重度突然发作	无	无	双侧+	自发性	无	数天，数周
链霉素中毒	轻中度，渐进性	可有神经性耳聋	可有	变化不定	少见	口周四肢麻木	数月甚至更长
椎-基底动脉缺血	发作性，轻、中、重度	可有，双侧，神经性	可有双侧	变化不定	可有	脑干缺血症状和体征	数分钟，<24小时
听神经瘤	轻中、重度慢性渐进性	病侧，神经性	病侧	+	可有	第5、7脑神经征，小脑征，高颅压	持续进展
小脑后下动脉血栓形成	中、重度，突发	少见	少见	-	可有	第9、10脑神经麻痹，交叉性感觉障碍，Horner征	持续数周或数天，好转或恶化

257. 椎－基底动脉系统诱发眩晕的常见原因有哪些

椎－基底动脉系统引起眩晕最常见的原因有如下三种情况：

（1）迷路卒中：常由于内听动脉血栓形成，产生急骤的严重的眩晕，伴恶心、呕吐、虚脱，若耳蜗分支同时受损，则伴耳聋及耳鸣。病人年龄较大，起病甚快，有身体其他部位动脉硬化的征象，既往无类似的眩晕发作史，可与其他急性眩晕症相鉴别。

（2）小脑后下动脉血栓形成：亦称延髓背外侧综合征。其典型的症状与体征包括突然眩晕伴恶心，呕吐，眼球震颤；病侧肢体共济失调及颈交感神经麻痹综合征，吞咽困难及同侧软腭麻痹，声带麻痹，病侧面部及对侧躯体、肢体的痛温觉减退或消失。

（3）颈椎病变：由于颈椎病变导致椎动脉颅外段血流量影响产生的眩晕称颈椎性眩晕。由于颈椎骨质增生及退行性关节病变，椎间盘病变，尤其是转颈时，椎动脉受压；若椎动脉硬化，管腔狭窄，一侧椎动脉受压迫后，对侧椎动脉无法代偿则出现症状；临床常见的症状为发作性眩晕，其发病与头颈转动有密切关系，此外，尚可伴有枕部头痛、摔倒、视觉症状（闪光、视野缺失）及上肢麻痛，颈椎X线片、CT、MRI等可助于诊断。

258. 前庭中枢性眩晕与前庭周围性眩晕二者如何鉴别

内耳的前庭神经末梢感受器至前庭神经颅外段病变所产生的眩晕，称为前庭周围性眩晕。前庭神经的颅内段、前庭神经根及纤维、小脑、皮层的前庭神经区病变所产生的眩晕称为前庭中枢性眩晕。二者的鉴别见表8。

表 8 前庭周围性眩晕与前庭中枢性眩晕的鉴别

	周围性	中枢性
眩晕性质	旋转性，上下左右晃动感	旋转性或向一侧运动感
持续时间	短，数小时数天	长，数月以上
眼震与眩晕程度	一致	可不一致
闭目难立	倒向眼震慢相侧，与头位有关	倒向不定，与头位无关
听觉障碍	常有	不明显
迷走神经兴奋（恶心、呕吐）	常有	不明显

259. 发作性眩晕如何处理

（1）一般处理：对眩晕急性发作的病人，需卧床休息，伴有明显恶心、呕吐者，可酌情静脉补液维持营养，注意水、电解质的平衡。对于焦虑紧张的病人，给予适当安慰，以解除顾虑。眩晕发作缓解后，应鼓励病人早日逐渐增加活动，适应日常生活。

（2）病因治疗：由梅尼埃病引起者应调节自主神经；因血压增高或过低引起者应调整血压；因椎－基底动脉供血不足，小脑后下动脉血栓形成等引起者应按缺血性中风治疗，给予溶栓、抗凝、抗血小板聚集、扩血管等方法治疗；小脑出血引起者则按出血性中风处理。

（3）对症治疗：在病因治疗的同时，对于眩晕症状，可给予药物对症治疗。治疗目的是减轻眩晕症状及缓解伴随的恶心、呕吐、焦虑、紧张等症状。

急性发作期的药物治疗可考虑选择应用以下药物：东莨菪碱0.3mg 肌肉注射，苯海拉明 50mg 肌肉注射，654-2 注射液 5～10mg 肌肉注射，盐酸异丙嗪 25～50mg 肌肉注射。

眩晕发作后有轻度症状或慢性眩晕的治疗：在急性眩晕发作后，虽已无明显的旋转幻觉，但仍有平衡不稳的感觉或在转头颈或转身时有这些症状，或经常轻度眩晕，可选用各种镇静、安定剂。治疗眩晕常选用以下几种药物：

1）镇静剂：例如苯巴比妥、苯二氮䓬类等。它们对前庭反应和一般感觉均有抑制作用，可以减轻眩晕，消除紧张、烦躁、焦虑、不安等症状。苯巴比妥是常用的镇静药物，可以减轻眩晕，但也常有全身抑制的作用，如疲倦、乏力。氯丙嗪是中枢多巴胺受体的阻断剂，具有镇静、抗精神病、镇吐、降低体温及基础代谢、α-肾上腺素能受体及γ-胆碱能受体阻断、抗组织胺、影响内分泌等作用，可减轻眩晕症状，减轻紧张、焦虑，有止吐作用。

2）抗组胺药物：如盐酸苯海拉明、盐酸异丙嗪、扑尔敏，这些药物具有镇静和止吐作用，应用于眩晕发作期。

3）止吐剂：常用者有盐酸异丙嗪，适用于晕动病及眩晕时伴有明显的自主神经反应（恶心、呕吐），这类药物还有镇静作用及抗组织胺作用。

4）抗胆碱药物：常用的药物是东莨菪碱与阿托品，对梅尼埃病疗效较好；这类药物尚有止吐及解除血管痉挛的作用。

5）血管舒张药物如盐酸氟桂嗪、尼莫地平等，这些药物可用于血管痉挛、血管阻塞所引起的眩晕如梅尼埃病发作期、椎-基底动脉供血不足。

6）脱水药物：临床常用于迷路积水或颅内压增高引起的眩晕。

治疗眩晕还可配合穴位，常用穴位有风池、合谷、内关、翳风等。亦可选用中药。眩晕急性发作期脱水治疗有减轻迷路水肿及降颅压作用。高龄患者应慎用高渗糖以防出现高渗性昏迷，心肾功能不全者亦应慎用甘露醇，以防出现心衰、肾衰。

260. 中医如何认识和治疗眩晕

眩晕是指以头晕眼花为主的一种病证，轻者闭目休息片刻即可缓解，重者如坐舟车之中，旋转不定或伴恶心、呕吐、汗出，甚至昏倒。现代医学中的梅尼埃病、迷路炎、后循环缺血，以及高血压、低血压、自主神经功能紊乱和其他某些脑部疾患有眩晕症状者均属中医的"眩晕"范畴。对发病的原因、症状及治疗，历代中医医案论述颇多，早在《内经》中就有"诸风掉眩，皆属于肝""髓海不足则脑转耳鸣"等记载，后经唐、宋、金、元、明、清历代医家根据临床实践经验，从多方面充实发展了对本病的认识和治疗，从而提高中药对眩晕病的治疗效果。

本病从中医学说，多因情志失调、饮食偏嗜、久病体虚、劳累过度所致。

（1）情志失调：长期忧郁恼怒，肝失条达，气郁化火，阳亢风动或肝阳偏亢，上扰清窍；或心肝气郁，化火煎液为痰，肝阳夹痰上扰，皆可造成眩晕。若平素肝肾阴虚，一旦遇有情志刺激，则更易导致肝阳上亢而发病。

（2）饮食偏嗜，嗜食肥甘，伤及脾胃，健运失常，水谷不化精微，聚湿生痰，或素体肥胖，湿邪偏盛，痰浊中阻，上蒙清窍，发为眩晕。

（3）久病体虚：久病不愈或失血之后，气血耗伤或劳倦伤脾，脾胃虚弱，健运失司，气血生化不足，以致气血不能上荣，发为眩晕。

（4）虚体劳倦：先天不足，肾阴不充，或年老体衰，或劳欲过度均可导致肾精亏损不能生髓，髓海不足，于是上下俱虚，发为眩晕。

对本病的诊断，应分虚实，凡病程短，或呈发作性，多用情志郁怒，诱发眩晕而视物旋转，伴有呕恶痰涎，外观形体偏胖者，常由肝阳上亢兼夹痰浊所致，属于实证。如病程长，反复或持续不解，每因烦劳发作或加重，头目眩晕，但无旋转感觉并有全身虚弱之象，常因血虚或肾精不足所致，多属虚证。

治疗本病实证应平肝息风，清热化痰；虚证宜补益气血，滋养肝肾；虚实夹杂者当标本兼治，虚实兼顾。临床常见证治如下：

（1）肝阳上扰

主症：眩晕，头目昏胀且痛，每因烦劳，或恼怒而诱发加重，面色潮红，性情急躁易怒，少寐多梦，口苦，舌红，苔黄，脉弦。

治法：平肝潜阳。

方药：天麻钩藤饮加减。

药用钩藤、天麻、石决明、珍珠母、桑叶、菊花、牛膝。偏于火盛兼见目赤，鼻衄，苔黄糙，脉弦数，可加龙胆、栀子、黄芩、牡丹皮；大便秘结者，加用当归芦荟丸，若眩晕急剧，泛恶欲吐、舌唇口周麻木，甚则手足震颤，筋惕肉瞤，宜加龙骨、牡蛎，必要时可吞服羚羊角粉。

（2）痰浊中阻

主症：眩晕而头重如蒙，目视昏暗，胸闷泛恶，甚则呕吐痰涎，食少嗜睡，舌苔白腻，脉濡滑。

治法：化湿祛痰，健脾和胃。

方药：半夏白术天麻汤加减。

呕吐频作者加代赭石以降逆，重用茯苓，加车前子、泽泻；脘闷不适加白蔻仁、砂仁；耳鸣重听加石菖蒲；若症见头目胀痛，心烦而悸，口苦，舌苔黄腻，脉弦滑者，宜用陈皮、半夏、茯苓、竹茹、枳实、黄连、黄芩。

（3）气血亏虚

主症：眩晕，动则加剧，劳累即发，面色苍白或萎黄，唇甲不华，心悸失眠，神倦懒言，饮食减少，舌质淡，脉细弱。

治法：补养气血，健运脾胃。

方药：归脾汤加减。

药用党参、白术、黄芪、当归、白芍、龙眼肉、远志、酸枣仁、茯神、首乌藤、陈皮、大枣、炙甘草。若大便溏薄，当归宜炒用，并酌加山药、神曲；兼见形寒肢冷等症，酌加肉桂，干姜；血虚甚者，面色无华可重用党参、黄芪，加用熟地黄、阿胶；若时时眩晕，懒于动作，面白神疲，饮食减少，便溏，脉虚无力可用补中益气汤加减。

（4）肾精不足

主症：眩晕频发，视物昏花模糊，不耐劳累，健忘，腰膝酸软，遗精耳鸣。偏于阴虚者，五心烦热，舌红，脉弦细；偏于阳虚者，四肢不温，阳痿不举，舌质淡，脉细。

治法：补益肾元。

方药：偏阴虚者，左归饮加减；偏阳虚者，右归饮加减。

方中熟地黄、淮山药、山茱萸补益肾阴，枸杞子、何首乌、桑寄生、磁石、核桃肉益肾气而养精血。若阴虚内热较著，症见消瘦、两目干涩，五心烦热，舌质红，口干，脉细数，可酌加生地黄、龟甲、女贞子、墨旱莲、知母、黄柏；如偏阳虚，面肢虚浮，畏寒怕冷，舌质淡白，脉沉细者，宜去何首乌加附子、肉桂、干姜、淫羊藿、巴戟天；如眩晕较甚，无论偏阴虚、阳虚均可加龙骨、牡蛎之类；伴有心气不足、心悸气短者，可酌加紫石英、五味子、党参。

261. 什么是椎动脉型颈椎病？怎样治疗

颈椎病是因颈椎骨质增生，椎间隙狭窄或韧带钙化导致椎动脉受压、狭窄、缺血而造成的疾病。椎动脉型颈椎病（CSA）是一种常见的颈椎病，主要是由于各种原因引发的椎－基底动脉供血不足，导致椎动脉系统（包括脑和脊髓）生理功能障碍，进而引起以眩晕、肩颈痛和头痛为主要表现的一种疾病。在中老年人群中尤为常见，其主要原因是颈椎的退行性改变，椎动脉受压后发生变形、屈曲、痉挛、甚至硬化等导致脑供血不足或者迷路供血受到影响。

CSA 的临床治疗方法可分为手术治疗和非手术治疗。手术治疗方法主要是颈前路减压固定融合术，但手术有很大的局限性，疗效也不稳定。目前非手术治疗是治疗此疾病的主要方法，包括药物疗法、神经阻滞疗法、物理疗法、中医药治疗等。治疗措施包括：

（1）对症治疗：针对眩晕、恶心、呕吐等对症治疗。常用的有组胺类药物培他啶，H1 受体拮抗剂如地芬尼多，血管扩张剂如氟桂利嗪，镇静剂如安定，糖皮质激素如地塞米松。

（2）封闭疗法：酌情选用普鲁卡因、利多卡因、B族维生素等阻断交感神经的兴奋性，解除软组织和血管痉挛，改善椎－基底动脉系统血供。

（3）中医治疗：根据辨证，分别选用半夏白术天麻汤、葛根芍药汤，益气聪明汤。

（4）其他疗法：颈椎牵引、高压氧仓治疗、体外反搏治疗、理疗。

临床上，采用推拿疗法、微波疗法和中草药口服三种方式联合使用治疗 CAS 取得了显著疗效。保守治疗无效者，可选择外科手术治疗。

262. 常见的头痛病因有哪些？分类有哪些

头痛是各种原因引起的颅内血管收缩、扩张、被牵引、伸展或移位，脑膜、脑神经、颈神经等受刺激，头面部各器官病变，导致痛觉神经受刺激引起的疼痛不适的感觉，常见原因如下：

（1）颅脑病变（35%）：①感染脑膜炎、脑膜脑炎、脑炎、脑脓肿等。②血管病变：蛛网膜下隙出血、脑出血、脑血栓形成、脑栓塞、高血压脑病、脑供血不足、脑血管畸形、血栓闭塞性脉管炎等。③占位性病变：脑肿瘤、颅内转移癌、颅内白血病浸润、颅内猪囊尾蚴病（囊虫病）或棘球蚴病（包虫病）等。④颅脑外伤：如脑震荡、脑挫伤、硬膜下血肿、颅内血肿、脑外伤后遗症。⑤其他：如偏头痛、丛集性头痛（组胺性头痛）、头痛型癫痫。

（2）颅外病变（20%）：①颅骨疾病：如颅底凹入症、颅骨肿瘤。②颈椎病及其他颈部疾病。③神经痛：如三叉神经痛、舌咽神经痛及枕神经痛。④眼、耳、鼻和牙疾病所致的头痛。

（3）全身性疾病和神经官能症（15%）：①急性感染：如流行性感冒、伤寒、肺炎等发热性疾病。②心血管疾病：如高血压病、心力衰竭。③中毒：如铅、酒精、一氧化碳、有机磷、药物（如颠茄，水杨酸类）等中毒。④其他：尿毒症、低血糖、贫血、肺性脑病、系统性红斑狼疮、月经期及绝经期头痛、中暑、神经衰弱及癔症性头痛等。

临床中还可根据头痛的部位诊断头痛的原因（表9）。

表9　头痛病因

头痛部位	原因
全头	脑瘤，紧张性头痛，低颅压性头痛，感染性头痛，癫痫性头痛
偏侧	血管性偏头痛，耳、鼻、副鼻窦、齿源性头痛，癫痫性头痛
前额	肿瘤，丛集性头痛，副鼻窦炎，三叉神经痛
眼部	颅内压高，丛集性头痛，青光眼，三叉神经痛，CO中毒
头顶	脑瘤，癫痫性头痛，紧张性头痛
颞侧	高血压头痛，齿、耳源性头痛，颞动脉炎
枕部	后颅窝肿瘤，蛛网膜下腔出血，高血压头痛，枕神经痛，紧张性头痛

按照国际头痛的分类标准，头痛的分类如下：

（1）偏头痛。

（2）紧张性头痛。

（3）丛集性头痛和慢性发作性偏侧头痛。

（4）与结构性疾患无关的杂类头痛。

（5）与头颅外伤有关的头痛。

（6）与血管疾患有关的头痛。

（7）与非血管性颅内疾患有关的头痛。

（8）与某些物质或某些物质戒断有关的头痛。

（9）与非头部感染有关的头痛。

（10）与代谢性疾病有关的头痛。

（11）与头颅、颈部、眼、鼻、副鼻窦、牙齿、口腔或其他面部或头颅结构有关的头痛。

（12）颅神经痛、神经干痛或传入性痛。

（13）不能分类的头痛。

疼痛的性质有助于鉴别诊断头痛的类型。突发性头痛伴恶心、呕吐及意识障碍者，多是由脑出血引起的头痛，有脑溢血或蛛网膜下腔出血的可能，多见于中老年人。青光眼引起的头痛其头痛部位多在眼眶的上部或眼球周围，并常伴有视力障碍。脑瘤引起的头痛为钝性头痛、渐进性加重，伴恶心、呕吐、复视等颅内压增高表现。一侧面部闪电样剧烈疼痛者，常常是三叉神经痛的特征。其他原因如良性咳嗽性头痛、冷刺激性头痛以及与性活动有关的"性交性头痛"等，这些头痛多与环境、精神或情绪因素有关。

263. 脑血管病相关的头痛有哪些

头痛史的病人卒中发生的风险增高，脑血管病亦可出现头痛，头颈部血管病导致的头痛按照国际头痛分类第三版（ICHD-3）的分类方法，诊断标准和分类如下：

（1）缺血性卒中或短暂性脑缺血发作导致的头痛：①缺血性卒中（脑梗死）导致的头痛；②短暂性脑缺血发作（TIA）导致的头痛。

（2）非创伤性颅内出血导致的头痛：①非创伤性脑出血导致的头痛；②非创伤性蛛网膜下腔出血（SAH）导致的头痛；③非创伤性急性硬膜下出血（ASDH）导致的头痛。

（3）未破裂血管畸形导致的头痛：①未破裂囊性动脉瘤导致的头痛；②未破裂动静脉畸形（AVM）导致的头痛；③硬脑膜动静脉瘘（DAVF）导致的头痛；④海绵状血管瘤导致的头痛；⑤脑面血管瘤病（Sturge-Weber综合征）导致的头痛。

（4）动脉炎导致的头痛：①巨细胞动脉炎（GCA）导致的头痛；②原发性中枢神经系统血管炎（PACNS）导致的头痛；③继发性

中枢神经系统血管炎（SACNS）导致的头痛。

（5）颈部颈动脉或椎动脉病导致的头痛：①颈部颈动脉或椎动脉夹层导致的面颈痛；②颈动脉内膜切除术后头痛；③颈动脉后椎动脉血管成形术导致的头痛。

（6）脑静脉血栓形成（CVT）导致的头痛。

（7）其他急性颅内动脉病导致的头痛：①颅内血管内操作导致的头痛；②血管造影术头痛；③可逆性脑血管收缩综合征（RCVS）导致的头痛；④可能由可逆性脑血管收缩综合征（RCVS）导致的头痛；⑤颅内动脉夹层导致的头痛。

（8）遗传性血管病导致的头痛：①伴皮质下梗死和白质脑病的常染色体显性遗传性脑动脉病（CADASIL）；②伴乳酸血症和卒中样发作的线粒体脑肌病（MELAS）；③其他遗传性血管病导致的头痛。

（9）垂体卒中导致的头痛。

264. 脑血管病并发头痛的特点是什么

（1）脑出血引起头痛的特点如下：①一般头痛发生于脑出血之前，出血后头痛突然加剧，一直到出现昏迷，苏醒之后头痛又继续，直到出血恢复期。病人多伴有头晕、恶心、呕吐和偏瘫。②出血后病人颜面潮红，呼吸深重。③病人可出现颞动脉明显搏动，眼球水平震颤或呈外斜，口角㖞斜，患侧瞳孔散大，对光反射迟钝或消失，锥体束征阳性。④脉搏缓慢有力，血压升高。⑤慢性期病程缓慢（一般指急性期过后 0.5 ~ 2 年）。头痛可持续不止，并常有不同程度的运动及语言功能障碍。

（2）高血压脑动脉硬化所致头痛的特点如下：①头痛部位：高血压性头痛，可发生在额部、枕部、双颞侧，也可为全头痛，一般颈部多有强硬感。由于脑动脉硬化，血液循环障碍，突然用力过度（或改变体位），或者情绪波动、过度疲劳，血压突然上升或下降，均可造成一过性脑供血不足或血管痉挛，出现头痛。②头痛性质：一般表现为钝痛和胀痛，也可为搏动样疼痛，多伴有头晕、头沉和紧束感、耳鸣、眼花等症状。如果有脑动脉强烈痉挛，则可引起剧烈的头痛和视物不清。当血压急进性增高时，可因突然脑部血液循环发生障碍而引起脑水肿，颅内压升高。此时病人不但有剧烈头痛，同时伴有喷射状呕吐，以及其他神经系统症状出现。③头痛以清晨较重，一般是血压愈高，头痛愈重。轻症患者，下午较重。当过度脑力劳动时，头痛尤其显著。④有高血压病史：由于长期的血压升高而产生动脉硬化时（尤其是脑动脉硬化），眼底显示不同程度的硬化、出血、渗出及视乳头水肿等改变。血胆固醇常高于正常值。脑血流图可提示血流受阻、弹力差（动脉）。

（3）缺血性脑血管病的头痛特点如下：①头痛性质：缺血性脑血管病的头痛性质可以多种多样。多数程度为轻到中度，类似紧张型头痛，少数病人出现难以忍受的疼痛，可表现为刺痛、跳痛或是类似高颅压头痛，有时可并发恶心、呕吐、畏光、畏声。发生于后循环的缺血性脑血管病，头痛程度剧烈，但很少是刺痛，容易被摇头或咳嗽加剧而引发疼痛。头痛程度在第一天最明显，此后逐渐减轻。②头痛位置：Fisher 等认为缘于缺血性脑血管病的头痛多位于责任病灶同侧，即前循环脑梗死出现的头痛位于前额部，后循环者多位于后枕部。缺血性脑血管病人头痛与否和病灶位置无明确相关性。③头痛时间：缘于缺血性脑血管病的头痛可以是突发，亦可是缓慢起病。脑栓塞所致头痛持续时间最长，短暂性脑缺血所致头痛持续时间短，而腔隙性梗死所致头痛一般持续时间为 3.8 天左右。

265. 中医学如何治疗中风后头痛

"脑为髓之海"，脑主要依赖肝肾精血濡养及脾胃运化水谷精微，输气血上充于脑，与肝、脾、肾三脏密切相关，中风以后出现的头痛也不外于肝、脾、肾三脏平衡失调。中风多因肝为病，若情志所伤，肝失疏泄，郁而化火，上扰清空，而为头痛；或火盛伤阴，肝失濡养，或肾水不足，水不涵木，导致肝肾阴亏，肝阳上亢，上扰清空致头痛。因于肾者，多是年老体衰，或禀赋不足，或久病体弱，肾精亏虚，脑髓空虚而致头痛；也可阴损及阳，肾阳衰微，清阳不升，而为头痛。因于脾者．多因素体多痰浊、肥胖之人，湿困脾运，上蒙清空，阻遏清阳而致头痛。若脾胃虚弱，生化不足，或失血之后，营血亏虚，不能上荣于脑髓脉络，亦可致头痛。其鉴别诊疗要点如下：

（1）肝阳上亢

主症：头痛以胀痛为主，并较剧烈，伴眩晕，口干面赤，烦躁易怒，怒则加重，夜眠不宁或兼胁痛，面红口苦，苔薄黄，脉弦有力。

治法：平肝潜阳。

方药：天麻钩藤汤加减。

天麻12g　钩藤30g　石决明30g　黄芩12g

生龙骨30g　生牡蛎30g　夏枯草30g　怀牛膝20g

蔓荆子12g　生白芍30g　生地黄20g

（2）肾气虚弱

主症：头痛且空，多兼眩晕，腰膝酸软，神疲乏力，耳鸣少寐，舌红少苔，脉细无力。

治法：养阴补肾。

方药：大补元煎加减。

熟地黄20g　山茱萸12g　山药30g　枸杞子12g

当归12g　人参15g　杜仲20g

（3）血虚阴亏

主症：头痛而晕，心悸不宁，目涩昏花，神疲乏力，面色㿠白，爪甲不荣，舌苔薄，脉细涩。

治法：养阴补血。

方药：加味四物汤加减。

当归12g　白芍20g　生地黄20g　川芎12g

菊花12g　蔓荆子12g　制何首乌20g　枸杞子12g

（4）痰浊蒙窍

主症：昏沉作痛，伴眩晕，胸脘满闷，呕恶痰涎，苔白腻，脉濡或弦滑。

治法：化痰降逆。

方药：半夏白术天麻汤加减。

半夏 15g　白术 12g　天麻 12g　陈皮 12g

云茯苓 30g　川厚朴 12g　泽泻 30g

（5）瘀血阻络

主症：疼痛如刺，痛有定处，或头部有外伤史，病势缠绵，舌质紫暗，舌面或舌边有瘀斑，脉细涩或沉涩。

治法：活血化瘀。

方药：通窍活血汤加减。

桃仁 12g　红花 10g　川芎 15g　赤芍 20g

郁金 18g　石菖蒲 12g　细辛 6g　延胡索 20g

266. 偏头痛伴发短暂性脑缺血发作（TIA）的诊断要点是什么

偏头痛患者中 10% 出现短暂性脑缺血发作（TIA）。其诊断要点如下：

（1）有视觉症状闪烁性盲点；

（2）症状范围逐渐扩展；

（3）进展的感觉异常；

（4）一系列进展的其他症状与体征，如一侧症状或患侧发展到另一侧，或视觉症状、感觉异常、构音障碍。

（5）发作时限为 15 ~ 25 分钟，多数持续 15 分钟；

（6）排除脑血栓、脑栓塞、夹层动脉瘤、锁骨下动脉盗血综合征、癫痫、血小板减少症、红细胞增多症、高凝状态等。

（7）脑血管造影正常；

（8）在 5 ~ 10 年间有反复的类似发作。如果仅伴有闪烁性盲点者，尚不能诊断为 TIA，需伴有其他神经系统障碍症状。

15% ~ 30% 的偏头痛可致缺血性中风。其特征如下：

（1）40 岁以下男性多见，约占 60%；

（2）1/3 以上患者脑梗死前头痛加重或发作频繁；

（3）卒中起病突然，但也有缓慢者；

（4）临床上多表现为大脑后动脉、椎 – 基底动脉及大脑中动脉供血区梗死，且常有多个血管分支同时受累，出现偏盲、偏瘫、单纯感觉障碍、交叉性瘫、共济失调，脑干受累严重者出现意识障碍；

（5）脑血管造影异常，CT 可见单个或多个低密度病灶；MRI 几乎全部有异常改变。

267. 多发性硬化的发病特点及治疗方法有哪些

多发性硬化（MS）是以中枢神经系统白质脱髓鞘病变为特点，遗传易感个体在环境因素作用下发生的自身免疫性疾病，是中枢神经系统脱髓鞘疾病中最常见最主要的疾病。多发性硬化因较高的发病率、慢性病程和青壮年易患而备受重视。其临床特征为发作性视神经、脊髓和脑部的局灶性障碍。这些神经障碍可有不同程度的缓解、复发。在中医学中分别属于"风瘫""痿证""喑瘫"等病证范畴。由于早期症状和体征缺乏特异性表现，常误诊为"缺血性脑血管病"，尤其易与多灶性缺血性中风混淆。

（1）发病特点：本病发病年龄多在 20 ~ 40 岁之间，起病形式可急可缓，急性发病者可似卒中样。数小时或数日内出现局灶性症状。缓慢发病者可在 1 周至 1 个月内病情达严重程度。其临床表现依病灶的分布部位及大小而异。其首发症状，按其发生频率的高低，依次为脊髓性感觉障碍、视力下降、步行困难、肢体无力、复视、平衡障碍或共济失调等。

脊髓受损后可以出现肢体疼痛，无力，肌张力增高，腱反射亢进，病理征阳性，痉挛性瘫痪，深感觉障碍，感觉性共济失调，感觉异常（麻木感、束带感、烧灼感），大小便障碍等。视神经受损出现视物不清，视力减退，眼底视乳头颞侧苍白，甚或视神经萎缩。脑干受损后出现头晕，讲话不清，吞咽困难，耳鸣耳聋，眼震，复视，平衡障碍。小脑受损后出现意向震颤，眼震，言语断续，步态不稳，共济失调等。大脑受损后可出现精神症状，假性球麻痹，偏瘫，癫痫发作等。影像检查中 CT 可见白质内多灶低密度影。病灶主要分布在侧脑室周围，其次为半卵圆中心、小脑、中脑及脑桥。MRI 检查敏感性高，在 T2 加权像可见脑室周围和白质中散在的高信号硬化斑，在 T1 加权像则呈低信号斑。

（2）治疗方法：西药治疗多数主张急性期以激素大剂量冲击治疗，减轻炎症及水肿，缩短急性期的病程，减少肢体功能障碍，但停药后可能复发。用药方法：①促肾上腺皮质激素（ACTH）静滴，每日 1.0g，使用 5 天，0.5g 使用 3 天，0.24g 使用 3 天，之后渐次减为口服直至停药。②泼尼松口服，每日 80mg，共 6～10 天，以后依次渐减为每日 60mg，每日 40mg 共 5 天，以后每 5 日减 10mg，4～6 周为 1 个疗程。

中药治疗多采用辨证论治的方法外结合经验处方用药，将其分为如下几个类型进行辨证治疗：

1）热浸淫型

主症：头晕，头沉，视物不清，眼球震颤，言语不清，恶心，食欲不振，胸脘满闷，肢体困倦，僵硬无力，步履不稳。苔黄腻，脉细数。

治法：清热燥湿化痰。

方药：温胆汤合三妙散加减。

白术 15g　苍术 15g　牛膝 15g　茯苓 15g

姜半夏 12g　陈皮 12g　竹茹 12g　枳实 12g

黄柏 12g

2）肾阳虚损型

主症：头晕，视物不清，眼震，语言謇涩，吞咽困难，肢体不温，步态不稳，舌体胖大，舌质淡，苔薄白，脉沉。

治法：温补肾阳。

方药：二仙汤加减。

淫羊藿 15g　仙茅 15g　肉苁蓉 12g　巴戟天 12g

炮附子 12g　牛膝 12g　杜仲 12g　当归 12g

黄芪 12g

3）肝肾阴虚型

主症：头晕耳鸣，情志异常，视物不清，眼球运动障碍，言语不利，构音困难，步态不稳，四肢麻木或肢痛挛急，或痿软无力。舌红少苔或无苔，脉细数或弦细。

治法：滋补肝肾。

方药：左归丸加减。

生地黄 12g　熟地黄 12g　枸杞子 12g　山茱萸 12g

龟甲 12g　女贞子 12g　墨旱莲 12g　菟丝子 12g

川牛膝 12g

在以上辨证论治中，均加入补肾填髓益脑之药，在中医辨证论治的基础上配合激素治疗，采用中西医结合疗法可以明显提高疗效。

268. 多灶性缺血性中风的诊疗方法有哪些

多灶性缺血性中风为多次反复发作的缺血性中风，主要由高血压、动脉硬化引起，多见于高龄有高血压、动脉硬化或糖尿病等病史者。在 CT 上病灶部位多见于内囊、基底节等部位。临床上表现为多次突然发病，由于梗死灶的不同而有相应的局灶性神经损害的表现，甚至因多次反复发作而出现假性球麻痹、痴呆、帕金森综合征等，依据年龄、基础病、临床表现及 CT、磁共振检查等可以与多发性硬化进行鉴别。

多灶性缺血性中风的治疗在每次发作的急性期治疗与脑血栓同，但治疗的目的更多在于预防复发，对于预防复发可以参考治疗短暂性脑缺血发作（TIA）的方法，应积极控制高血压，防治动脉硬化，降低血液黏度，改善微循环，有糖尿病者应控制血糖，血脂高者应降血脂，应用抗血小板聚集剂及扩血管药物，服用活血化瘀的中成药如血栓通、血府逐瘀片等。

269. 如何鉴别中枢性面瘫和周围性面瘫

中枢性面瘫是由于对侧锥体束受损所致，因下组面神经核受对侧锥体束支配，而上组神经核受两侧锥体束支配，故一侧锥体束受损时，仅病变对侧下 2 / 3 面部表情肌瘫痪，但无萎缩。表现为不能吹口哨，不能鼓腮，口角向患侧偏斜，鼻唇沟变浅，因上 1 / 3 面部表情肌不麻痹，故抬额、皱眉、闭眼等均正常，常见于内囊、额叶病变（肿瘤、脑血管意外等）。

周围性面瘫是由于面神经核及面神经损伤所致，故同侧上、下面部表情肌均瘫痪且萎缩。表现为同侧额纹消失，眉毛下垂，不能皱眉，不能用眼，睑裂扩大，下睑外翻，不能吹口哨、露齿、鼓腮，口角向健侧偏斜，舌伸出时偏向健侧。见于脑桥、面神经通路上的病变，临床上引起面神经麻痹的常见疾病有面神经炎、急性感染性多发性神经根炎，腮腺炎或腮腺肿瘤，耳后的化脓性淋巴结炎累及面神经时，颅后窝病变如脑桥、小脑肿瘤、颅底脑膜炎及鼻咽癌颅内转移等原因所致面神经麻痹。

中枢性及周围性面瘫的鉴别诊断详见表 10。

表 10　中枢性面瘫与周围性面瘫的鉴别

	中枢性面瘫	周围性面瘫
神经元	上运动神经元（皮质延髓束）	下运动神经元
病灶	对侧	同侧
面瘫范围	眼裂以下	全面肌
味觉	正常	可有障碍
伴发症状	常伴偏瘫	不伴有
电变性反应	无	有

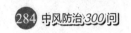

270. 什么是急性面神经炎？怎样治疗

急性面神经炎属中医"面瘫"范畴，亦有人把它列入中医"中风"病范围。现代医学是指原因不明，急性发病的单侧周围性面瘫，是临床常见疾病。主要症状为一侧面部表情肌瘫痪，额纹消失，不能皱额蹙眉，眼裂不能闭合或闭合不全，试闭眼时，瘫痪侧眼球向上外方转动，露出白色巩膜，称 Bell 征。病侧鼻沟变浅，口角下垂，露齿时口角歪向健侧，同侧口轮匝肌瘫痪，鼓气或吹哨时漏气，因颊肌瘫痪，食物易滞留于病侧齿颊之间。病变在鼓索与面神经以上时，可有同侧舌前 2/3 味觉丧失。如在发出其镫骨肌分支以上处受损，可出现同侧舌前 2/3 味觉丧失与听觉过敏。病变累及翼状神经节时，除有上述表现外，尚有瘫痪侧乳突部疼痛，耳郭及外耳道感觉减退，外耳道或鼓膜出现疱疹，称 Hunt 综合征。

本病西药治疗主要是改善局部血液循环，减轻面神经水肿，促进功能恢复。口服泼尼松、地巴唑片、甲钴胺片、B 族维生素片可减轻面神经水肿，营养神经，改善局部血液循环。急性期主张尽早使用糖皮质激素，如泼尼松或地塞米松，泼尼松服用 7 日后逐渐减量。如系带状疱疹引起者，则口服阿昔洛韦。中医认为本病的发生多由脉络空虚，风寒外袭，络脉不利，痰瘀阻络，肌肤筋脉失于濡养所致。治疗应以祛风除痰，化瘀通络为法。牵正散（白附子、僵蚕、全蝎）为治疗常用基本方剂，临床常采用中西医结合的方法治疗本病，取得良效。其治疗方法如下：

白附子 15g 僵蚕 15g 全蝎 10g 蜈蚣 3 条

荆芥 12g 防风 10g 当归 15g 川芎 12g,

红花 10g 黄芩 10g 甘草 6g

煎服法：每日 1 剂，水煎服。

治疗期间应注意避风寒（外出带口罩），少说话，多休息，保持轻松愉快的精神状态，疗程一般 10 ~ 20 日。

271. 血管性痴呆常见于哪些情况

痴呆是由于大脑器质性或代谢性病变造成的进行性智能衰退。脑血管性痴呆是痴呆的一种主要类型，临床常见以下几种情况：

（1）脑腔隙状态：是最常见的一种情况。由于基底节区、丘脑、脑室周围白质、小脑蚓部及脑桥有许多腔隙性梗死而导致，常伴有神经系统局灶性症状。

（2）多发性脑梗死痴呆：一般为多发性局灶性脑梗死或反复发生的多灶性脑梗死导致的继发痴呆。此型神经系统症状，常伴有脑萎缩，由大脑皮质内无数小的梗死引起，最显著的在脑动脉支配区域的交界地带，而把有弥漫性脑萎缩者看作是脑梗死与弥散性大脑萎缩症混合型痴呆。一些学者提出：应考虑缺血性脑血管病，可引起弥散性脑萎缩，而且通过积极治疗中风，一些痴呆患者的临床症状明显好转。

（3）慢性皮质下脑病：大部在 50 岁后发病，隐匿进展，大脑半球白质有弥散性斑块状脱髓鞘改变，大脑皮质相对完整。除进行性智能衰退外，可以发生一侧或双侧的局灶性神经障碍，如单瘫、偏瘫、失语、偏盲及癫痫发作等。

（4）颈内动脉闭塞性痴呆：颈内动脉闭塞导致卒中，但少数具有颈内动脉严重狭窄或双侧闭塞，无脑卒中发作，而表现为进行性痴呆。

（5）基底动脉硬化：基底动脉硬化表现为动脉延长、扩张与弯曲，可压迫中脑，使导水管扭曲或后移，从而导致导水管狭窄或闭塞，导致脑积水与进行性痴呆。

272. 怎样预防和治疗血管性痴呆

血管性痴呆（vascular dementia，VD）是仅次于阿尔茨海默病的第二大痴呆类型，发病率呈逐年上升趋势，VD 与年龄、糖尿病、脑血管病变、抑郁症、基因等因素相关，是多种因素共同作用的结果。血管性痴呆的防治应从以下几个方面着手：

（1）病因治疗：防治可以引起血管性痴呆的一些病因，如动脉粥样硬化、高血压、糖尿病、高脂血症、高黏血症、脑动脉炎等。

（2）药物对症治疗：①脑细胞活化剂：丁苯酞，奥拉西坦、鼠神经生长因子注射液、石杉碱甲、多奈哌齐等对促进脑细胞代谢，改善记忆智能障碍有一定作用。②改善微循环：脑细胞活化剂配合改善微循环的药物。一方面预防和治疗中风，另一方面改善微循环，改善大脑供氧状态和营养脑细胞，促进侧支循环建立，预防和治疗痴呆。

（3）康复治疗：康复治疗在血管性痴呆的治疗中有重要作用。应针对患者记忆、计算、理解、判断、定向力、推理和抽象思维等障碍，先易后难，先简后繁，循序渐进地予以进行，并应注意周围环境对患者的影响。

记忆的康复训练可利用辅助工具，如记日记或记事于日历上等，反复进行强化记忆，注意选择患者感兴趣的、与日常生活密切相关的事或物，如将绘有日常生活用品的图片或小的实物放在病人面前，让其看清并说出名字，反复熟记，然后移去图片或实物，再让病人描述，直至准确无误。

在运算能力的训练可先用"100-7=93，93-7=……"来训练计算能力，以后可配合日常生活，逐步训练其运算能力。

结合记忆、运算能力的训练，可同时进行理解、判断力的训练，如苹果与香蕉形态、味道、价格的区别，盘和碗形状、用处等的区别。

对待痴呆病人还应注意营造一个亲切和睦的气氛、给病人以温暖体贴，生活上关心病人，要多与病人倾心交谈、鼓励病人多谈话，听收音机，看电视，多带病人外出散步，看电影，用良好的环境来影响病人，以达到康复的目的。

273. 脑动脉硬化病人饮食应该注意什么

（1）清淡饮食：清淡饮食是指低脂饮食。高脂饮食是导致动脉粥样硬化的主要诱因，应少食用富含胆固醇的食物如动物内脏、动物脂肪等。应多食用蔬菜、水果和蛋白制品，如瘦肉、牛肉、鱼、虾及豆浆、牛奶、蛋清等，做到果蔬搭配，营养均衡。

（2）控制食量：肥胖与脑动脉硬化、患高血压、冠心病等相关。因此应节制饮食，不暴饮暴食，不挑食偏食，做到食物种类齐全，荤素合理搭配。

（3）控制高糖食物：糖摄入过多会转化成脂肪，高糖饮食有升高血脂之忧。应食用含纤维高的食品，既能保证人体能量供给，又能促进肠蠕动，加速胆固醇排出，防治动脉硬化。

（4）宜食植物油：植物油富含维生素 E 和不饱和脂肪酸，能预防动脉硬化。

常用食物胆固醇含量见表 11。

表 11　每 100g 含胆固醇量

低胆固醇食物		中胆固醇食物		高胆固醇食物	
名称	含量（mg）	名称	含量（mg）	名称	含量（mg）
瘦牛肉	95	猪肾	150	牛猪脑	3300
鸭肉	91	猪胃	150	蛋黄	2000
鸡肉	90	虾肉	150	羊肝	610
羊肉	70	蟹肉	145	鳗鱼	690
甲鱼	70	牛心	126	牡蛎	300
乳酪	65	牛肉	130	海蛎	400
兔肉	60	猪肉	126	鸡蛋	468
猪肉	60	肥牛肉	126	猪牛肝	420
大米	26	鸽肉	110	牛肾	400
面粉	26	猪排	106	墨鱼	348

续表

低胆固醇食物		中胆固醇食物		高胆固醇食物	
名称	含量（mg）	名称	含量（mg）	名称	含量（mg）
海蜇	24			奶油	300
牛奶	20			青鱼	240
蛋白	0			牛猪油	185
				牛猪脚	180

（5）戒烟慎酒：烟中含有尼古丁，能导致心跳加快，血压升高，血管收缩，促使钙盐、胆固醇等在血管壁上沉积，加速动脉粥样硬化的形成。传统医学认为少量饮酒可扩张血管，活血通脉，助药力，增食欲，消疲劳，但长期大量饮酒可加速动脉硬化发生。

（6）补充足量维生素C：维生素C可使胆固醇代谢，排出体外，改善心脏功能和血液循环。新鲜的蔬菜和水果均富含维生素C。多吃新鲜蔬菜和水果，有助于动脉硬化的防治。

（7）多吃降血脂食物：多选能保护血管、降脂、降压的食物。降脂的食物有山楂、香菇、大蒜、洋葱、海鱼、绿豆等。伴血压高者还可选用芹菜、胡萝卜、番茄、黄瓜、木耳、香蕉等。此外蕈类食物营养丰富，味道鲜美，对防治高血压、脑出血、脑血栓均有较好效果。

274. 为什么中风病人常留后遗症

神经细胞是永久性细胞，一旦死亡不可再生，脑细胞对缺氧缺血的耐受性差，缺血6小时以上，神经细胞发生不可逆坏死。病理组织显示脑动脉闭塞6小时以内脑组织改变尚不明显，有可逆性，8～48小时缺血中心部位发生软化坏死，即出现缺血性中风的脑动脉闭塞造成的梗死区域或出血性中风的出血区，如果在几十小时内不能及时改变脑细胞的缺血缺氧状态，缺血最严重的中心部位发生软化坏死。

中风病人一般发病突然，没有征兆，病人到医院就诊一般至少需要几小时，能在有限时间内确诊并采用溶栓疗法使血管再通的病人极少。出血性中风病人血肿压迫亦不能在几小时内清除，脑细胞的缺血缺氧状态也就不能在短时间内得到改善，故一般中风病人有不同程度的脑细胞软化坏死。

大脑是高级中枢，每个部位都有特定的功能，如中央前回是躯体运动中枢，内囊为锥体束集中通过的地方，脑干是脑神经核集中的地方，语言中枢多在左侧大脑半球，故每个部位的损伤都会影响到相应的功能。临床治疗的主要目的是减少脑细胞死亡，改善微循环，建立侧支循环，改善脑细胞缺血缺氧的状态。配合功能锻炼，使受损部分的功能得到代偿，降低致残程度，但是由于脑细胞的部分不可逆坏死，神经功能常不能完全代偿，因此中风后常有后遗症。

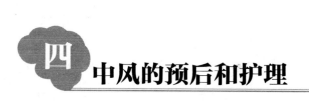

四 中风的预后和护理

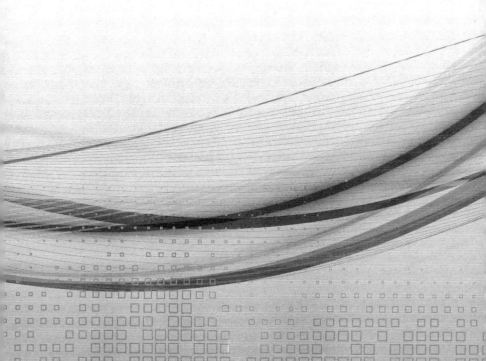

275. 为什么脑栓塞比脑血栓形成预后更差

脑栓塞系指脑动脉被外来栓子堵塞，产生相应部位的脑组织软化坏死。栓子最常来源于心源性，常见于风湿性心脏病二尖瓣狭窄或合并房颤，或有亚急性细菌性心内膜炎病等。临床上空气栓塞和脂肪栓塞较为少见。在发病年龄上，由风湿性心脏病引起者以青年多见。其死亡率较高，存活率较低，患者后遗症亦较多较重。其预后较脑血栓差的原因：

（1）脑栓塞发病急骤，在数秒或数分钟之内症状即达到高峰，在缺血性脑血管病中发病最快，如果堵塞大血管或椎 - 基底动脉，病人很快昏迷。不像脑血栓发病有先兆，血栓逐渐形成，可以有机会治疗而减轻脑损害。

（2）发病快，常诱发癫痫而加重脑损害。

（3）患者多有心脏病变，脑栓塞后易合并心力衰竭，或在治疗中易诱发心力衰竭等并发症，在高渗性脱水剂的应用上受限，导致患者脑水肿、脑疝死亡。

（4）由于脑栓塞多为风湿性心脏病合并房颤引起，栓子来源不能彻底消除，复发率高，再发者病死率更高。

（5）风湿性心脏病合并房颤脱落栓子引起的脑栓塞发病年龄多为中青年，脑动脉硬化程度相对较轻，侧支循环较差，脑栓塞后不能及时建立侧支循环以改善缺血区供血，使脑损害加重，后遗症多严重。

276. 中风的预后与哪些因素有关

（1）病灶大小：一般来说，病灶越大，脑损伤越严重，病灶小者脑损伤轻，尤其是脑出血病人，出血量的大小直接决定着其预后。

（2）病灶部位：同样的病灶，如果位置不同，其预后亦有差异。以脑血栓为例，大脑中动脉穿支闭塞时，形成以内囊为中心的缺血灶，对肢体功能的影响就较大。内囊是支配肢体功能的锥体束集中通过的地方，内囊部位的软化坏死致血栓阻断锥体束，导致对侧肢体瘫痪，对侧肢体功能恢复较难，相对而言除大脑中央前回第1躯体运动区受损以外，其他部位的血栓对上、下肢体功能的影响较小。以脑出血为例，基底节区壳核出血者即使出血量大于30mL，如果内囊受损不严重，其预后较好，后遗症也较轻。而脑叶出血者（皮质下白质出血）约有25%可不出现瘫痪及躯体感觉障碍，仅出现头痛，呕吐，脑膜刺激征，或者出现与病变部位相应的体征，如偏盲及象限盲，各种类型失语，精神异常，摸索或强握等症状。脑干出血量大于5mL就可出现昏迷、四肢瘫痪、中枢性高热，甚至死亡，但出血量小者，预后亦较好。小脑出血者死亡率亦较高。

（3）治疗是否及时得当：对于急性期中风的治疗应是以分秒计算的，以脑血栓为例，发病8～48小时缺血最重的中心部位发生软化坏死，周边部位脑组织逐渐肿胀，就会形成脑水肿，甚至形成脑疝。因此治疗应争取早期给予溶栓、抗凝治疗，以期脑血管在脑细胞坏死前再通，失去了溶栓机会，亦应尽早抗凝治疗以防脑血栓进一步发展，同时应尽早给予改善循环、降低颅内压、减轻脑水肿、抗自由基的药物，挽救梗死区周边部位的脑细胞，最大限度地减少脑细胞的损害。故急性期治疗是否及时得当直接关系到患者的预后及后遗症的严重程度。

（4）有无并发症：急性脑血管病易并发应激性心肌梗死、心衰、应激性溃疡、消化道出血、肺炎、中枢性高热、顽固性呃逆等，一般并发心肌梗死、中枢性高热者其预后不佳，死亡率较高，合并心肌梗死、心衰时脱水药物使用受限，不利于纠正脑水肿、脑疝。而对于中枢性高热，药物不易控制，对病人生命构成很大威胁。顽固性呃逆对病人体质消耗较大，对治疗和预后有着一定影响。

（5）年龄和体质强弱：一般年龄大者脑动脉硬化程度较重，平时侧支循环相对丰富，当某一血管闭塞后较易形成侧支循环供应，而年龄轻者侧支循环不易快速建立，缺血状态不易缓解，肢体功能很难恢复。平时体质较好，生命体征稳定，心、肝、肾功能无明显障碍者预后较好，反之则差。

（6）康复锻炼情况：病人的性格、康复锻炼得当与否、家属配合好坏直接影响预后。如果病人毅力较强，性格豁达，能在医生指导下积极主动进行康复锻炼，家属能在医生指导下帮助病人进行康复锻炼，并对病人体贴关心，帮助病人提高自信心，其肢体功能恢复就相对快，后遗症亦相对轻。

277. 如何对出血性中风和缺血性中风预后进行评估

（1）出血性中风的病死率高，致残率高，预后较缺血性中风差。其预后与下列因素有关：

1）出血部位：一般脑叶出血经治疗后大多能生活自理，预后较好。壳核－内囊出血的预后相对较好，死亡率低，意识障碍轻，并发症少，但致残率高。丘脑出血预后差，出血量少时可留下偏瘫，量大时昏迷，并发症多，死亡率高。脑干、脑室出血少见，预后较差，死亡率极高，少量出血就可并发消化道出血、呼吸衰竭，影响生命中枢，多在 48 ～ 96 小时内死亡。小脑少量出血即可出现眩晕、呕吐、共济失调，预后相对好。大量出血呈迅速进行性，多在 48 小时内发展为枕骨大孔疝。蛛网膜下腔出血急性期死亡率约为40%，存活者1/3复发，并发症多见，预后差。

2）出血量：一般出血少者预后佳，出血量大者并发症多，死亡率、致残率高，预后差。

3）出血次数：出血次数的多少，决定了病情是否进展、加重。急性期再出血病死率高达60%以上，蛛网膜下腔出血者再出血死亡率达75%。防止再出血是提高生存率的关键。

4）并发症：急性中风者，一般均有脑水肿、高颅压，预后差。一般脑出血、蛛网膜下腔出血并发脑水肿者，病死率高。并发肺部感染者，若长期不能控制，则促进病程进展，并发症越多预后越差。

（2）缺血性中风较出血性中风预后佳，一般与下列因素有关：

1）梗死位置：梗死位于大脑皮层，多无意识障碍，经积极治疗，加强功能锻炼可望恢复。梗死于内囊部位，可有"三偏症"，病残率约占72%。脑干梗死可波及生命中枢而导致死亡，预后差。小脑梗死预后好，多能恢复。

2）梗死血管大小：由于小动脉梗死时引起脑组织损伤部位小，预后较好，多可恢复。大动脉梗死，大面积脑组织损伤，致残率高。如椎－基底动脉梗死，死亡率达45%，颈内动脉梗死死亡率达32%。

3）起病速度：缓慢起病，多能形成侧支循环，代偿供血，预后佳，恢复率约65%，可不留有后遗症。若起病急，侧支循环未能建立，脑组织损伤大，预后差，致残率达70%。

4）一般情况及并发症：年龄大，体质差，预后差；年龄轻，体质好，预后佳。并发症多可增加致残率和死亡率。

278. 康复对脑血管疾病有什么意义

康复在医学上是以促进患者肢体功能恢复为目的，使病人或残疾人尽量恢复其身体功能和生活与工作能力，称康复医学。现代康复指的是全面康复，即包括了身体康复、精神康复、职业康复和社会康复，恢复身体各系统器官功能，精神活动功能，工作能力及参与正常社会生活的能力。随着社会经济的发展和医学的进步，医生和病人都不满足于临床治愈，康复医学就越来越受到重视，以与预防医学及临床医学并列，有"第三医学"之称。

康复医学收集各种有助于功能恢复、功能调整、功能代偿及功能辅助的方法，并加以有目的、有计划地选择采用，即康复疗法，其种类繁多，大致有：

（1）主动锻炼：指由患者积极主动进行或参与的治疗，在康复疗法中是最基本的最积极的，也是最重要的疗法，在康复医学中越来越受到重视，它包括：

1）医疗体育：是利用特殊方式的运动作用于肌肉骨骼系统、神经系统、心血管系统，呼吸系统及新陈代谢系统，调整、恢复或加强各系统器官的基本功能，促进其代偿功能的发展，是功能锻炼的基本方法。

2）作业疗法：是组织及指导病人从事有目的、有实用价值的活动锻炼，促进肢体功能康复的方法。其目的在于在器官功能受损的条件下，尽可能恢复生活活动能力，对外界的适应能力，以及恢复娱乐、社会活动的能力。作业疗法的方法包括：①生活活动训练：包括衣（穿脱衣服、鞋袜）、食（炊事、进食、饮水等）、住（整理房间等）、行（改变体位、移动身体、步行训练或利用轮椅、驾驶车辆等）、个人卫生（洗脸、洗浴、用厕等）等基本技能的训练，可以利用工具进行。②职业技巧训练：配合重新就业的需要，进行适当的基本劳动或工作的技巧如打字、装配机械设备的训练等。③工艺、园艺治疗：如泥塑、编织及种植蔬菜、花卉等。④文娱治疗：有组织地参加棋牌、音乐、舞蹈及力所能及的体育活动。

3）气功疗法：通过自我锻炼和调息、调气、调心，达到使气血运行、健身治病的目的。

4）生物反馈训练：是运用电子仪器，以视觉或听觉仪器来对病人显示出某些体内正常或异常的生理过程，以便教会病人通过改变所显示的信号来调节那些本来是不随意的并感觉不到的生理过程，其最终目的是学会自动控制这些生理过程，从而达到调整或增强机体功能的目的。

5）语言治疗：包括对失语症及构音障碍患者的语言训练。

（2）被动治疗：指借助一定的仪器设备，在外力作用下进行锻炼以达到促进康复的目的。临床上各种理疗、针灸、按摩、牵引等方法有的能对某些机体功能起调节和增强作用，以利机体功能的恢复，在康复医疗中有广泛应用：

1）理疗：包括电疗、热疗、光疗、水疗、磁疗、微波治疗等，对促进瘫痪肢体的血液循环，防止关节畸形、黏连、挛缩等有着重要的作用。

2）针灸：通过不同穴位，不同强度的针或灸刺激，可以引起神经兴奋或抑制，起到舒经活络，舒筋活血的作用。

3）推拿：有调节中枢神经和自主神经功能，促进局部血液循环，止痛，使组织复位，促进创伤修复和增强机体抗病能力等作用，能够行气活血，疏通经络，滑利关节，调节肌肉张力，故可广泛地用于各种神经损害，尤其是中枢神经损害。

4）牵引：对关节挛缩畸形等病症可以采用牵引的方法进行矫正治疗。

（3）康复工程：为瘫痪病人设计制作各种功能补偿或功能替代用品，如矫形器、步行器、助听器、导盲用具等。

279. 中风瘫痪肢体常用的理疗按摩方法有哪些

理疗按摩能调节身体内部功能，增强抵抗力，调节血液循环，对中风瘫痪肢体的恢复，防止肢体挛缩畸形有重要的作用，临床常采用的按摩方法介绍如下：

（1）推揉类

1）推法：用手指或手掌在一个部位、穴位或一条经络向前推，推法的特点是作用力较轻。欲在小范围内起作用，可用"一指禅"的拇指推法，其中分三种，即用指面的平推法、用拇指侧面的侧推法和用拇指尖的指尖推法；想在大范围内起作用，可选择"掌推法"，其中亦分三种，即手掌推法，大鱼际肌部推法和小鱼际肌部推法。

2）揉法：手指、指面紧贴皮肤在治疗部位揉动，其作用范围可深达皮下组织。

3）搓法：两手掌固定肢体的相对部位用力搓动。

4）擦法：用手背在治疗部位滚动，分单手和双手擦动两种。作用范围大且部位深，适用于腰、背部和大腿。

（2）按拿法

1）拿法：用手指拿住肌肉等软组织向上提。适用于软组织较多的部位。

2）按法：在穴位上用力向下按压，作用可达深部。根据需要可选择指按法、掌按法或肘按法。

3）掐法：用拇指尖在穴位上做深入的下掐，有酸胀感觉为之"得气"，此又叫指针法。

4）捏法：用拇、食指捏挤软组织，可沿肌群边捏边向前移动。

5）拨法：用拇端嵌入软组织缝隙中做横向拨动。

6）踩跷法：用脚掌踩搓。

（3）摩擦法

1）摩法：用手指或手掌在皮肤上摩动。由于不紧贴皮肤，作用较表浅，依所用部位不同，分为指摩、掌摩、掌根摩三种。

2）抹法：用双手拇指指面向两边分开抹动。适用于头、面、手、臂和穴位。

3）擦法：用手掌侧面在治疗部位做急速的擦动，擦至皮肤发红，但不能擦破，也可用三指擦。

（4）摇动类

1）伸屈法：对活动有障碍的关节做伸展和屈曲的被动活动。活动时，必须顺其势，不可用暴力。常用于肩、肘、髋、膝关节。

2）摇法：轻巧地摇动各关节。

3）抖法：手拉肢端像抖绳子一样抖动肢体。

4）引伸法：在机体肌肉放松时，突然牵拉一下，手法要轻巧，顺势，不可用暴力。

（5）拍振类

1）拍法：用手指拍打患处，动作应轻巧，着力重而缓。

2）捶法：用空心掌或拳侧轻巧而有节律地捶击患处．此法比拍法着力重而深。

3）振法：用指或掌按紧治疗处，整个手的肌肉紧张起来做振动，用于止痛和放松肌肉痉挛。

4）弹法：用手指弹击患处，分为中指拨动食指弹、拇指拨动食指弹和拇指拨动中指弹三种。

280. 妊娠合并脑血管病怎么处理

妊娠期脑血管病虽不常见，一旦发生即严重威胁患者及胎儿健康甚至生命，是造成与妊娠有关的长期严重残疾及死亡的主要原因。

妊娠期凝血机制改变，导致血液处于高凝状态，易发生缺血性卒中或静脉窦血栓。目前对于此类患者，是先终止妊娠去除高凝状态的诱因，还是先积极抗凝或局部溶栓治疗脑血管病，待病情平稳再终止妊娠，需根据病情严重程度及孕周大小决定。如果选择后者，溶栓期间则不宜终止妊娠，避免凝血异常导致产科出血的风险，至剖宫产术前应将凝血功能控制在正常范围。如继续妊娠至孕晚期，高凝状态可能进一步加重，给溶栓治疗带来一定的困难。因此选择终止妊娠的时机尤为重要。

出血性卒中是妊娠相关死亡的重要原因。与妊娠有关的出血潜在机制可能包括妊娠期血容量增加、循环负荷加重、血压（BP）升高并波动、血管组织重塑等，这些均可导致血管破裂的风险明显增高。出血性卒中患者妊娠期行颅脑手术选择将主要取决于 3 个

因素：神经系统的症状、颅内病变情况（病因、血肿大小、部位）
和孕周。如果神经功能迅速恶化或出现脑疝等紧急情况，则需立
即手术。如果由动脉瘤引起，再次破裂风险较高，需要同时进行
动脉瘤手术。如由动静脉畸形引起，再出血风险及危害相对较低，
可以暂不处理或仅清除血肿并去骨片，待患者度过急性期后再行
二期手术或介入治疗。对出血量较大的患者应尽快行血肿清除术，
还需要权衡孕周大小，决定是否同期进行剖宫产术。孕龄 32 周以
内宜继续妊娠，32 周以后，新生儿存活率较高，建议剖宫产后行
开颅手术。

对于妊娠手术麻醉，无论是选择全身麻醉还是椎管内麻醉，
对于合并有脑血管病的剖宫产手术需要维持 BP 的稳定，保障充分
的脑灌注，避免颅内压的升高，维持子宫胎盘的血供。BP 应该维
持在一个相对较窄的范围内，接近基础值，同时进行合适的液体
管理，避免腔静脉压迫。防止或避免使用血管活性药如苯肾上腺
素以维持母体心血管稳定性以及新生儿酸碱状态。

281. 为什么说心理康复对中风病人具有重要意义

患者受到疾病因素影响，加之脑血管病多发病突然，且预后
效果较差，因此患者极易产生抑郁、焦虑等心理应激反应，不利
于疾病的治疗和机体的康复。因此中风病人除了关心肢体康复外，
更应该注意心理康复问题。

临床上意志坚强，遇事豁达乐观，积极主动配合医务人员及
家属进行治疗和功能康复的病人肢体功能恢复就快，后遗症相对
就少，治疗效果相对好；相反意志薄弱，心情抑郁忧愁，不能主
动配合医务人员及家属进行治疗和功能锻炼，治疗效果就欠佳，
后遗症较大，致残程度相对较高。这是因为脏腑肢体功能活动是
受心理活动支配的，心理上已经不能正确对待疾病，心理压抑状
态，影响肢体的康复，这样必然会导致恶性循环，因此心理康复
对中风病人具有重要意义，这就要求医生和患者家属要针对病人

的不同思想状况认真做好细致的思想工作。教育病人乐观正确对待疾病，同时要给病人创造一个良好的环境，尽可能减少外界对机体的不良刺激。嘱家属关心体贴病人，让病人尽可能保持心情舒畅，不怒、不躁，冷静、平和地对待各种变故、充满信心地战胜疾病，这对病人的心理康复和身体康复都有着重要作用。

282. 语言障碍的程度与大脑部位有什么关系

语言障碍是急性脑血管病最常见的症状及后遗症之一。最近的神经放射学已证明，主要的失语综合征有相对稳定的解剖位置，其沿着大脑外侧裂前后轴变化。侧裂前的病变常表现为运动性失语，侧裂后的病变则常导致感觉性失语。在优势半球区内，如损害部位较前，多致表达性失语，而损害部位较后特别是在角回、缘上回附近，则常造成接收性失语、混合性失语或失读、失写，且皮质下也参与了语言的构成。有关语言障碍的程度与定位的密切关系总结如下：

（1）左内囊 – 壳核中风病变向前向上扩延时有言语变慢、构音障碍，但患者对言语的理解正常，并伴有持续性右偏瘫。

（2）病变如向后波及白质段及颞叶颊部听放射时，言语理解发生障碍，为流利型的 wernicke 失语，伴有持续性右偏瘫。

（3）右利者，右半球病变累及内囊前肢、尾状核头部、壳核时，可有构音障碍及左侧轻瘫，但无失语。

（4）左内囊、壳核病损向前后伸延时，可出现完全性失语，持续性右偏瘫，另有人发现，在内囊后部、放射冠、尾状棱、壳核病变时可出现构音障碍，右侧轻偏瘫，但无失语。

283. 中风后失语的种类有哪些

Benson 分类兼顾了临床特点和病灶病位，临床上多采用此种方法：

（1）外侧裂周围失语综合征：包括运动性失语、感觉性失语和传导性失语，其共同特点为言语复述困难和病灶部位在优势半球外侧裂附近。运动性失语的特点是口语表达困难，说话少，发音不准，但理解好。患者可完成简单指令，但不能完成复杂指令。此外，复述不正常、命名困难也是本型失语的特点。感觉性失语，以流利型错语和理解障碍为主要特点（以复述障碍，命名困难常见），感觉性失语还常伴有右侧视野的损伤。传导性失语以流利型口语，理解近于正常而复述困难为特点，此类病人预后较好。

（2）分水岭（边缘带）失语综合征：此类失语无复述障碍或复述相对好，病变在分水岭区，包括经皮质运动性失语、经皮质感觉性失语和经皮质混合性失语3种。经皮质运动性失语除复述无障碍外，其特点与运动性失语相似；经皮质感觉性失语，除复述好外，其他与感觉性失语相似；经皮质混合性失语，为经皮质运动性失语和经皮质感觉性失语并存，其特点为除复述外，所有语言功能均不正常。

（3）皮质下失语综合征：病变引起的失语综合征与所谓典型的失语并不相符。丘脑性失语的特征是说话少，找词困难，命名障碍，低音调，自主言语少，对复杂命令不理解，阅读及书写障碍，复述好，多有记忆障碍；基底节性失语的特点是言语有构音障碍，低音调，可有错语，口语理解相对较好，复述亦可，命名、听读及书写均有障碍，发作时常合并有偏瘫症状。

（4）命名性失语：是指以命名障碍为唯一或主要症状的失语，其特点为流利性口语，神经系统检查一般无阳性体征，亦可有轻度偏瘫，病灶在颞枕顶结合区。

（5）完全性失语：所有语言功能均严重损害，口语表达明显受限，但真正的缄默罕见，通常能发音，为单音节。理解严重障碍，不能复述，命名、阅读，书写障碍，有严重的神经系统体征。

（6）失读：是指对书写语言的理解能力的丧失，可以是完全的，也可以是部分的，常伴有命名性失语。

（7）失写：几乎所有失语病人均有不同程度的失写，因而可作为失语的筛选测验。书写是最难掌握的语言功能，至今仍无满意的分类。

284. 常见失语的受损部位及临床特点有哪些

常见失语症分类、受损部位及临床特点见表12。

表12　失语症分类、受损部位及临床特点

分类	受损部位	临床特点
运动性	额下回后	能理解，执行命令，但不能说话
感觉性	颞上回后	听觉正常，但听不懂
完全性	额下回后，颞上回后	不能理解，不能说话
命名性	颞叶后回，角回	能讲述用途，但不能称呼名字
失写症	额中回后	手无瘫痪及共济失调，但不能书写
失读症	顶叶角回	视觉无障碍，但不能阅读

285. 言语障碍的评定标准是什么

言语障碍程度的评定可以采用下列0～5六级定量标准。

0级：言语表达令人不懂，病人亦不能听懂别人的话。

1级：与人对话时只有支离破碎的表达能力，对话的人只能推测、询问和猜想，交谈情况范围受限制。

2级：谈日常话题时，由对方的协助尚可能沟通，常有某些思想不能传达，但病人与对话者彼此可做有益的补充。

3级：病人对日常生活问题不需或稍加协助即可维持，但因说话或听懂话受损，某些问题不能与人交谈。

4级：说话的流利度明显下降或听懂话程度明显受损，但说话的内容或形式无受损情况。

5级：说话不觉有困难，或病人自觉有困难，但交谈者未注意到。

286．怎样对脑卒中患者神经功能缺损程度进行评分

第四届全国脑血管病学术会议对脑卒中患者神经功能缺损提出了评分标准，详见表13。

表13　脑卒中患者神经功能缺损程度评分表

项目	选项		分值
意识（最大刺激、最佳反应）	两项提问：①年龄；②现在是几月份（相差2岁或1个月都算正确）	a. 均正确	0
		b. 一项正确	1
		都不正确，做以下检查	
	两项指令（可以示范）：①握拳、伸掌；②睁眼、闭眼	a. 均完成	3
		b. 完成一项	4
		都不能完成，做以下检查	
	强烈局部刺激（检测肢体）	a. 定向退让（躲避动作）	6
		b. 定向肢体回缩（对刺激的反射性动作）	7
		c. 肢体伸直	8
		d. 无反应	9
水平凝视功能	正常		0
	侧凝视运动受限		2
	眼球侧凝视		4

续表

项目	选项		分值
面肌	正常		0
	轻瘫、可动		1
	全瘫		2
言语	正常		0
	交谈有一定困难，借助表情动作表达，或语言流利但能听懂，错语较多		2
	可简单对话，但复述困难，失语多，有命名障碍		5
	词不达意		6
上肢肌力	V级	正常	0
	IV级	不能紧紧握拳	1
	III级	抬臂高于肩	2
	III级	平肩或以上	3
	II级	上肢与躯干成角＞45°	4
	I级	上肢与躯干成角＜45	5
	0级	正常	6
手肌力	V级	正常	0
	IV级	不能紧握拳	1
	III级	空握拳，能伸开	2
	III级	能屈指，不能伸	3
	II级	屈指不能伸掌	4
	I级	手指微动	5
	0级	手指不能动	6

续表

项目	选项		分值
下肢肌力	V 级	正常	0
	IV 级	不能抵抗外力	1
	III 级	抬腿 45° 以上，踝或趾可动	2
	III 级	抬腿离床不足 45°	3
	II 级	抬腿离床不足 45°	4
	I 级	能水平移动，不能抬高	5
	0 级	不能动	6
步行能力	正常行走		0
	独立行走 5 米以上，跛行		1
	独立行走，需扶杖		2
	他人扶持下可以行走		3
	自己站立，不能走		4
	坐不需扶持，但不能站立		5
	卧床		6

最高分 45 分，最低分 0 分，轻型 0～5 分；中型 16～30 分；重型 31～45 分。分数越高神经缺损越严重。

287. 中风病人康复训练应遵循哪些原则

脑血管病康复的主要目的在于预防和矫治各类功能障碍，提高和加强躯体控制机能，改善和增进日常生活能力，其康复训练恰当与否在病人预后、功能恢复，降低致残率等方面都起着重要作用。根据资料显示和临床病例观察，脑血管病的康复训练上应注意以下原则：

（1）尽早锻炼：对中风病人采用适当锻炼方法，锻炼越早越好。缺血性中风应尽早在医生指导下进行锻炼，出血性中风在脑水肿不严重的前提下，其锻炼时机一般在一周以后（医生指导下进行）。

（2）注意康复锻炼的顺序：中风后急性期应尽量使肢体保持功能位，并注意被动运动和肢体按摩。中风病人在恢复过程中患肢的肌张力通常由松弛逐步转为痉挛，为减少限制功能活动的痉挛现象并预防挛缩畸形，首先应保持正确的肢体功能位置。肩关节的功能位置为敬礼位（肩关节外展50°，内旋15°，屈40°，使肘与前胸平，拇指指向鼻子），并可变换各关节位置，即肘关节屈曲90°，变换伸直位，防止屈曲和伸直性畸形。髋关节处于下肢伸直位，腿外侧可放置沙袋或枕头，防止下肢外展外旋位，膝关节处于伸直位防止屈曲性畸形，踝关节处于足与小腿垂位，足底垫沙袋或枕头，防足下垂。特殊情况下使用支架使关节保持功能位。这一时期还应注意肢体的被动运动，偏瘫肢体的被动运动，有利于促进肢体肌张力的转变如减低转为增高，增高转为减低，有利于促进瘫痪肢体的血液循环，增进肌力和关节活动度，防止肢体挛缩和畸形。肩关节在肢体瘫痪初期，其关节韧带肌肉松弛，易造成肩关节脱位及肩关节扭伤，故在上肢被动运动时，动作操作要轻，范围要小，并注意保护肩关节。除被动运动外，对瘫痪肢体还应注意局部按摩，按摩一般从近端关节开始，再至远端关节，要仔细地确保瘫痪肢体的每一块肌肉得到按摩，每一个关节得到活动。

具体肌力练习方法应视肌力水平而定，一般可遵循以下规律。

1）肌力0～1级：做试图引起主动肌肉收缩的练习，在适当的体位下进行。还可进行按摩和被动运动（如前述），以机械刺激引起反射性收缩，促进血液循环，防止拮抗肌挛缩。

2）肌力2级：做水平面上的即排除重力影响下的主动运动，或在水浴中运动，利用浮力减轻重力负荷，也称作助力运动，即主动与被动结合的运动。如果可能也可尽量做起坐锻炼，抬伸屈腿锻炼、瘫痪肢体床上水平运动等。

3）肌力3级：以主动运动为主，可首先在他人搀扶帮助下进行步行训练，直至到能使用拐杖帮助步行，徒手步行训练等。

4）肌力4级：应做抗阻运动。可由他人给予人工阻力，利用沙袋、哑铃等重物或弹簧、橡皮条等产生阻力，也可利用专用器械进行抗阻练习。

5）精细动作训练：瘫痪肢体大动作功能基本恢复后，要注意精细动作的训练，如手指协调练习，进食、穿衣、刷牙、洗脸练习等。

在上述训练时要注意量力而行，除了遵循上述练习顺序外，在运动量上亦应循序渐进，在训练中应防止出现跌倒等意外情况，如果训练中出现面色苍白、汗出、头晕、胸痛等应立即停止或减少训练。

总之，及早进行康复训练，循序渐进，持之以恒是中风进行康复训练的重要指导思想。

288. 失语病人如何进行言语康复训练

失语患者的康复治疗效果取决于言语障碍的程度与失语症类型。运动性失语较易恢复，感觉性、命名性失语较难恢复。失语症的康复治疗着重于言语的训练，其方法应根据失语的类型和程度不同对待。

（1）感觉性失语：这是一种最严重的语言障碍，对此型病人可请语言治疗专家评判病人语言障碍的程度。对完全性感觉性失语患者，可凭借视觉刺激的一些方法，如视觉逻辑性的运用：给病人打一盆水，并拿出他的毛巾和肥皂，然后说"洗脸"，病人可以按你的口令去洗脸，虽然病人不理解你的话，但是从逻辑上他知道应当这样做。如此反复，使病人在一定的语言刺激下，通过语言与逻辑性的结合，获得理解语言的能力。手势的运用：如说"给我一支钢笔"时，同时用手势进行示意，帮助患者理解。

（2）运动性失语：此类病人可以理解话，在他的脑子中一般能形成相应的反应，但不能将这种反应变成语言。严重的运动性失语多伴有书写不能，既不能用口语，又不能书写表达意思。对此种失语症的治疗应先进行发音肌的训练，令患者发"啊"音，或咳嗽或用嘴吹灭火柴或吹动纸片以诱导发音。继而先用单音词如"吃""喝"等反复地说，然后再教"吃饭""喝水"等双音词。在练习时应充分借助于视觉和听觉来刺激病人做出正确的反应，如练习"吃"字时要和碗、筷结合起来；练习"喝"字时要和茶杯、勺子结合起来等。对于不完全性失语或者经过上述训练的严重失语患者在掌握一些词汇的基础上可以进行短语、短句训练。

（3）失读症：失读症又称词盲，遗忘认识的字，不能阅读。可根据患者忘掉的字数多少来判断其阅读不能的程度，对于重度的失读症患者，要从头教起，先把日常用的字、词、短语或短句写在卡片上，由简到繁，由易到难，由短到长，教他朗读，待他掌握了一定数量的字、词之后可再教他朗读长句、短文直至复杂的文章。

总之，失语患者的语言康复是一个艰苦又需要耐心的工作，应该由易到难，一个字一个词地进行练习，要不厌其烦。同病人谈话时应和蔼地同他交谈，尊重病人，不要让病人在精神上感到压抑，充分调动病人的积极性。

289. 中风后怎样保持正确的卧位姿势

中风后肢体出现的挛缩是中风病致残的一个重要特征，而预防肢体挛缩的发生不是在中风病恢复期才应该注意的一个问题，它应该贯穿在整个中风病的治疗护理过程中的各个方面，包括卧位、功能锻炼等。不正确的卧位可以导致或加重肢体挛缩，所以病人应该注意正确的卧位姿势。几种常采用的卧位姿势如下：

（1）仰卧位：这是病人常采用的体位，此时瘫痪侧的肩部常向后下垂，伴关节内旋，肘关节，亦内旋屈曲，瘫痪的下肢常处于伸直外旋位，这些都是常见肢体挛缩形式，因此应该注意纠正。

方法是头部适当垫起，瘫痪的肩关节也要垫小枕头，使肩上抬，手臂轻度上抬和外旋，肘、腕关节伸直，掌面向上五指伸开。髋关节下亦可垫一小枕头，保持髋、膝关节微屈和内旋、屈曲。总体要求是上肢外旋、伸直，下肢要内旋、屈曲（图1）。

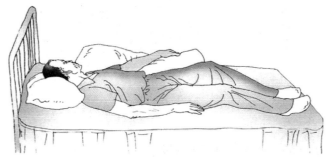

仰卧位：患侧臀部和肩胛部用枕头支撑，患侧上肢伸展，下肢屈膝，头稍转向患侧。

图1　仰卧位

（2）健侧卧位：向健侧卧位时，患侧肩部应向前倾，患臂下垫一枕头，防止上臂内旋，并使肘关节处于伸直位。患腿应放在健腿前面，并使其内旋微曲（图2）。

健侧肢体在下的侧卧位

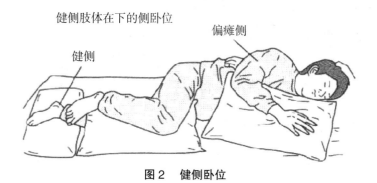

偏瘫侧

健侧

图2　健侧卧位

（3）患侧卧位：患臂伸直，掌心向上，手指伸直。此种体位应注意对肩关节的保护，身体不可翻得过度，应注意患肩不被压在身体下面。健腿放在患腿前，患侧髋关节轻度内旋伸直，膝关节轻度屈曲（图3）。

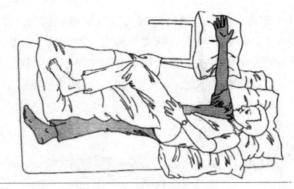

图3 患侧卧位

290. 中风后关节挛缩应怎样矫治

对瘫痪的各关节应早期进行适当的被动运动，保持瘫痪肢体各关节、各方向的活动范围，牵伸瘫痪肌的拮抗肌及痉挛肌肉，可有效防止关节挛缩、强直，已发生的关节挛缩，可按下列方法矫治：

（1）主动运动：受累关节各方向的主动运动，逐步扩大运动幅度，用力至有紧张感或轻度酸痛感觉为度。

（2）被动运动：由患者自己或他人帮助进行，动作必须平稳缓和，不应引起明显疼痛或反射性肌痉挛，切忌使用暴力。

（3）助力运动：是主动和被动运动的结合，可由患者自己或他人用手助力，也可利用棍棒、滑轮或其他特别器械进行。

（4）关节功能牵引：在适当体位固定关节的一端，在另一端以适当的重量直接或通过滑轮按需要方向牵引，牵引力的大小以引起适度酸痛但可以忍受为度。恢复关节活动度需要屈伸关节内、外，挛缩黏连的纤维组织，较大力量、短时间的牵伸引起较多的弹性延长，牵引力去除后组织迅速重新缩短；中等力量，长时间的牵引则较多地引起塑性延长，外力去除后回缩率较低，故关节牵引效果优于被动运动。

（5）药物止痛：关节挛缩引起疼痛影响矫治时可采用局部注射药物或服药物等方法消除疼痛。

（6）针灸：利用针灸引起的兴奋或抑制作用，调节挛缩肢体关节的功能，起到通经活络、舒筋活血的作用。

（7）理疗：通过超声波透入治疗，微波照射治疗及中药治疗等方法起到镇痛、改善血液循环、消除黏连、缓解痉挛等作用。

（8）按摩：通过手法推拿、按摩等起到行气活血止痛、疏通经络、滑利关节、调节肌肉张力、矫治关节挛缩畸形的作用。

291. 中风病人基础护理应注意哪些方面

中风的治疗应遵从"三分治疗，七分护理"，护理的好坏直接关系到病人的预后，基础护理对降低死亡率，减轻致残程度有着十分重要的作用，对中风病人的基础护理应注意以下几个方面：

（1）保持正确的体位：中风病人，尤其是意识不清者，应让病人以稍向一边侧斜的仰卧位为好，并使头部向一侧斜，这样可使口腔分泌物流向一侧颊部，以防吸入呼吸道引起吸入性肺炎，防呕吐物吸入气管，还可以防止舌后坠堵塞呼吸道引起窒息。若无呕吐，意识清楚的病人可选自由卧位，不论病人是何种卧位，都应把患侧肢体置于康复卧位，如患肩置于外展外旋位，患髋置于内收内旋位。

（2）防治皮肤并发症：主要是保持皮肤清洁干燥，防止褥疮发生。中风病人瘫痪或昏迷后常受压的部位可因受压缺血而形成褥疮，嘱家属每隔 2 小时给患者翻身一次。翻身前要先观察口、咽腔内有无分泌物，若有分泌物，擦试后再更换体位，避免分泌物进入呼吸道，有大小便失禁者应及时更换浸湿污染的衣服与被褥，保持皮肤衣物的清洁。中风病人因常有感觉障碍，故暖气及热水袋等不要紧靠病人皮肤以防皮肤烫伤，给病人翻身动作要轻，头部与躯干同时翻动，注意不要在床上拖抱以免造成皮肤损伤，如果出现褥疮应及时进行处理，预防出现褥疮扩大和全身感染。

（3）适当饮食，防止消化道出血：对于意识不清或有吞咽困难的中风患者，前两天可以暂禁食，静脉输液保证水分及热量供给，三天后对昏迷病人可插胃管，由鼻饲肠内营养。初次鼻饲量要少，以 100 ~ 300mL 为宜，以后可逐渐增加，鼻饲要温度适宜，少量多次。温度过高会损伤胃黏膜，过低可引起腹泄。每次鼻饲前要先进行试抽，借以判断胃管是否在胃内，并观察抽出物是否有上次灌注的食物或咖啡色物，如有未消化食物则应减少灌注或推迟灌注，若抽出有咖啡色物说明有胃出血，应把其全部抽出，然后再打冰牛奶或请医生处理。每次鼻饲后都用温开水 10 ~ 20mL 注入胃管清洗管腔，以免食物凝块阻塞胃管。鼻饲流质的用量最好由营养护士计算，为促进病变恢复，可适当增加蛋白质摄入，每日每 kg 体重 0.5 ~ 1g。

营养的好坏直接影响着病人的体质，对病人的康复有不可忽视的重要作用。不管是鼻饲还是能正常进食的病人，所给的食物都应营养全面，容易消化，尽量改善增进病人的食欲，增强病人的体质，促进康复。

（4）保持呼吸道通畅，防止肺部感染：急性脑血管病不论出血性或缺血性，脑部血液供应都会部分区域或广泛地减少，所以保持呼吸道通畅，保证充足的氧气供应。注意体位引流和清除口及咽腔分泌物，随时注意抽痰，保持呼吸道通畅，预防肺部感染。在抽痰不理想或患者出现呼吸困难，呼吸不畅时要及时进行气管切开术。

（5）保持二便通畅：急性脑血管病，尤其是出血性中风，保持大便通畅对于防止再出血及稳定病情是很必要的。一天以上大便未排者，应想及时通便，可用开塞露助排便或用番泻叶冲开水泡服以泻下大便，或用肥皂水清洁灌肠。有尿潴留者，应插导尿管并保留，定期放尿，注意防治泌尿系感染。

（6）早期康复，降低致残率：中风的临床治疗对病死率降低有重要作用，而对于致残率的降低则主要靠康复治疗，尤其是早期康复治疗更为重要。临床医生、护士应尽早教给患者家属一些康复知识，及早对偏瘫肢体进行被动、主动活动，并可配合按摩、针灸等以促进局部血液循环，防止患侧肢体出现挛缩畸形。在中风急性期如果输液较多，时间较长，应尽量在健侧上、下肢体留置针输液，以免影响患侧肢体的主动及被动活动而错过康复训练的时机（详见第 287 题）。

292. 对于中风合并便秘患者应该如何处理

我们知道急性脑血管病，无论是缺血还是出血性中风，大都有脑动脉硬化和高血压病，保持血压稳定是治疗急性脑血管病的重要措施之一。急性脑血管病人大多为老年人，部分病人发病前有老年性便秘，病后由于长期卧床而肠道蠕动能力明显下降，加之进食较少，且食物中纤维素缺乏等而致大便秘结。大便秘结对急性脑血管病人危害很大，会导致肠道毒素吸收引起中毒症状，如烦躁、意识障碍加重、血压升高等；致腹部胀痛，食欲不振；病人排便用力较大，腹压、血压、颅内压可骤然升高，引起脑出血、脑疝形成、心肌梗死而致死；长期大便干结可致痔疮、肛裂。因此急性脑血管病人必须保持大便通畅，为防治大便秘结可采用以下方法：

（1）进食富含纤维素和维生素的新鲜蔬菜和水果。

（2）番泻叶每日 6g，泡水代茶饮。

（3）液体石蜡每次 30mL，口服。

（4）果导片，2 片/次，口服。

（5）开塞露，2 支/次，肛门内挤注。

（6）多潘立酮片，以增加胃肠蠕动。

（7）硫酸镁解痉每次 2 ~ 5g，3 次/日，口服。

（8）手法按摩腹部：沿升结肠、横结肠、乙状结肠的顺序按摩，再在乙状结肠处加压，使大便排出。

（9）仍不能排便者用中药：全瓜蒌，大黄（后下），芒硝（冲服），枳实，川厚朴等水煎服。

（10）以上方法均无效者可戴橡皮手套将肛门内硬结粪块掏出。

（11）肥皂水清洁灌肠，颅压高者禁用。

293. 中风病人昏迷后应该怎样处理

中风病人一旦昏迷病情危重且变化快，死亡率高，必须高度重视病人的护理，严密观察病情，积极抢救，预防并发症，根据病情变化调整治疗和护理，想办法使病人苏醒。昏迷中风患者的处理：

（1）病人的体位：中风昏迷病人应头部偏向一侧，以防舌后坠或分泌物、呕吐物反流而影响呼吸。一般缺血性中风为提高脑灌注压可去枕平卧，出血性中风应抬高头部30°左右，以利止血和减轻脑水肿。若颅内压过高，有脑疝趋势者不宜抬高，以免诱发脑疝。肢体应保持功能位，即上肢呈敬礼位，下肢平伸、足尖朝上，防止足下垂或内外翻畸形。

（2）使用电子冰帽或冰袋：降低头部温度可降低脑代谢，减少脑耗氧量，降低颅内压.减少自由基生成，保护脑细胞，降低中枢性高热等，但复温不可过快，以免诱发颅高压。

（3）密切观察病情变化：注意病人的意识状态、体温、脉搏、呼吸、血压、瞳孔、心肺功能、尿量、大便颜色及呕吐物颜色、气味等。对于意识状态的观察，临床上多用Glasgow昏迷量表平分，满分为14分，表示患者无意识障碍，一般确诊昏迷≤7分，3分表示病情危重，应立即抢救。详见表14。

表14　GLasgow昏迷评分表

分级	临床症状和体征	评分
睁眼试验		
I	疼痛刺激无睁眼	1
II	疼痛刺激可睁眼	2
III	呼唤睁眼	3

续表

分级	临床症状和体征	评分
IV	自发睁眼	4
口头反应试验		
I	不能言语	1
II	谵语	2
III	无意识片言只语	3
IV	对人、地点、时间反应不正确，但能对答	4
V	对人、地点、时间反应正确	5
自动反应试验		
I	疼痛刺激无反应	1
II	疼痛刺激能伸直肘部，手腕作内旋，均无目的性	2
III	疼痛刺激能收缩其上臂	3
IV	疼痛刺激时有保护性反应	4
V	能遵医嘱动作，如举手	5

1）体温、脉搏、呼吸、血压的观察：应每3～4小时或更短内时间测量一次，体温升高表明有感染或中枢性高热，体温骤降可能是病情恢复或恶化；颅内压升高则血压高、呼吸慢、脉数；休克时血压逐渐降低；血压增高、脉搏加快、呼吸浅快是缺氧的表现。大脑广泛损害时呈潮式呼吸；中脑被盖部损害时呈中枢性过度呼吸；脑桥被盖部损害时呈长吸气呼吸；脑桥尾端损害时呈丛集式呼吸；延髓损害时呈共济失调呼吸；周围性呼吸衰竭时表现为呼吸幅度和呼吸频率的改变。呼吸衰竭引起的低氧血症和高碳酸血症使昏迷加深，应及时纠正。

2）瞳孔：双瞳孔散大，光反应消失，眼球固定于正中位是枕骨大孔疝的临终表现，双瞳孔针尖状，光反应消失，多为脑桥损害；中脑损伤时双瞳孔形状多变；动眼神经损害时或小脑幕切迹疝时，双瞳孔不等大；眼交感通路损害表现为 horner 征：病侧瞳孔缩小，眼裂变小，眼球内陷，可有同侧面部无汗。

3）神经系统体征的观察：①脑疝：颞叶沟回疝时表现剧烈头痛、频繁呕吐、进行性意识障碍、眼球浮动、瞳孔不等大，继之出现生命体征的变化；枕骨大孔疝除有剧烈头痛、呕吐外，尚有枕后疼痛及反射性颈肌强直，可发生呼吸骤停。一旦发现脑疝，立即应用 20% 甘露醇 250 ~ 500mL 加地塞米松 10 ~ 20mg 快速静注，并做好脑室引流的准备，脱水后如瞳孔仍不等大，应立即进行脑室引流。②抽搐发作：应注意病人的安全，保持呼吸道通畅，防止骨折及舌尖咬破等。③其他：观察病人是否出现瘫痪或瘫痪程度加重，眼球位置及活动情况，这些都对昏迷病人的病情变化有一定的意义。

（4）保持呼吸道通畅，防止缺氧，预防肺部感染：应及时清除呼吸道分泌物，定期拍背、吸氧，必要时可给予气管切开或使用呼吸机。已有感染者可给抗生素治疗。

（5）饮食及消化道护理：最初 1 ~ 2 天内禁食，2 天后可给予鼻饲流质饮食。若有应激性溃疡出血，应先抽净胃内血液，再给予止血药，如去甲肾上腺素、甲氰咪胍等。若有便秘，则可注入缓泄剂如番泻叶等。

（6）高热的护理：除头部应用电子冰帽外，可给予酒精擦浴、针灸等治疗。

294. 中风病人癫痫发作应怎样处理

癫痫发作时应立即解开衣领，保持呼吸道通畅，将压舌板放在上下磨牙间以免咬破舌头及颊部。护理人员要保护好病人，防止碰伤，骨折及关节脱位。有躁动不安者，必须加床挡或约束带，保证病人安全；常规吸氧，清除口腔分泌物；密切观察发作时的意识、状态、发作的开始部位、头部、躯干、四肢的位置、姿势如何、眼球偏向何方、瞳孔的大小、有无大小便失禁、整个发作过程持续的时间，这对定位、定性诊断、评估预后非常重要。

癫痫持续状态治疗应及时，以免造成持续性的脑损害或生命功能衰竭而死亡，应选择作用强、起效快、足量的抗痫药物，尽早控制发作，减少后遗症。首选安定 10 ~ 20mg，以每分钟 1mg 的速度缓慢静推。安定有抑制呼吸作用，要边推边观察病人的呼吸及抽搐情况。安定半衰期只有 30 ~ 60 分钟，故应肌注半衰期长的苯巴比妥 0.1 ~ 0.2，或安定 50 ~ 100mg 加 5% 葡萄糖溶液 500mL 缓慢静滴。

癫痫持续状态病人应尽早插胃管进行鼻饲，预防酸中毒及电解质紊乱，也可为静脉、肌注用药逐渐过渡到口服用药提供方便。鼻饲时液体量要限制在每日 1500mL 之内，限制碱性药物的摄入。因持续抽搐消耗能量很大，每日给 10460kJ（2500kcal）能量。高热病人补液量可适当增加。

癫痫病人持续状态控制后，病人可能出现精神状态、性格智能衰退，护理人员要对患者进行恰当教育、合理管理，良好的心理护理有益于患者身心健康。同时也要教育患者正确对待疾病，减少精神负担，保持情绪稳定。饮食以清淡为宜，抗癫痫药物不能突然停用，以免再引起持续状态。

295. 急性脑血管病尿潴留怎样护理

正常情况下，当膀胱容量增加，膀胱内压力升高时，逼尿肌受牵张，产生冲动，通过交感纤维传入脊髓神经 $S_{2~4}$ 节段，由脊髓再刺激交感神经通过骶神经兴奋而使逼尿肌收缩、内括约肌松弛，从而出现排尿。正常排尿除受脊髓控制外，还受大脑的高级中枢的控制，昏迷、瘫痪的中风病人常伴有尿潴留或尿失禁，护理不当易引起泌尿系统感染。护理尿潴留病人应注意预防泌尿系感染。尿潴留的护理：

（1）压迫、刺激膀胱排尿：有轻度尿潴留者，要定时压迫，双手放在膀胱底部轻轻按摩，逐渐加压并向下推，如有尿液排出要继续加压，尽量排空。注意不可压迫膀胱中部，也不可用力太大，尤其在膀胱过度充盈时，以防逆行感染及膀胱破裂。让病人听流水声，条件反射促进排尿，用温水缓慢冲洗，下腹部置热水袋热敷等方法，刺激膀胱收缩引起排尿反射。对于男性病人，可让病人站起来小便。

（2）针灸：采用隔盐隔姜艾灸治疗中风后尿潴留，疗效很好，达到预期的疗效。

（3）导尿：如果上述方法无效，可留置导尿。

留置导尿易引起泌尿系感染，所以在导尿管时要做到以下几项：①选择适当的导尿管。成人一般用 12～14 号，导尿管太粗易压迫尿道黏膜，阻碍尿道腺体分泌液的排泄，引起感染和炎症损伤。②皮肤消毒范围要大，不可只局限于尿道口。③消毒阴囊皮肤时，使皱褶全面消毒。女病人先用肥皂水冲洗局部，再用碘伏消毒。若导尿管误入尿道，需要更换后再使用。④导尿管插入过深过浅均影响尿液流出，导尿管头应置于膀胱三角区。方法：缓慢插导尿管，当刚有尿液流出时再继续插入 2～3cm；或者插入导尿管排空尿液后再注入生理盐水 20～30mL 并立即回抽，如抽回液体与注入液体等量，说明导尿管置入三角区。一般男性导尿管长度为 18～22cm，女性为 6～8cm。⑤导尿管要固定牢固，防止滑出。胶布固定时注意：应将包皮翻下，以防包皮嵌顿；胶布应呈螺旋状缠绕，避免妨碍阴茎体部淋巴和静脉回流致包皮水肿坏死；胶布不要直接粘在龟头（或阴唇）上，防止龟头（阴唇）糜烂和溃疡，如固定有困难，可以插入带气囊的导尿管。⑥放尿不能过急，使膀胱内压骤减可引起膀胱黏膜出血，应先放 500mL，以后每隔 10 分钟放 100mL，或以每分钟 100mL 速度放完。

296. 优质护理对脑血管介入治疗的预后有什么影响

脑血管造影及介入治疗技术为脑血管疾病的治疗开辟了新的途径，脑血管介入诊治术是创伤性诊断和治疗方法，可能引发并发症：脑血管病造影及介入术后穿刺部位出血、血肿、全身出血、过度灌注综合征、下肢动脉血栓形成。血管内介入治疗技术具有操作简便、微创、直接触及病灶、可重复性好、定位精确、疗效显著的特点。对于新技术的应用，患者常有焦虑、烦躁或恐惧心理。心理护理就显得尤为重要，帮助患者建立正确的认知态度，给予患者心理护理、支持和鼓励，赢得患者的信任。同时对患者及家属进行相关疾病知识的宣教和健康指导。采取正面引导、榜样法，让术后有良性反应的患者与其交流消除患者及家属的顾虑，增强战胜疾病的信心，更好地配合治疗。

优质护理服务是出于对患者的尊重、理解、同情和关爱的目的，在进行护理服务中注意礼貌、礼仪、礼节，讲究仪表、言语来执行规范操作，从而满足患者的身心需求，达到患者安全、满意，医患和谐的效果。研究证实，通过优质护理服务可以有效减少脑血管病介入术后并发症的发生。

297. 褥疮应该怎样防护

褥疮是由身体局部组织长期受压，血液循环障碍，局部组织缺血、坏死，是中风病人常见的并发症。褥疮很难避免，临床上治愈困难，故褥疮预防尤为重要，通过有效的预防避免褥疮的发生，即"防大于治"。主要预防措施如下：

（1）首先保持床铺干燥、干净、平整。

（2）加强营养：在病情许可下给予适当的饮食调整，以高蛋白、高维生素饮食为主，补充足够的热量和维生素，增强患者营养，增强全身抵抗力，有利于压疮的愈合。

（3）定时翻身减压：翻身是弥补机体对生理反射活动失调的主要措施，鼓励和帮助患者定时翻身，不仅能减轻局部压力，还能促进血液运行。每 2～3 小时翻身 1 次，有条件时可使用充水床垫、气垫床等新型器具。

（4）红外线照射至创面干燥，适用于Ⅰ、Ⅱ期褥疮。

（5）创面的处理：注意清创消毒，保持创面的干净，辅以清热解毒、收敛生肌的药物。碘伏对细菌、病毒、霉菌及其孢子均有较强的杀灭作用，对皮肤黏膜无刺激性，毒性低。

298. 中风病人气管切开的目的及指征是什么

（1）气管切开的目的

1）减少呼吸道阻力，正常人呼吸道阻力 1 / 3 ~ 1 / 2 来自上呼吸道，气管切开后减少了呼吸道阻力，有利于通气。

2）减少死腔，呼吸道死腔约有 100mL 的空气在上呼吸道，气管切开后可增加有效通气量。

3）气管切开后便于吸痰及气管内湿化，并能防止咽喉分泌物和呕吐物吸入肺内致肺部感染。

4）便于做正压人工呼吸。

5）争取时间治疗原发病。

（2）气管切开的指征

1）呼吸困难，口唇、指（趾）甲发绀，呼吸费力，三凹征，成人呼吸频率＞ 35 次 / 分，肺活量＜ 500mL，潮气量＜ 250mL。

2）患者烦躁不安，大汗淋漓，心率＞ 120 次 / 分，血压升高，咳嗽无力，呼吸道分泌物多且黏稠，吞咽困难。

3）血气分析：$PaO_2 < 8.0kPa$，$PaCO_2 > 6.7kPa$，$pH < 7.35$。

气管切开在术中、术后都易出现一些并发症。术中：心跳呼吸停止、气胸和纵膈气肿等。术后：皮下气肿、气胸和纵膈气肿、拔管困难、气管食管瘘、伤口感染、插管移位及吞咽障碍等。临床上，气管切开的护理重要而繁琐，尤其是术后的护理。护理不当就会引起感染或者其他意外甚至威胁到患者的生命。因此气管切开不但要求医生手术技术的娴熟，还应重视气管切开患者的护理。术前准备和心理护理，术中密切观察生命体征、血氧饱和度的变化，注意配合医生准确迅速执行医嘱，做好各种应急情况的准备。术后护理应该注意改善患者的病房环境，并确保呼吸道通畅，必要时进行气道的湿化。

299. 中风病人呼吸衰竭怎样治疗和护理

中风病人由于颅内压增高、脑疝可导致呼吸中枢麻痹而致中枢呼吸衰竭或合并肺部感染而致周围性呼吸衰竭；当 PaO_2 低于 8.0kPa、$PaCO_2$ 大于 6.7kPa 时即提示有呼吸衰竭，表现为呼吸困难、烦躁不安、发绀、心动过速甚则意识障碍如谵妄、昏迷、抽搐等，必须保持呼吸道通畅，控制感染，给予氧疗。

（1）积极处理原发病：如应用降颅压药物，20% 甘露醇 250mL，4～6 小时/次，同时配合应用地塞米松 20mg/d 静注，效果欠佳者应立即手术减压，情况紧急者可先床边脑室穿刺引流，迅速纠正高颅压和脑疝。

（2）吸氧：轻中度病人可间断吸氧或持续低流量吸氧，一般 2L/分钟，氧浓度为 25%～40%；重度缺氧者持续低流量吸氧，浓度为 30%～40%，每分钟 2～4L，必要时进行气管插管或气管切开。应注意观察病人的意识、呼吸频率和节律，并注意氧管是否通畅，鼻导管有无阻塞，氧流量是否有变动等，及时清除呼吸道分泌物，解除气管痉挛和控制呼吸道感染，防止氧中毒，室内禁用明火。

（3）呼吸机的应用：呼吸衰竭的病人若一般治疗无效应立即给予气管插管或气管切开，必要时呼吸机辅助呼吸。

1）对呼吸机的监护：保证管道通畅的前提下，由专业人员根据病人情况调整呼吸机参数。

2）病人：实时监测病人的胸廓活动与呼吸音、血压及脉搏、血气分析、呼吸频率、节律、注意套管的位置，预防呼吸道感染，预防动脉破裂出血等。

3）并发症的防治：①氧中毒：通气压力不宜过大，氧浓度控制在 40% 以下。②通气过度：注意不可使潮气量及通气压力过大、呼吸频率过快，否则应减少潮气量、通气压力及呼吸频率。③通气不足：应及时寻找原因如呼吸道阻塞、通气管漏气、呼吸机参数不当等。④呼吸道感染：严格无菌观念，定时抽取分泌物，必要时应使用抗生素。

4）呼吸机撤离的指征与方法：撤离指征：呼吸衰竭已控制，神志清楚，病情稳定，自主呼吸 12 次/分以上，25 次/分以下，肺活量 ≥ 15mL/kg，潮气量 > 5mL/kg，最大吸气压力不低于 2kPa，不吸氧时 PaO_2 > 10kPa，血氧饱和度 > 85%，pH ≥ 7.35，$PaCO_2$ 正常。撤离方法：停用前，先逐渐减少氧浓度或停氧，降低呼吸机各个参数。使呼吸肌及中枢逐渐适应正常呼吸。清理呼吸道分泌物，停机 2 ~ 3 次，每次 10 ~ 30 分钟，以后逐渐增加停机次数和时间，逐渐再增加夜间停用时间，停机时可吸氧，并严密观察病人呼吸及其他情况。自动呼吸机可将通气方式改为为间歇指令通气，并将间歇指令通气次数逐渐减少，当减少 3 ~ 5 次/分或 $PaCO_2$ 波动于 1.3kPa 之时即可停机。

300. 怎样防止中风复发

中风有发病率高、复发率高的特点，复发后使病情加重，因此防止复发，就是防止病情加重。研究证实肥胖、高血压、动脉粥样硬化、糖尿病、高脂血症都是中风的主要病因，防止中风病复发的措施有以下几个方面：

（1）控制血压：高血压可以导致动脉硬化，有高血压动脉硬化的病人，在血压骤然变化时可以造成血管壁的损伤而引发出血性或缺血性中风。研究证实，高血压是引起缺血性和出血性中风的重要危险因素（如何控制血压详见怎样服用降压药）。

（2）防治动脉硬化：应从合理饮食，增加体力活动，减轻体重，降低血脂等几个方面进行。动脉硬化病人应清淡饮食，适当锻炼代谢多余的能量，防止热量转变为脂肪储存，减轻体重，促进血液循环，从而减少中风的发生。血脂过高易致沉着于动脉的内膜引起或加速动脉粥样硬化导致中风。对于有高脂血症的病人应坚持服用降血脂药物如普罗布考片、阿托伐他汀、非诺贝特等，并注意降脂药物副作用。

（3）降低血液黏度，改善微循环：血液黏度增高，微循环不畅，血小板聚集，红细胞变形能力减弱等都是引起中风的重要因素，所以平时应注意血流变学监测，对高黏血症病人要经常服用降低血液黏度，改善微循环的药物，必要时可静滴小分子右旋糖酐加丹参注射液或脉络宁注射液等以增强降低血液黏度的作用。

（4）治疗诱因

1）糖尿病：糖尿病人由于胰岛素相对或绝对不足，引起糖、脂肪和蛋白质代谢紊乱。葡萄糖转化的脂肪储存量减少，脂肪又大量分解为甘油三酯和游离脂肪酸，同时胆固醇合成旺盛，血中的脂质尤其是胆固醇量增加，促进动脉硬化，主动脉、冠状动脉、脑动脉和肾动脉管壁内脂质沉着，全身小血管的内皮增厚，管腔狭窄，容易发生中风。除了血管壁的病理改变之外，糖尿病患者的高血糖、高血脂使血液黏度增高，血流速度相对减慢，亦是中风的危险因素，所以应积极治疗糖尿病。

2）颈椎病：颈椎骨刺压迫椎动脉可引起椎-基底动脉缺血发作而出现头晕、恶心、呕吐、视力障碍、晕倒甚至短暂意识丧失、意识障碍、共济失调、交叉性瘫甚至全身瘫。同时由于交感神经节位于寰枢椎处，颈椎病特别是寰枢椎半脱位时，头颈部运动会压迫、牵拉或刺激其传出纤维，导致交感神经功能障碍，血管的舒缩障碍引起脑部供血障碍，不仅出现椎-基底动脉系供血障碍，而且还会出现颈内动脉供血障碍，因此治疗颈椎病亦是预防中风复发的一个重要措施。

3）心脏病：心脏病是脑梗死的直接危险因素，不管是冠心病还是其他心脏病，都有可能诱发脑血栓形成或脑栓塞，尤其是风湿性心脏病、二尖瓣脱垂、心脏黏液瘤病、高血压性心脏病、梅毒性心脏病、心肌炎、心肌梗死、伴亚急性感染性心内膜炎的心律失常等，有栓子来源，发生中风的危险性更大。心脏病导致的血黏度增高，心功能减退引起全身性血液减少，更容易引起缺血性中风。脑栓塞患者首先应考虑心脏黏液瘤、风湿性心脏病、房颤等，对心脏病应查清病因，积极治疗，以防诱发中风。

（5）避免情绪异常：情绪激动时，大脑皮层与丘脑下部脑血管舒缩的中枢处于兴奋状态，肾上腺素与去甲肾上腺素分泌增加，引起全身小动脉收缩，心跳加快，血压升高，血液黏度增高，容易引发中风。保持心情舒畅，胸怀豁达的精神，避免情绪异常及不良心理刺激对预防中风复发有着重要意义。

（6）重视中风先兆：当出现中风先兆时应引起高度重视，积极采取有效措施治疗（详见中风先兆章节）。

（7）注意环境气候变化的影响：脑血管病发病率与外在环境变化有一定的关系，尤其是季节交换，天气变化，温度骤冷，体质虚弱，适应能力差，中风病人应注意外界环境气候的变化以防复发。

（8）戒除不良生活习惯：如吸烟，有报告指出吸烟男性发病的危险性几乎是非吸烟者的3倍，老年男性大量吸烟者比不吸烟者患脑梗死的危险性大2倍，高血压动脉硬化病人还应禁烟酒，饮酒亦是诱发出血性中风的危险因素之一。

做自己的健康卫士

《慢性病防治知识 250 问》
ISBN 978-7-5132-2426-0

《慢性病安全用药 220 问》
ISBN 978-7-5132-3242-5

《老年慢性病防治与家庭护理 400 问》
ISBN 978-7-5132-4512-8

《中风防治 300 问》（第二版）
ISBN 978-7-5132-5384-0